全国高等卫生职业教育
护理专业"十三五"规划教材

供护理、助产等专业使用

人体解剖学与组织胚胎学

主　编　闫天杰　史　杰　孙秀青

副主编　刘予梅　彭超华　杨小四　赛吉拉胡

编　者　（以姓氏笔画排序）

王　阁　衢州职业技术学院

史　杰　周口职业技术学院

朱钰叶　咸阳职业技术学院

刘予梅　周口职业技术学院

闫天杰　周口市食品药品监督管理局

孙　斌　周口职业技术学院

孙秀青　鹤壁职业技术学院

杨小四　安庆医药高等专科学校

佈仁托娅　锡林郭勒职业学院

彭超华　武汉轻工大学

赛吉拉胡　呼伦贝尔职业技术学院

U0278865

华中科技大学出版社
http://www.hustp.com
中国·武汉

内 容 简 介

本书是全国高等卫生职业教育护理专业"十三五"规划教材。

本书分为七篇,内容主要包括组织学基础、运动系统、内脏学、脉管系统、感觉器官、神经系统、人体胚胎学概要。本教材编写融入"医教协同"的理念,以就业为导向,突出护理特色,与护士执业资格考试相衔接,以提高学生获取执业证书的能力,利于学生就业,力求培养与实际工作能够密切联系的高端技能型护理人才。

本书适合高职高专护理、助产及相关专业学生使用。

图书在版编目(CIP)数据

人体解剖学与组织胚胎学/闫天杰,史杰,孙秀青主编. —武汉:华中科技大学出版社,2018.8(2024.9 重印)
全国高等卫生职业教育护理专业"十三五"规划教材
ISBN 978-7-5680-4408-0

Ⅰ. ①人… Ⅱ. ①闫… ②史… ③孙… Ⅲ. ①人体解剖学-高等职业教育-教材②人体组织学-人体胚胎学-高等职业教育-教材 Ⅳ. ①R32

中国版本图书馆 CIP 数据核字(2018)第 180232 号

人体解剖学与组织胚胎学　　　　　　　　　　　　　　闫天杰　史　杰　孙秀青　主编
Renti Jiepouxue yu Zuzhi Peitaixue

策划编辑:居　颖
责任编辑:罗　伟
封面设计:原色设计
责任校对:张会军
责任监印:周治超
出版发行:华中科技大学出版社(中国·武汉)　　　电话:(027)81321913
　　　　　武汉市东湖新技术开发区华工科技园　　　邮编:430223
录　　排:华中科技大学惠友文印中心
印　　刷:武汉科源印刷设计有限公司
开　　本:787mm×1092mm　1/16
印　　张:19.5
字　　数:508 千字
版　　次:2024 年 9 月第 1 版第 4 次印刷
定　　价:79.80 元

全国高等卫生职业教育
护理专业"十三五"规划教材
编委会

总 序

随着我国经济的持续发展和教育体系、结构的重大调整,职业教育办学思想、培养目标随之发生了重大变化,人们对职业教育的认识也发生了本质性的转变。我国已将发展职业教育作为重要的国家战略之一,作为高等职业教育重要组成部分的高等卫生职业教育也取得了长足的发展,为国家输送了大批高素质技能型、应用型医疗卫生人才。

为了更好地顺应我国高等卫生职业教育教学与医疗卫生事业的新形势,贯彻落实《国家中长期教育改革和发展规划纲要(2010—2020年)》中"以服务为宗旨,以就业为导向"的思想精神,以及国家《职业教育与继续教育2017年工作要点》的要求,充分发挥教材建设在提高人才培养质量中的基础性作用,同时,也为了配合教育部"十三五"规划教材建设,进一步提高教材质量,在认真、细致调研的基础上,在教育部高职高专医学类及相关医学类专业教学指导委员会专家和部分高职高专示范院校领导的指导下,我们组织了全国近40所高职高专医药院校的近300位老师编写了这套以工作过程为导向的全国高等卫生职业教育护理专业"十三五"规划教材,并得到了参编院校的大力支持。

本套教材充分体现新一轮教学计划的特色,强调以就业为导向、以能力为本位、以岗位需求为标准的原则,按照技能型、服务型高素质劳动者的培养目标,坚持"五性"(思想性、科学性、先进性、启发性、适用性)和"三基"(基本理论、基本知识、基本技能)要求,着重突出以下编写特点:

(1)紧扣新专业目录、新教学计划和新教学大纲,科学、规范,具有鲜明的高等卫生职业教育特色。

(2)密切结合最新高等职业教育护理专业课程标准,紧密围绕执业资格标准和工作岗位需要,与护士执业资格考试相衔接。

(3)突出体现"工学结合"的人才培养模式,以及课程建设与教学改革的最新成果。

（4）基础课教材以"必需、够用"为原则，专业课程重点强调"针对性"和"适用性"。

（5）内容体系整体优化，注重相关教材内容的联系和衔接，避免遗漏和不必要的重复。

（6）探索案例式教学方法，倡导主动学习。

这套新一轮规划教材得到了各院校的大力支持和高度关注，它将为新时期高等卫生职业教育的发展作出贡献。我们衷心希望这套教材能在相关课程的教学中发挥积极作用，并得到读者的青睐。我们也相信这套教材在使用过程中，通过教学实践的检验和实际问题的解决，能不断得到改进、完善和提高。

全国高等卫生职业教育护理专业"十三五"规划教材
编写委员会

为贯彻《国家中长期教育改革和发展规划纲要(2010—2020年)》《高等职业教育创新发展行动计划(2015—2018年)》和《教育信息化十年发展规划(2011—2020年)》的精神,落实教育部最新《高等职业学校专业教学标准(试行)》要求,满足院校教育数字化转型的改革需求,促进教学资源共建、共享,华中科技大学出版社在全国各卫生职业院校内遴选编者,组织编写了全国高等卫生职业教育护理专业"十三五"规划教材《人体解剖学与组织胚胎学》。

本教材编写融入"医教协同"的理念,以就业为导向,突出护理特色。以高职护理专业教学实际和岗位需求为引领,为医院、社区等机构服务;与护士执业资格考试相衔接,以提高学生获取执业资格证书的能力,以利于学生就业,力求培养与实际工作能够密切联系的高端技能型护理人才。

本书有四大特色。一是打破传统学科体系。将大体解剖学与组织胚胎学的内容按照系统进行调整,每部分大体解剖学内容之后紧接组织胚胎学内容,不再按传统的学科划分分成两部分编写,以利于学生学习。二是整合编写内容。对传统解剖学内容进行整合,体现教材的教学实用性。根据高职学生认知特点,教材内容以"必需、够用"为度,以临床和后续课程需求为出发点,以常见病、多发病的相关内容为重点,突出解剖学知识在护理专业中的应用,服务临床,合理取舍;突出重点,内容简明扼要;贴近护考,注重适用性;遵循学生认知规律,强调技能操作。三是优化教材结构。设立"重点提示""护理应用解剖""知识链接"等模块,插入正文,形式上更具特色。增加"护理应用解剖"内容,尤其突出支撑护理操作的应用解剖部分。每章后附"思考与练习",在传统题型思考题之外增设单项选择题,体现护士执业资格考试特点。四是图文并茂。贴近学生需求特点,精练文字,运用彩图,结构显示清晰,多采用图片、表格等形式,使教材图文并茂,增加可读性和实用性。此外,在编写过程中还注重内容的衔接,注重相近课程、前期课程和后续课程之间的协编,避免知识点的遗漏、重复,删除与专业教学无关系的知识点,使整套教材知识模块体系构架系统、统一。

　　本教材可供护理、助产、临床医学、口腔、医学技术类等专业使用,适用于三年制普通专科教育,建议108学时左右,由各学校根据专业及层次特点酌情安排。

　　在编写过程中,我们得到了各编者所在学校的大力支持,得到了华中科技大学出版社领导和编辑们的精心指导,在此表示感谢! 对本书参考文献、图片及引用资料的原作者深表谢意!

　　由于编者学识水平和能力有限,书中难免有疏漏和不足之处,殷切希望各位同仁和读者批评指正,以便进一步修订完善。

闫天杰

Contents

目　录

绪论 /1

第一篇　组织学基础

第一章　细胞 /8

第一节　细胞的形态与结构 /8
第二节　细胞增殖 /12
第三节　细胞死亡 /14

第二章　基本组织 /16

第一节　上皮组织 /16
第二节　结缔组织 /19
第三节　肌组织 /26
第四节　神经组织 /29

第二篇　运动系统

第三章　骨学 /36

第一节　概述 /36
第二节　颅骨 /39
第三节　躯干骨 /46
第四节　四肢骨 /49
第五节　全身重要的骨性标志 /55

第四章　关节学 /57

第一节　概述 /57

第二节　颅骨的连结　　/59
第三节　躯干骨的连结　　/59
第四节　四肢骨的连结　　/62

第五章　肌学　　/70

第一节　概述　　/70
第二节　头颈肌　　/72
第三节　躯干肌　　/74
第四节　四肢肌　　/78
第五节　全身重要的肌性标志　　/83

第三篇　内　脏　学

第六章　消化系统　　/86

第一节　概述　　/86
第二节　消化管　　/89
第三节　消化腺　　/99
第四节　腹膜　　/105

第七章　呼吸系统　　/112

第一节　呼吸道　　/112
第二节　肺　　/120
第三节　胸膜和纵隔　　/123

第八章　泌尿系统　　/127

第一节　肾　　/128
第二节　输尿管　　/135
第三节　膀胱　　/136
第四节　尿道　　/137

第九章　生殖系统　　/140

第一节　男性生殖系统　　/140
第二节　女性生殖系统　　/147
第三节　女性乳房和会阴　　/154

第四篇　脉　管　系　统

第十章　心血管系统 /160

第一节　概述 /160
第二节　心 /164
第三节　肺循环的血管 /173
第四节　体循环的血管 /174

第十一章　淋巴系统 /193

第一节　概述 /193
第二节　淋巴管道 /194
第三节　淋巴器官 /195

第五篇　感　觉　器　官

第十二章　视器 /202

第十三章　前庭蜗器 /208

第十四章　皮肤 /213

第六篇　神　经　系　统

第十五章　神经系统概述 /218

第十六章　中枢神经系统 /221

第一节　脊髓 /221

第二节　脑　　　　　　　　　　　　　　　　　　/225
第三节　脑和脊髓的被膜、血管及脑脊液循环　　　/238

第十七章　周围神经系统　　　　　　　　　/243

第一节　脊神经　　　　　　　　　　　　　　　　/243
第二节　脑神经　　　　　　　　　　　　　　　　/250
第三节　内脏神经　　　　　　　　　　　　　　　/261

第十八章　神经传导通路　　　　　　　　　/266

第十九章　内分泌系统　　　　　　　　　　/274

第一节　甲状腺　　　　　　　　　　　　　　　　/274
第二节　甲状旁腺　　　　　　　　　　　　　　　/276
第三节　肾上腺　　　　　　　　　　　　　　　　/277
第四节　垂体　　　　　　　　　　　　　　　　　/279

第七篇　人体胚胎学概要

第二十章　人体胚胎学概要　　　　　　　　/286

第一节　生殖细胞的成熟　　　　　　　　　　　　/286
第二节　受精与卵裂　　　　　　　　　　　　　　/287
第三节　植入与蜕膜　　　　　　　　　　　　　　/289
第四节　三胚层的形成与分化　　　　　　　　　　/290
第五节　胎膜与胎盘　　　　　　　　　　　　　　/292
第六节　双胎与多胎　　　　　　　　　　　　　　/294
第七节　胎儿的血液循环　　　　　　　　　　　　/295
第八节　先天性畸形及致畸因素　　　　　　　　　/297

参考文献　　　　　　　　　　　　　　　　　　　/299

绪　　论

一、人体解剖学与组织胚胎学的定义及其在医学中的地位

(一) 解剖学与组织胚胎学的定义

人体解剖学与组织胚胎学包括解剖学、组织学、胚胎学三门学科，是研究正常人体形态结构及其发生、发展规律的科学。

1. 解剖学　解剖学是用肉眼观察的方法研究正常人体形态结构的科学，通常分为系统解剖学和局部解剖学。系统解剖学是按照人体的器官系统（如运动系统、消化系统等）描述其形态结构的科学；局部解剖学是按照人体的部位，由浅入深，逐层描述各部结构的形态及其相互关系的科学。本书的解剖学部分主要介绍系统解剖学。

2. 组织学　组织学是借助显微镜等放大工具研究正常人体微细结构的科学。本书的组织学部分主要介绍人体的基本组织及主要器官的组织学结构。

3. 胚胎学　胚胎学是研究从受精卵发育为新个体的过程及形态结构变化规律的科学。本书的胚胎学部分主要介绍人体胚胎学发生概要。

(二) 人体解剖学与组织胚胎学在医学中的地位

人体解剖学与组织胚胎学揭示了人体的形态结构及其发生发展规律，是医学中重要的基础课程之一。医学中大量的名词、术语均来源于解剖学，解剖学为临床各科及相关学科提供了人体形态结构的标准。学习人体解剖学与组织胚胎学，可为学习其他课程特别是临床课程奠定坚实的形态学基础，在此基础上，才能正确认识人体的生理和病理发展规律，在健康指导、医护实践及突发公共卫生事件防控中发挥科学的指导作用。

二、学习观点及学习方法

(一) 学习观点

实际上，不仅学习人体解剖学与组织胚胎学应具备下列观点，学习医学的其他课程，也应树立下列学习观点，这样有助于理解人体正常形态结构的发生、发展规律，有助于认识人体的变化规律。

1. 进化发展的观点　应从以下两个方面来理解人体的进化与发展，从而动态地看待人体的形态结构。

人类是物种进化的产物，人体现在的形态结构是经过亿万年、由低级到高级、由简单到复杂的过程演变而来的。目前，人体的形态结构还保留着与动物特别是哺乳动物相似的特征，如

两侧对称的身体,体腔分为胸腔和腹腔等,当然人与动物已经发生了质的区别。

同时,人类的形态结构仍然在不断地发展变化着,生态环境因素、社会生产生活以及劳动技术条件等,均不同程度地影响着人体形态结构的发展变化,如自然灾害、战争、资源开采、环境污染等因素均可能导致人类发生新的病种,使人体的形态结构和功能发生改变。因此,应动态地、发展地看待人体形态结构的变化规律。

2. 形态和功能相联系的观点　形态是功能的基础,功能是形态的表现,人体的形态结构与功能是相互联系、相互影响、相互作用的,某一方面或某一局部的变化均可引起机体形态结构和功能的异常。如神经细胞的多突起结构,为其接受刺激、传导神经冲动奠定了基础;因脑出血长期卧床的患者,骨的化学成分和形态结构可发生改变。人体解剖学与组织胚胎学主要讲述形态结构,学习时一定要与其功能联系起来,以加深理解、加强记忆。

3. 局部和整体相统一的观点　组成人体的每一个部分如系统、器官或细胞,在神经、体液的调节下,互相影响,彼此协调,形成一个有机的整体,完成复杂的生命活动。如消化系统,牙齿切割、研磨食物,由食管输送到胃内"搅拌"成食糜,以利于小肠的吸收;人剧烈运动时,呼吸、心跳加快,胃肠蠕动减弱,瞳孔开大等。因此,学习人体解剖学与组织胚胎学虽从系统或器官入手,但必须从局部联系到整体,用局部与整体协调统一的观点来理解、认识人体的形态结构。

4. 理论和实践相结合的观点　解剖学是一门实践性很强的科学,学习时必须重视实验课教学,充分利用解剖标本、模型、组织切片等学习资源,并密切结合活体,辨识人体结构,增进对书本知识的理解。在学习过程中,应做到理论联系实际,解剖知识联系临床应用,力求"工学结合",提高学习效果,做到学以致用。

(二)学习方法

学习人体解剖学与组织胚胎学没有什么诀窍,与其他课程一样,在理解的基础上去记忆,强化记忆是根本的方法。针对人体解剖学与组织胚胎学的课程内容特点,应注意以下几个方面。

1. 学会"画图"　人体解剖学与组织胚胎学名词、术语多,信息量大,对于初学者来说,会感到眼花缭乱,枯燥无味,这是正常的,不要畏惧,每一个初学者都有这样的经历或体会。学会"画图"很重要,学会画解剖结构简图,用彩笔画图效果会更好,可促进学生理解人体结构的特点和内在联系,这是建立形象记忆、达到强化记忆最简便的途径。

2. 学会观察,培养空间思维能力　解剖学挂图和教科书中的插图都是平面图,而人体结构都是立体的,所以培养空间思维或立体思维能力显得尤为重要,特别是学习组织学、胚胎学更须如此。应利用好在实验室学习的每一次机会,不要忽视每一幅挂图和插图,把标本、模型、组织切片与挂图、插图结合起来,认真对比、对照,学会"看图",并与自己的"画图"相结合,建立空间思维或立体思维。

3. 借助计算机,辅助学习　运用现代教育技术,选择合适的人体解剖学与组织胚胎学教学课件,利用其形象、生动、逼真的特点,利用电脑反复观察、学习,帮助识记人体结构;充分利用计算机网络资源,查询问题,查阅解剖学有关资料,可达到加深理解、强化记忆的目的,也是培养自学能力、实现自我提高的有效途径。

三、人体的组成与分部

(一)人体的组成

人体由细胞、组织、器官和系统组成。

细胞是人体结构和功能的基本单位。许多形态相似、功能相近的细胞,借细胞间质结合在一起构成的细胞群,称组织。人体的基本组织有四类,即上皮组织、结缔组织、肌组织和神经组织。

几种不同的组织结合在一起,组成具有一定形态并完成一定生理机能的结构,称器官,如心、肝、肺等。许多功能相关的器官,构成完成某一方面功能的器官组合,称系统。人体共分九大系统,包括运动系统、消化系统、呼吸系统、泌尿系统、生殖系统、脉管系统、感觉器、神经系统和内分泌系统。其中,消化、呼吸、泌尿和生殖四个系统,称内脏,其特点是大部分器官都位于体腔内,并借一定的孔裂与外界相通。人体的器官和系统在神经、体液的统一调节下,构成一个有机的整体。

(二) 人体的分部

按照形态结构特点,可将人体分为头、颈、躯干和四肢四部分。

头的前面称面,颈的后面称项;躯干的前面分为胸、腹和盆部,后面分为背和腰,下部为会阴;四肢分为上肢和下肢,上肢分为肩、臂、前臂和手,下肢分为臀、股、小腿和足。

四、解剖学的常用术语

为了描述人体各部结构的位置关系时有共同的准则,故统一规定了解剖学姿势及方位、轴和面等解剖学术语。

(一) 解剖学姿势

人体解剖学姿势为:身体直立,两眼平视,上肢下垂,手掌向前,下肢并拢,足尖向前。

(二) 方位

方位是以解剖学姿势为准,用于描述人体结构的相对位置关系。常用的方位术语如下。

1. 上和下　上和下是描述器官或结构与头或足相对位置关系的术语。近头者为上,近足者为下。

2. 前和后　前和后是描述器官或结构与人体前、后面相对位置关系的术语。近胸、腹者为前,近背、腰者为后。

在胚胎学中,描述胚胎结构的位置关系时,分别采用头侧和尾侧,腹侧和背侧,而不用上、下、前、后。

3. 内侧和外侧　内侧和外侧是描述器官或结构距人体正中矢状面远近关系的术语。近正中矢状面者为内侧,反之为外侧。

4. 内和外　内和外是描述空腔器官相对位置关系的术语。近腔者为内,反之为外。

5. 浅和深　浅和深是描述器官或结构与皮肤表面相对位置关系的术语。近体表者为浅,反之为深。

6. 近侧和远侧　在四肢,距肢体附着部位近的为近侧,反之为远侧。

(三) 轴

轴是为了准确描述关节的运动形式,以解剖学姿势为准,通过人体的某部或某结构所作的假想线(图 0-1)。

1. 垂直轴　为上下方向的垂线,与人体的长轴平行并与地平面相垂直。

2. 矢状轴　为前后方向的水平线,同时与垂直轴和冠状轴相互垂直。

3. 冠状轴　为左右方向的水平线,同时与垂直轴和矢状轴相互垂直。

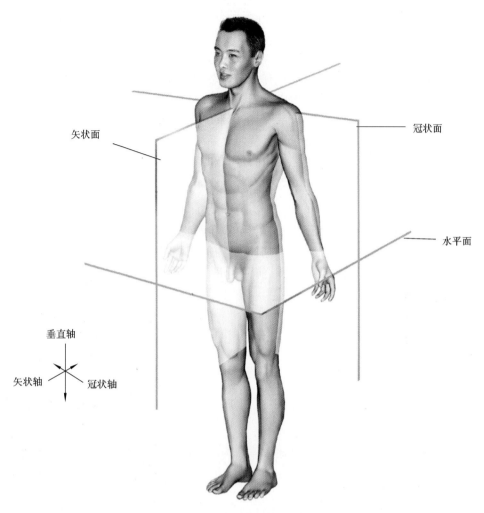

图 0-1　人体的轴和面

（四）面

面即切面,常用的有矢状面、冠状面和水平面(图 0-1)。

1. 矢状面　矢状面是指沿前后方向,将人体分成左、右两部的切面。该切面与水平面垂直。经过人体正中的矢状面称为正中矢状面,它将人体分成左、右对称的两部分。

2. 冠状面(额状面)　冠状面是指沿左右方向,将人体分为前、后两部的切面。该切面与水平面及矢状面互相垂直。

3. 水平面(横切面)　水平面是指将人体分为上、下两部的切面,与矢状面和冠状面相互垂直。

在描述器官的切面时,一般以器官自身的长轴为标准,与器官长轴平行的切面称纵切面,与长轴垂直的切面称横切面。

五、常用组织学技术简介

组织学技术种类繁多,包括光镜技术、电镜技术、组织化学技术、细胞培养术等,所用仪器、设备较多而精密,技术原理往往涉及物理、化学、免疫学等学科知识。本书只介绍光镜技术中常用的石蜡切片技术和 HE 染色法。

（一）石蜡切片技术

石蜡切片技术是经典的、最常用的技术,目的是把组织标本切成薄片,以利于在光学显微镜下观察。基本程序如下。

1. 取材和固定　从机体取新鲜的组织块,一般不超过 1.0 cm;用蛋白质凝固剂(常用甲醛)固定。

2. 脱水和包埋　用酒精浸泡脱水,再用二甲苯脱酒精(因酒精不溶于石蜡);用石蜡液浸泡组织(包埋),让石蜡液浸入组织,冷却后组织便具有了石蜡的硬度。

3. 切片和染色　用切片机把包有组织的石蜡块切成薄片,厚度为 5～10 μm,贴在载玻片上,然后脱蜡,染色(常用 HE 染色法)。

4. 封片　用盖玻片密封。

（二）HE 染色法

HE 染色法是苏木精-伊红染色法(hematoxylin-eosin staining)的简称,最常用,目的是通过染色,提高组织成分在光学显微镜下观察时的色觉反差,以便于分辨出不同的成分。

基本原理如下:苏木精为碱性染料,可使细胞内的某些成分染成紫蓝色,如细胞核内的染色质、细胞质内的核糖体等,组织成分易于被碱性染料着色的性质称为嗜碱性;伊红为酸性染料,可使细胞内的某些成分染成红色,如细胞质、基质等,组织成分易于被酸性染料着色的性质称为嗜酸性。

🏥 思考与练习

扫码看答案

一、单项选择题

1. 将人体分为左、右两部分的切面为(　　)。

A.水平面　　　　　　B.冠状面　　　　　　C.矢状面　　　　　　D.正中矢状面

2. 四肢近躯干者为(　　)。

A.内侧　　　　　　　B.外侧　　　　　　　C.近侧　　　　　　　D.远侧

二、名词解释

解剖学、组织学、胚胎学、组织、器官、解剖学姿势。

三、思考题

1. 简述人体的组成和分部。

2. 构成人体的九大系统有哪些?

3. 解剖学有哪些常用的方位和术语?

(闫天杰)

第一篇

组织学基础

ZUZHIXUEJICHU

第一章 细 胞

学习目标

1. **掌握**：细胞膜的结构，细胞核的功能，细胞器中线粒体、内质网、高尔基复合体、溶酶体的功能，细胞周期中有丝分裂的过程其意义。
2. **熟悉**：常见细胞质中的细胞器名称和基本功能，细胞增殖和死亡的概念。
3. **了解**：细胞膜的分子结构，细胞核的结构和功能，细胞死亡的概念及分类，细胞凋亡的生理意义。

第一节 细胞的形态与结构

一、细胞的形态

细胞是构成人体结构和功能的基本单位。除病毒以外，所有生物都是由细胞构成的。细胞的数量众多，成年人细胞数目约为 16×10^{14} 个。细胞的大小千差万别，大多数细胞的直径都在 $10 \sim 20~\mu m$ 之间，有些细胞较大，如人的卵细胞约为 $100~\mu m$，一些鸟类动物的卵细胞甚至可达数厘米。

细胞的形状多种多样，但都与细胞的功能相适应。例如：肌细胞细长，利于收缩；血细胞呈球形，便于流动；神经细胞有许多形似树枝的突起，用以接收刺激、传导神经冲动（图 1-1）。

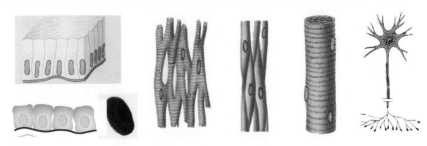

图 1-1 细胞形态示意图

重点提示 **细胞的形态。**

二、细胞的结构

细胞的结构要借助显微镜才能看到。在光学显微镜下,人体细胞的基本结构包括细胞膜、细胞质和细胞核三部分。细胞的超微结构需要借助电子显微镜才能看清。

(一)细胞膜

细胞膜是细胞外表面的一层薄膜,又称质膜(图 1-2)。它是细胞的屏障,具有维持细胞形态和保护细胞的功能,在物质运输、接受刺激和传递信息等方面都有重要作用。

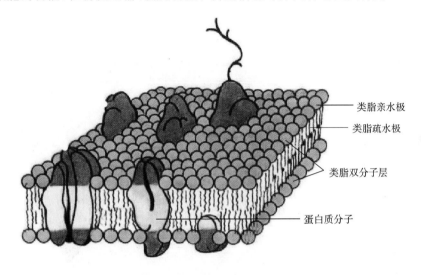

图 1-2 细胞膜分子结构示意图

右侧标注:类脂亲水极、类脂疏水极、类脂双分子层、蛋白质分子

1. 细胞膜的形态结构 细胞膜很薄,在电子显微镜下可见细胞膜分为密度较高、颜色较深的内外两层和密度较低、颜色较浅的中间层,这三层结构合称单位膜。人们把细胞膜和细胞内各种膜性结构统称生物膜。

2. 细胞膜的化学组成 细胞膜的化学成分主要由类脂、蛋白质和糖类组成,此外还含有水、无机盐和少量的金属离子。

构成膜的脂类统称为膜脂,其中以磷脂为主。膜脂分子均为双亲性分子,即一端为亲水性的头部,露于膜表面;另一端为疏水性的尾部,朝向膜的中心。细胞膜上的蛋白质统称为膜蛋白,是细胞膜最重要的组成成分。构成细胞膜的糖类以糖脂和糖蛋白形成的复合多糖为主,其功能与细胞黏着、细胞免疫、细胞识别有密切的关系。

3. 细胞膜的分子结构 关于细胞膜的分子结构有很多假说和模型,如单位膜模型学说、液态镶嵌模型学说、晶格镶嵌模型学说、板块模型学说等,其中被广泛接受的是"液态镶嵌模型学说"。

"液态镶嵌模型学说"有两个主要特点:一是膜的结构不是静止的,而是具有一定的流动性;二是膜蛋白的分布具有不对称性,即细胞膜的内外两层的结构和功能有很大的差异。该学说认为:在细胞膜的中间,是液态的类脂双分子层,这是细胞膜的基本骨架。在类脂双分子层的内侧和外侧,有许多球形的蛋白质分子,有的以不同深度镶嵌在类脂双分子层中,称镶嵌蛋白(内在蛋白);有的附着在类脂双分子层的表面,称附着蛋白(外在蛋白)(图 1-2)。镶嵌蛋白具有多种功能,附着蛋白与细胞的变形运动、吞噬和吞饮等有关。糖类分子多位于外表面,与蛋白质分子或类脂分子结合成糖蛋白或糖脂,与细胞的标识和抗原性有关。类脂分子的双层膜通透性很低,是很好的隔膜。细胞膜上的磷脂分子和蛋白质分子大部分是可以流动的,因此,细胞膜具有一定的流动性。细胞膜的这种结构特点,对完成各种生理功能是非常重要的。

(二)细胞质

细胞质又称胞浆,位于细胞膜和细胞核之间,由基质、细胞器和包含物三部分组成。

1. 基质　基质是细胞质中的基本成分,在活体细胞中为透明胶状物。由水、无机盐、糖类和脂类等物质组成,并含有多种酶,是细胞进行物质代谢的场所,也为细胞器提供必需的生存环境。

2. 细胞器　细胞器是分散在基质内的许多具有一定形态和功能的小"器官",如线粒体、核糖体、内质网、高尔基复合体、溶酶体和中心体等(图1-3)。其中,光镜下可见到的细胞器有线粒体、高尔基复合体和中心体,其他的细胞器需在电镜下才可见到。

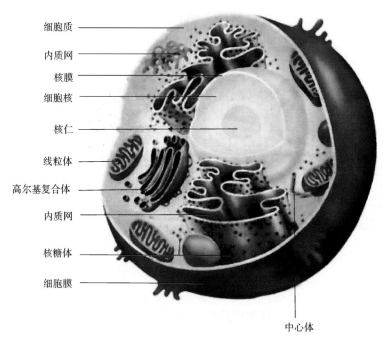

图 1-3　细胞结构模式图

(1)线粒体　一般直径为 0.5~1.0 μm,长 1.5~3.0 μm,但由于细胞种类和生理状态不同,其大小及数目会有所变化。比如,在生理活动旺盛的细胞中线粒体的数目比较多,在衰老或休眠的细胞中线粒体的数目较少。光镜下,线粒体呈线状、粒状;电镜下,线粒体是由内外两层单位膜所围成的封闭囊状结构。线粒体外膜表面光滑,内膜向内突起并折叠形成许多嵴,称线粒体嵴(图1-3、图1-4)。线粒体内有许多酶,参与营养物质的氧化供能,因此线粒体常被称为细胞的"能量工厂"。

(2)核糖体　又称核蛋白体,是细胞中普遍存在的一种非膜性细胞器,它是细胞内合成蛋白质的场所。除哺乳动物的成熟红细胞外,核糖体几乎存在于所有的细胞内,尤其在快速增殖的细胞中含量更多。核糖体按其存在部位可分为两种:一种附着在内质网表面,称附着核糖体;另一种游离在细胞质中,称游离核糖体。两种核糖体所合成的蛋白质种类不同,但其结构与化学组成是完全相同的。

(3)内质网　内质网是由单位膜围成的大小不等的管状、囊状和泡状结构,相互连通成网,贯穿整个细胞质。内质网的形态结构和数量在不同的细胞中差异很大,常与细胞的类型、

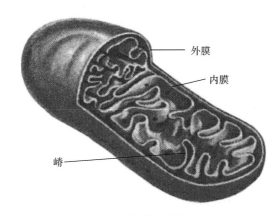

外膜

内膜

嵴

图 1-4　线粒体结构模式图

生理状态以及分化程度有关。根据内质网表面有无核糖体附着将其分为两类。

①粗面内质网：呈扁平囊状，膜表面附有大量的核糖体颗粒(图 1-3)。粗面内质网是合成和分泌蛋白质的主要场所，其合成的蛋白质经高尔基复合体加工后，以胞吐的方式排出细胞外。粗面内质网常见于蛋白质合成旺盛的细胞内，其分布情况和发达程度可作为判断细胞功能状态和分化程度的一个指标。

②滑面内质网：呈管状，膜表面光滑，无核糖体附着(图 1-3)。常与有分泌功能的高尔基复合体相连。滑面内质网含多种酶，功能复杂，主要参与糖类及脂类的代谢、某些激素的合成与分泌等。此外，肌细胞中的滑面内质网又称肌浆网，是储存 Ca^{2+} 的场所，可通过释放和回收 Ca^{2+} 调节肌肉的收缩。

（4）高尔基复合体　位于细胞核附近，是由单位膜围成的囊泡状结构(图 1-3)。高尔基复合体是细胞内的加工和运输系统，主要功能是将内质网合成的多种蛋白质进行加工、浓缩并运送到特定的部位或分泌到细胞外。

（5）溶酶体　由单位膜围成的大小不等的囊状小体，内含各种酸性水解酶，是细胞内的消化器官。溶酶体可消化分解细胞内损坏和衰老的细胞器，称为自溶作用；也可消化分解被细胞吞噬的病菌和异物，称为异溶作用。因而溶酶体具有促进更新、防御保护等作用。

（6）中心体　位于细胞核附近，呈颗粒状，由 2 个中心粒构成，具有复制能力，参与细胞的分裂活动。

（三）细胞核

细胞核是细胞遗传和代谢活动的控制中心。人体的细胞除成熟的红细胞外，都有细胞核。一个细胞通常只有一个核，但有些细胞有多个核，如一个骨骼肌细胞甚至可达上百个核。核的大小、形态一般与细胞的形态、功能相适应。细胞核大多呈球形或卵球形。细胞核的位置多处于细胞的中央，但在有极性的细胞，核位于细胞基底面的一侧。细胞核由核膜、核仁、核基质和染色质组成。

1. 核膜　核膜是围绕在细胞核表面的膜，由内、外两层单位膜组成。两层膜之间的间隙，称为核周隙。外膜表面常附有核糖体，且与粗面内质网相连。核膜上有许多孔，称核孔，是细胞核和细胞质进行物质交换的通道。核膜对核内容物起保护作用，同时也控制细胞核内、外物质的交换。

2. 核仁　在光镜下为匀质的球形小体。核仁的大小、形状和数目随细胞的类型和功能状态而变化，通常是 1～2 个。电镜下核仁无膜包被，中心为海绵状，周围呈颗粒状。核仁的化学成分主要是蛋白质、核糖核酸(RNA)、脱氧核糖核酸(DNA)等。其功能是参与核糖体的合成。

3. 核基质　核基质是充满在核膜内的透明胶态物质,又称核液,内含丰富的水、蛋白质和无机盐等,染色质和核仁悬浮在其中。核基质的主要功能是参与DNA的包装和染色体的构建。

4. 染色质和染色体　染色质和染色体是同一物质在细胞不同时期的两种形态,主要成分一样,由脱氧核糖核酸(DNA)和蛋白质组成。染色质存在于细胞分裂间期的细胞核内,是一种纤维状结构。而在细胞分裂期染色质螺旋化,缩短变粗,形成棒状的染色体。当细胞分裂结束时,染色体又解螺旋恢复成染色质。

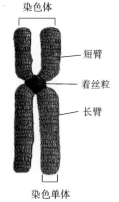

图 1-5　染色体示意图

人体成熟的生殖细胞有 23 条染色体,称单倍体,其中常染色体 22 条,性染色体 1 条。体细胞的染色体为 46 条,组成 23 对,称二倍体,其中常染色体 22 对,性染色体 1 对。

每条染色体由 2 条染色单体借着丝粒连接而成(图 1-5),根据着丝粒的位置不同,染色单体可区分出长臂和短臂。每对常染色体的形态结构基本相同,1 条来自父方,另 1 条来自母方。性染色体男女有所区别,女性 2 条均为 X 染色体;男性 1 条为 X 染色体,另 1 条为 Y 染色体,这就是男女性别不同的根本原因。

由于染色体的 DNA 分子中含有许多遗传基因,因此,染色体是遗传物质的载体。如果染色体的结构或数目发生异常,将导致遗传性疾病。

知识链接

正常人体细胞有 46 条染色体,组成 23 对,其中 22 对为常染色体,1 对为性染色体。女性的 2 条性染色体为形态相同的 XX 染色体,男性有 1 条 X 染色体和 1 条较小的 Y 染色体,这就是男女性别不同的根本原因。成熟生殖细胞有 23 条染色体,包括 22 条常染色体和 1 条性染色体。

第二节　细胞增殖

细胞增殖是生命的基本特征之一,细胞生长到一定阶段,通过细胞分裂进行增殖,从而完成细胞的补充和更新。各种细胞的增殖能力不同,如神经元的增殖频率很低,甚至不分裂,造血干细胞、表皮细胞分裂频率较高,而肝细胞、淋巴细胞则在某些条件下才能重新进行分裂。

人体细胞的分裂方式包括有丝分裂和减数分裂。有丝分裂是真核细胞繁殖的主要方式,减数分裂是生殖细胞形成时一种特殊的有丝分裂。

一、细胞增殖周期

细胞增殖周期又称细胞周期,是指细胞从上一次分裂结束开始到下一次分裂结束所经历的过程。细胞周期可分为两个阶段,即分裂间期和分裂期(图 1-6)。分裂间期又依次分为DNA 合成前期(G_1 期)、DNA 合成期(S 期)和 DNA 合成后期(G_2 期)。分裂期也称 M 期,又依次分为前期、中期、后期和末期(图 1-7)。

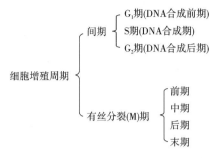

图 1-6　细胞增殖周期的分期

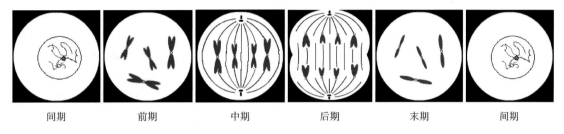

| 间期 | 前期 | 中期 | 后期 | 末期 | 间期 |

图 1-7　细胞有丝分裂过程示意图

不同的细胞,其细胞周期的时间长短不一,这主要是因为 G_1 期所需的时间长短不同,而 S 期、G_2 期、M 期则差别不大。比如神经细胞 G_1 期的时间非常长,甚至与人的寿命一样。

二、有丝分裂各期特点

(一) 分裂间期

1. G_1 期　又称 DNA 合成前期,是指从上次细胞分裂完成到 DNA 复制开始的时期。此期物质代谢活跃,细胞生长较快,体积逐渐增大,主要进行 RNA 和蛋白质的合成。其意义在于为下一期 DNA 的合成准备原料和能量。

细胞进入 G_1 期后,并不是都能顺利地进入下一期,会出现三种不同类别的细胞:①增殖细胞:这种细胞能及时进入下一期,如骨髓细胞、消化道上皮细胞等。②暂不增殖细胞(休止细胞):这类细胞进入 G_1 期后不立即转入 S 期,而是在需要时才进入 S 期,如肝细胞等。③不增殖细胞:此类细胞进入 G_1 期后,就停留于此,从而失去分裂能力,如神经细胞、肌细胞等。

2. S 期　又称 DNA 合成期,该期的主要特征是复制 DNA,合成与染色体形成有关的蛋白质。此期 DNA 含量增加一倍,保证将来分裂形成的两个子细胞 DNA 含量不变。从 G_1 期进入 S 期是细胞增殖的关键时刻。通常只要 DNA 的合成一开始,细胞增殖活动就会进行下去,直到分裂成两个子细胞。如果受到某些因素的干扰,就会影响 DNA 的复制,从而引起细胞变异或分裂终止。

3. G_2 期　又称 DNA 合成后期,是指从 DNA 复制完成到有丝分裂开始的时期。此期不再合成 DNA,但合成少量的 RNA 和蛋白质,为有丝分裂做准备。因此,G_2 期又称"有丝分裂准备期"。

(二) 分裂期(M 期)

细胞在 G_2 期完成准备后,继而进入分裂期。分裂期是一个连续变化的过程,此期有明显的形态变化,历经前期、中期、后期和末期四个时期。

1. 前期 进入此期后,中心体内的中心粒复制成2对,移向细胞两极,发出的星状线以纺锤丝相连形成纺锤体;核内的染色质螺旋化,逐渐缩短变粗形成染色体,每条染色体由2条染色单体构成;核膜、核仁也相继溶解消失。

2. 中期 每条染色体纵裂为2条染色单体,但仍以着丝粒相连。染色体在纺锤丝的牵引下,向细胞中部移动,排列在细胞中央形成赤道板。中期染色体结构最清晰、最典型,便于观察。

3. 后期 染色体的着丝粒一分为二,两条染色单体分开,形成两组形态、数目完全相同的染色体,分别移向细胞两极。

4. 末期 两组染色体到达细胞两极后,染色体又解螺旋变为染色质;纺锤体消失;核膜、核仁出现,形成两个细胞核。与此同时,细胞膜从中部凹陷,细胞质一分为二,形成2个子细胞(图1-7)。

> **重点提示** **细胞增殖周期各期的概念和分期。**

(三) 有丝分裂的意义

有丝分裂是真核生物体细胞分裂的基本形式。在细胞周期中,分裂间期的生理意义主要是合成DNA,复制两套遗传信息;而分裂期的生理意义主要是通过染色体的形成、分裂和移动,把两套遗传信息准确地分到2个子细胞中,使子细胞与母细胞具有完全相同的染色体。从而保证了遗传信息的连续性和稳定性。

> **知识链接**
>
> 在减数分裂过程中,DNA复制1次,细胞连续分裂2次,结果形成的4个生殖细胞中染色体数目只有原来母细胞的一半。受精时,精子和卵细胞结合形成受精卵又恢复了亲代的染色体数目,从而使子代获得双亲的遗传物质,保证了亲子间遗传物质的相对稳定,也为生物进化准备了条件。

第三节 细胞死亡

一、细胞死亡的概念及分类

细胞死亡是指细胞生命现象不可逆地停止。鉴定细胞是否死亡,可以用形态学的改变作为指标,通常采用活体染色的方法。

根据细胞死亡的特点不同,可将其分为细胞坏死和细胞凋亡两种类型。

1. 细胞坏死 指由于某些外界因素(如局部缺血、物理化学损伤以及微生物的侵袭等)的作用使细胞胀裂、炎症、胞内物质溢出等,造成细胞急速死亡。细胞坏死是细胞"非正常"的死亡,是一种被动的过程。

2. 细胞凋亡　指为维持内环境稳定,由基因控制的细胞自主有序地死亡。细胞凋亡与细胞坏死不同,是一种主动过程,它涉及一系列基因的激活、表达以及调控等方面的作用,并不是病理条件下自体损伤的一种现象,而是为更好地适应生存环境而主动争取的一种死亡过程。

二、细胞凋亡的生物学意义

近年来大量的研究工作表明,细胞凋亡和细胞增殖同样具有重要的意义。机体内的细胞随着生命过程的进行会不断地衰老、磨损、畸变、过剩,这些无用、衰老的细胞不仅是机体的负担,还可能变为有害细胞,对机体造成威胁,通过凋亡可以将它们清除,并维持组织细胞数量上的动态平衡。因而细胞凋亡是调节生物体正常发育和生命活动的一种不可缺少的机制,该调节一旦失败,可能导致机体疾病、畸形甚至死亡。

思考与练习

扫码看答案

一、单项选择题

1. 构成人体结构和功能的基本单位是(　　　)。

A. 系统　　　　　　　B. 器官　　　　　　　C. 组织　　　　　　　D. 细胞

2. 人体细胞的基本结构不包括(　　　)。

A. 细胞膜　　　　　　B. 细胞质　　　　　　C. 细胞核　　　　　　D. 细胞壁

3. 细胞质的组成不包括(　　　)。

A. 基质　　　　　　　B. 细胞器　　　　　　C. 包含物　　　　　　D. 体液

4. 被称为细胞"能量工厂"的是(　　　)。

A. 核糖体　　　　　　B. 线粒体　　　　　　C. 内质网　　　　　　D. 高尔基复合体

5. 细胞核的组成不包括(　　　)。

A. 核膜　　　　　　　B. 核仁　　　　　　　C. 核基质　　　　　　D. 胞质

6. 人体成熟的生殖细胞染色体为(　　　)。

A. 23 条　　　　　　　B. 24 条　　　　　　　C. 25 条　　　　　　　D. 26 条

7. 细胞增殖的方式不包括(　　　)。

A. 无丝分裂　　　　　B. 有丝分裂　　　　　C. 减数分裂　　　　　D. 核分裂

8. 被称为"有丝分裂准备期"的是(　　　)。

A. S 期　　　　　　　B. G_1 期　　　　　　　C. G_2 期　　　　　　　D. M 期

二、名词解释

细胞、细胞周期、细胞死亡、细胞凋亡。

三、思考题

1. 简述细胞的基本结构和常见细胞器的功能。

2. 简述有丝分裂的分期及各期特点。

3. 简述男性与女性染色体的区别。

4. 简述有丝分裂的意义。

(孙　斌)

第二章 基本组织

✚ 学习目标

1. 掌握：上皮组织的分类，被覆上皮的分类及典型代表部位，结缔组织的分类，疏松结缔组织各种细胞和纤维的形态特点，血液的构成和血细胞的形态特点，肌组织的分类，骨骼肌和心肌的形态结构特点，神经组织的构成，神经元的形态结构，突触的概念，神经胶质细胞的功能。

2. 熟悉：上皮组织侧面和游离面的特殊结构，腺体和软骨的结构和分类，骨骼肌的超微结构，平滑肌与骨骼肌的结构特点，神经胶质细胞的分类，各类血细胞的特点和功能，神经组织的特点和组成。

3. 了解：脂肪组织和网状组织的结构特点及功能，平滑肌和心肌与骨骼肌的区别，神经胶质细胞的形态结构及作用。

人体组织由细胞和细胞间质组成，是构成器官的基础。细胞间质位于细胞与细胞之间，主要由各种纤维和基质构成。人体的基本组织包括上皮组织、结缔组织、肌组织和神经组织。

第一节 上皮组织

上皮组织简称上皮，由大量上皮细胞和少量细胞间质构成，具有保护、吸收、分泌、排泄和感觉等功能。

上皮组织的结构特点是：①细胞多，排列紧密，细胞间质少；②细胞呈明显的极性，分为游离面和基底面，朝向体表或腔面的一面称游离面，与其对应的一面借基膜与结缔组织相连，称基底面；③上皮组织一般无血管，所需的营养物质来源于深层结缔组织内的血管供应；④有丰富的神经末梢，可感受各种刺激。

上皮组织按其分布和功能，分为被覆上皮、腺上皮和特殊上皮三种。

一、被覆上皮

被覆上皮的细胞排列呈膜状，广泛分布于人体表面及衬贴于管、腔、囊的内面，可分为单层上皮和复层上皮。前者又分为单层扁平上皮、单层立方上皮、单层柱状上皮、假复层纤毛柱状上皮;后者又分为复层扁平上皮、复层柱状上皮、变移上皮。

（一）单层上皮

1. 单层扁平上皮　由一层扁平细胞构成（图2-1）。根据分布位置不同可分为内皮和间皮。衬贴于心、血管、淋巴管内表面者,称内皮,内皮薄而光滑,有利于血液和淋巴液的流动及毛细血管内外的物质交换;分布在胸膜、腹膜、心包膜表面者,称间皮,间皮表面湿润、光滑,可减少器官之间的摩擦,有利于器官的活动。此外,单层扁平上皮还分布于肾小囊壁及肺泡壁等处。

2. 单层立方上皮　由一层排列整齐的立方细胞构成（图2-2）。侧面观,细胞近似立方形,细胞核呈球形,位于细胞中央;表面观,细胞近似六角形或多边形。该上皮主要分布于甲状腺滤泡和肾小管等处,具有分泌和吸收功能。

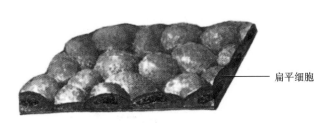

图 2-1　单层扁平上皮模式图

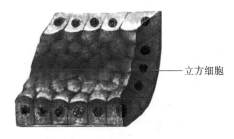

图 2-2　单层立方上皮模式图

3. 单层柱状上皮　由一层排列规则的柱状细胞构成（图2-3）。侧面观,细胞呈柱状,细胞核为椭圆形,位于细胞近基部;表面观,细胞呈六角形或多角形。该上皮主要分布于胃、肠、子宫和输卵管等器官的内表面,具有吸收和分泌功能。

4. 假复层纤毛柱状上皮　由柱状细胞、锥状细胞、梭形细胞和杯状细胞构成（图2-4）。每个细胞都与基膜接触。因其形态不同、高矮不一,细胞核的位置不在同一水平面,故侧面观形似多层细胞,但实际是单层。其中,柱状细胞数量最多,游离面有纤毛,纤毛可有规则地定向摆动,清除吸入气体中的尘粒、细菌等异物,故称为假复层纤毛柱状上皮。杯状细胞较多,能分泌黏液,黏住尘粒、细菌等异物。该上皮主要分布于呼吸道内表面,具有保护和分泌功能。

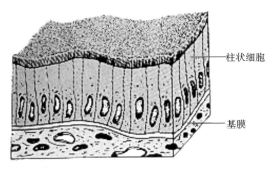

图 2-3　单层柱状上皮模式图

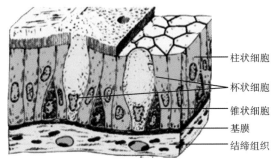

图 2-4　假复层纤毛柱状上皮模式图

（二）复层上皮

1. 复层扁平上皮　又称复层鳞状上皮,由多层细胞构成（图2-5）。侧面观,表层为数层扁平细胞,中间为数层梭形或多边形细胞,基底层为一层矮柱状或立方形细胞,此层细胞有较强的分裂增生能力。复层扁平上皮与深部结缔组织连接凹凸不平,既保证了足够大的接触面积以供营养外,又使连接更加牢固。表皮细胞经过角化作用形成角质层,称角化复层扁平上皮,分布于皮肤;表皮细胞未经角化作用不形成角化层,称未角化复层扁平上皮,分布于口腔、食管和阴道等处。复层扁平上皮具有机械性保护和再生、修复能力。

2. 复层柱状上皮 浅层为一层排列整齐的柱状细胞,中层为数层多边形细胞,深层为一层矮柱状细胞。该上皮主要分布于睑结膜、某些腺体的大导管和男性尿道等处。

3. 变移上皮 又称移行上皮。由多层细胞构成,细胞的形态和层数可依器官的舒缩而改变,故称变移上皮(图2-6)。这种上皮主要分布于肾盏、肾盂、输尿管、膀胱等处。当膀胱空虚时,上皮变厚,细胞可达5~6层,呈立方形,胞体较大,甚至含有两个细胞核,称盖细胞。当膀胱充盈时,上皮变薄,细胞仅有2~3层,呈扁平形。

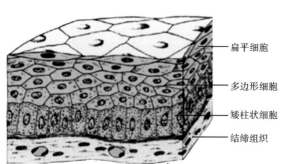

图2-5　复层扁平上皮模式图

扁平细胞
多边形细胞
矮柱状细胞
结缔组织

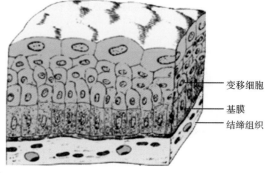

图2-6　变移上皮模式图

变移细胞
基膜
结缔组织

二、上皮组织的特殊结构

在上皮细胞的表面(游离面)、基底面和侧面有若干具有重要生理功能的特殊结构。

(一)上皮细胞的游离面

1. 微绒毛 指某些上皮细胞游离面伸出的细小指状突起,在电镜下可清晰辨认。微绒毛表面为细胞膜,内为细胞质,细胞质中含有许多纵行排列的微丝。微绒毛的主要功能是扩大细胞的表面积,有利于细胞的吸收。

2. 纤毛 指上皮细胞游离面的细胞膜和细胞质共同伸出的细长突起,比微绒毛粗长,具有摆动能力。纤毛的定向摆动有助于清除呼吸道上皮的分泌物、灰尘及细菌等异物。

(二)上皮细胞的基底面

1. 基膜 基膜是介于基底面与结缔组织之间的一层薄膜。基膜的主要成分是糖蛋白,对上皮细胞起连接和支持作用,并有利于上皮细胞与结缔组织之间进行物质交换。

2. 质膜内褶 质膜内褶是上皮细胞基底面的质膜向细胞内凹陷形成的内褶。质膜内褶扩大了基底面的面积,有利于水和电解质的迅速转运。

(三)上皮细胞的侧面

上皮细胞的侧面即细胞的相邻面,细胞排列紧密,间隙很窄,形成的特殊构造称细胞连接。常见的有中间连接、紧密连接、桥粒和缝隙连接4种,具有增强细胞间的结合、阻止大分子物质进入细胞间隙,并可在相邻细胞间进行物质交换(小分子物质)和信息传递等作用。

三、腺上皮和腺

具有分泌功能的上皮称为腺上皮,以腺上皮为主构成的器官,称腺或腺体。

（一）外分泌腺和内分泌腺

根据排出分泌物是否有导管,腺可分为外分泌腺和内分泌腺两类。分泌物经导管排到体表或腔面的腺体,称为外分泌腺(有管腺),如汗腺、唾液腺、胰腺等;分泌物直接渗入血管或淋巴管,经血液或淋巴液运输,没有导管,称为内分泌腺,如甲状腺、肾上腺、垂体等。内分泌腺的分泌物称激素。

（二）外分泌腺的分类与结构

外分泌腺可分为单细胞腺(如杯状细胞)和多细胞腺。人体中最常见的是多细胞腺,由分泌部和导管组成。

1. 分泌部　由一层腺细胞组成,中央有腺腔,腺细胞合成的分泌物先排入腺腔内,再经导管排出。

2. 导管　与分泌部直接相连的管道。

四、特殊上皮

特殊上皮是具有接受特殊感觉功能的上皮组织,如嗅觉上皮、视觉上皮、听觉上皮、味觉上皮等。

第二节　结缔组织

结缔组织由少量细胞和大量的细胞间质构成。其特点是:细胞种类多,数量少,分布稀疏;细胞间质多,主要由纤维、基质构成,基质具有多样性,有胶体状、液体状和固体三种。结缔组织包括固有结缔组织、软骨、骨和血液,固有结缔组织包括疏松结缔组织、致密结缔组织、网状组织和脂肪组织。结缔组织在体内分布广泛,具有支持、连接、营养、填充、保护、修复和防御等功能。

一、固有结缔组织

（一）疏松结缔组织

疏松结缔组织由细胞、纤维和基质组成(图2-7)。细胞种类多,纤维数量较少,基质含量较多。由于结构疏松呈蜂窝状,故又称蜂窝组织,临床上所说的蜂窝组织炎就是指疏松结缔组织的炎症。该组织广泛分布于细胞之间、组织之间和器官之间,具有连接、支持、营养、防御和修复等功能。

1. 细胞　疏松结缔组织的细胞包括成纤维细胞、巨噬细胞、浆细胞、肥大细胞、脂肪细胞和间充质细胞。

（1）成纤维细胞　在疏松结缔组织内数量最多,HE染色标本上细胞扁平,多突起,呈星状。细胞质弱嗜碱性,细胞核较大。电镜下,可见细胞质内含有丰富的粗面内质网、游离核糖体和发达的高尔基复合体。成纤维细胞能合成蛋白质,并形成新的纤维和基质,在人体生长发育时期和创伤愈合过程中表现尤为明显。

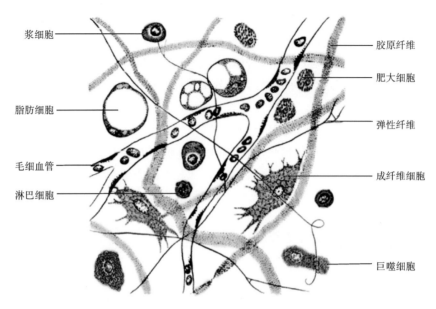

图 2-7 疏松结缔组织普片

成纤维细胞功能处于相对静止状态时,称为纤维细胞。在创伤修复、结缔组织再生时,纤维细胞可再转变为成纤维细胞。

护理应用解剖

成纤维细胞合成胶原纤维的过程,需要维生素 C 参与,故对于手术及创伤的患者,应补充适量的维生素 C,以促进伤口的愈合。

(2)巨噬细胞 又称组织细胞,是广泛存在于体内的一种免疫细胞。光镜下,细胞呈圆形、椭圆形或不规则形,轮廓清楚。常有短而粗的突起,称伪足,伪足可做变形运动并包裹吞噬体,具有强大的吞噬功能,在机体防御疾病和免疫反应中发挥着重要作用。巨噬细胞在受到趋化因子(指某些化学物质,如细菌产物、变性蛋白质等)的吸引时,能向这些化学物质做定向移动,变为游走的活化细胞,这种特性称为趋化性。

巨噬细胞的主要功能包括以下几个方面。①吞噬作用:当巨噬细胞与细菌、细胞碎块及可溶性物质接触时,通过变形运动将其包裹,与溶酶体融合后被逐步溶解。②合成和分泌作用:巨噬细胞能合成和分泌上百种生物活性物质,包括溶菌酶、补体、多种细胞因子等。③抗原呈递作用:巨噬细胞对抗原物质进行加工、处理后传递给淋巴细胞,引起免疫应答。

(3)浆细胞 浆细胞由 B 淋巴细胞分化形成,细胞呈圆形或卵圆形,细胞核常偏于细胞一侧,染色质在核膜内侧呈放射状排列,细胞质呈嗜碱性。浆细胞可合成和分泌免疫球蛋白,即抗体,参与体液免疫和调节炎症反应。

浆细胞在一般结缔组织内少见,但在抗原侵入部位,如消化道、呼吸道黏膜的结缔组织中及慢性炎症部位多见。

(4)肥大细胞 数量较多且分布广泛,细胞体积较大,呈圆形或卵圆形。细胞质内充满粗大的分泌颗粒,颗粒易溶于水,所以在 HE 染色的标本上很难显示。肥大细胞能释放组胺、白三烯、肝素、嗜酸性粒细胞趋化因子等。组胺和白三烯可使微静脉和毛细血管扩张,通透性增加,使支气管平滑肌收缩;肝素有抗凝血作用;嗜酸性粒细胞趋化因子可吸引嗜酸性粒细胞向过敏原所在部位迁移。

肥大细胞广泛分布于机体与外界接触的部位,如真皮、消化道、呼吸道的黏膜处,常沿小血管分布,主要参与过敏反应。

护理应用解剖

组胺、白三烯可使毛细血管通透性增加,使血浆蛋白和液体渗出导致局部组织水肿,形成荨麻疹,可使呼吸道黏膜水肿和细支气管平滑肌痉挛,造成呼吸困难,发生哮喘,这些病征统称过敏反应。

(5)脂肪细胞　细胞体积较大,呈球形,细胞质内充满脂肪滴,细胞核常被挤压到细胞一侧。在 HE 染色标本中,脂滴被溶解,细胞呈空泡状。脂肪细胞主要合成、贮存脂肪,并参与脂类代谢。

(6)未分化的间充质细胞　为出生后仍存留的一部分间充质细胞,其形态似纤维细胞,具有多向分化的潜能。在炎症及创伤修复时能分化为平滑肌、内皮细胞和结缔组织细胞(如成纤维细胞、脂肪细胞)等,参与结缔组织和小血管的修复。

2. 纤维　包括胶原纤维、弹性纤维和网状纤维三种纤维成分。

(1)胶原纤维　结缔组织中主要的纤维成分。新鲜的胶原纤维呈乳白色,又称白纤维。HE 染色呈粉红色,波浪状,相互交织分布。胶原纤维的特点是韧性大、抗拉力强。

(2)弹性纤维　新鲜的弹性纤维呈黄色,又称黄纤维,有较强的折光性。较细,常交织成网,断端易卷曲。该纤维富有弹性,有利于所在器官和组织保持形态和位置的相对稳定。但当强烈的日光照射时,可使皮肤的弹性纤维断裂,导致皮肤失去弹性而产生皱纹。

(3)网状纤维　是纤细而分支较多的纤维,相互交织成网。HE 染色不易着色,但硝酸银染色,呈黑色,故又称嗜银纤维。网状纤维主要分布在网状组织,构成造血器官、内分泌器官的微细支架。

3. 基质　基质是由水化的生物大分子构成的一种无定形的胶状物质。其主要化学成分是蛋白多糖,能在基质中形成分子筛,使小于其孔隙的物质通过,大于其孔隙的颗粒物质不能通过,起屏障作用,可阻止细菌、异物的扩散。

基质内含有大量从毛细血管渗透出来的水,以及溶于水的电解质、糖类、O_2 等小分子物质,称为组织液。组织和细胞不断地从组织液中获取营养物质和 O_2,并不断地将 CO_2 等代谢产物排入组织液中,然后经毛细血管的静脉端回流到血液。还有一部分组织液进入到毛细淋巴管,形成淋巴。因此,组织液对组织和细胞的物质交换起着重要的生理作用。组织液不断循环更新,为组织和细胞提供了适宜的生存环境。当基质中的组织液含量增多或减少时,将导致组织水肿或脱水。

知识链接

蛋白多糖中的多糖以透明质酸为主,其形成的微孔结构即分子筛,可使小于孔隙的水、溶于水的营养物和气体分子通过;大于孔隙的细菌、异物不能通过,但溶血型链球菌和癌细胞能分泌透明质酸酶,溶解透明质酸,破坏分子筛的屏障,导致浸润、感染扩散、肿瘤扩散。

（二）致密结缔组织

致密结缔组织是一种以纤维为主要成分的固有结缔组织，纤维粗大，排列紧密，细胞和基质成分少。依据纤维排列规则与否，分为规则致密结缔组织和不规则致密结缔组织两种类型，主要起支持、保护和连接作用。

肌腱及大部分的韧带，其纤维平行排列，纤维间可见成行排列的成纤维细胞（腱细胞），属于规则致密结缔组织；而器官的被膜及皮肤的真皮，其纤维方向不一，交织成板状结构，属于不规则的致密结缔组织。

（三）脂肪组织

脂肪组织由大量的脂肪细胞聚集而成，被疏松结缔组织分隔成许多脂肪小叶（图2-8）。脂肪组织主要分布于皮下组织、肠系膜、网膜等处，具有填充、缓冲、贮存脂肪和保温等作用，并参与能量的代谢，是人体最大的"能量库"。另外，脂肪细胞过度增生，则形成脂肪瘤。

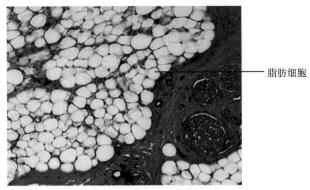

图 2-8　脂肪组织

（四）网状组织

网状组织由网状细胞、网状纤维和基质构成（图2-9）。网状细胞为星形多突起的细胞，细胞核较大，染色较浅，细胞质较丰富，核仁明显，略呈碱性，突起彼此连接。网状纤维较细，由网状细胞产生，且沿网状细胞的胞体和突起分布，共同构成造血组织及淋巴组织的支架。网状组织主要分布于淋巴组织、淋巴器官和造血器官等处。

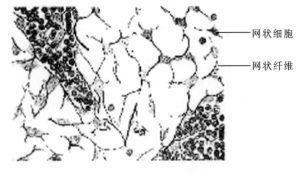

图 2-9　网状组织

二、软骨组织与软骨

（一）软骨组织

软骨组织是构成软骨的主体，由软骨细胞和细胞间质组成。

1. **软骨细胞** 软骨细胞在软骨内具有一定的分布规律,靠近软骨表面的是幼稚细胞,体积小,呈扁圆形,常单个存在;向中部逐渐成熟,体积逐渐增大,成群分布,常常是 2～8 个细胞为一群,存在于软骨陷窝内,由一个软骨细胞分裂并逐渐增殖,称同源细胞群(图 2-10)。

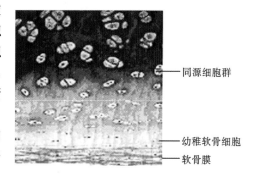

图 2-10　软骨组织

2. **细胞间质** 间质呈均质状,由软骨基质和纤维构成。软骨基质使软骨呈凝胶、半固体状,纤维使软骨具有韧性和弹性。

(二)软骨

软骨由软骨组织和软骨膜构成。根据软骨基质内所含纤维的性质和数量的不同,通常把软骨分为三种类型:透明软骨、弹性软骨和纤维软骨。

1. **透明软骨** 透明软骨在新鲜时呈淡蓝色半透明状,由于纤维细,而且纤维和基质的折光性相同,故在 HE 染色标本上不能分辨,所以称为透明软骨。透明软骨质地较脆,主要分布于鼻、喉、气管、支气管等处。此外,关节软骨和肋软骨也都是透明软骨。

2. **弹性软骨** 弹性软骨在新鲜时略显黄色,基质中含有大量的可见交织成网的弹性纤维,故这种软骨弹性较大。弹性软骨主要分布在耳廓、外耳道、咽鼓管、会厌等处。

3. **纤维软骨** 纤维软骨在新鲜时呈不透明的乳白色,基质中含有可见成束的胶原纤维,韧性强,主要分布于椎间盘、关节盘、耻骨联合,以及某些肌腱和韧带附着于骨的部位。

三、骨组织与骨

骨是由骨组织、骨膜和骨髓构成,具有支持软组织、构成关节参与机体的运动及保护某些重要器官等作用。此外,骨组织与钙、磷代谢有密切关系,是人体重要的"钙、磷库"。

(一)骨组织

骨组织是一种坚硬的结缔组织,由骨细胞和钙化的细胞间质构成。细胞间质中含有大量的钙盐沉着,使骨质坚硬。

1. **骨组织细胞**

(1)骨细胞　胞体呈扁椭圆形,一般有许多细长的突起,位于骨陷凹内,可以与骨陷凹内的组织液进行物质交换。骨细胞具有一定的溶骨和成骨作用,参与调节钙、磷的平衡。

(2)骨祖细胞　位于骨膜内,是骨组织的干细胞,可分化为成骨细胞。

(3)成骨细胞　位于骨组织表面,细胞呈立方形或矮柱状,单层排列,胞质呈嗜碱性。成骨细胞的功能是合成和分泌骨基质的有机成分。此外,还可以分泌多种细胞因子,调节骨组织的形成和吸收,促进骨组织的钙化。

(4)破骨细胞　分布在骨组织边缘,数量少,是一种多核巨细胞。细胞质呈嗜酸性,含丰富的线粒体和溶酶体。破骨细胞可释放多种水解酶和有机酸,溶解和吸收骨质,与成骨细胞协同作用,共同参与骨的生长和改建。

2. **钙化的细胞间质** 简称骨质,包括有机成分和无机成分两类。有机成分包括大量的胶原纤维和少量的无定形基质,主要使骨具有韧性;无机成分又称骨盐,主要为钙盐,使骨质坚硬。

护理应用解剖

　　骨质中的有机物与无机物比例与年龄有关。成年人有机物占1/3,无机物占2/3;儿童有机物多于1/3,无机物少于2/3,故小儿的骨质较软、容易变形;老年人有机物少于1/3,无机物多于2/3,故老年人骨质硬而脆,容易骨折。

（二）长骨的结构

　　长骨由骨松质、骨密质、骨膜、关节软骨、骨髓及血管、神经组成。

　　1. 骨松质　分布于长骨两端的内部,由大量针状或片状的骨小梁相互连接而成。骨小梁由骨板和骨细胞组成。骨小梁为网架结构,腔隙内充满了红骨髓。

　　2. 骨密质　主要分布于长骨骨干,由3种排列方式不同的骨板构成(图2-11)。

　　（1）环骨板　分布于长骨骨干的外侧面及骨髓腔的内侧面,分别称为外环骨板和内环骨板,与骨外膜和骨内膜相贴。外环骨板较厚,排列整齐。内环骨板由数层不甚完整的骨板组成,排列不规则。骨干中呈横向穿行的管道称穿通管,内含血管、神经。穿通管与骨单位的中央管相连通,开口于骨表面的滋养孔。

　　（2）骨单位　又称哈弗斯系统,位于内、外环骨板之间。在骨单位的中心有一条纵行的小管,称中央管(哈弗斯管),是血管、神经的通路。

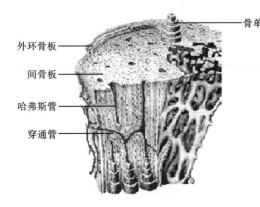

外环骨板
间骨板
哈弗斯管
穿通管
骨单位

图2-11　骨密质立体结构模式图

骨单位由中央管和周围呈同心圆排列的环形骨板(哈弗斯骨板)构成。骨单位呈圆筒状,起支持作用。

　　（3）间骨板　是填充于骨单位之间或骨单位与环骨板之间的一些形态不规则的骨板。间骨板中没有中央管,是原有的骨单位或内、外环骨板吸收后的残留部分。

　　3. 骨膜　位于骨的外表面及内表面,由结缔组织构成,分别称为骨外膜和骨内膜。

（三）骨的发生过程

　　骨的发生方式有两种,即膜内成骨和软骨内成骨。

　　1. 膜内成骨　指由间充质增殖成结缔组织膜,再由膜形成骨。常见于颅顶各骨及大多数面颅骨的形成。

　　2. 软骨内成骨　指先由间充质形成软骨,再由软骨改建为骨。常见于四肢骨、躯干骨的形成。

四、血液

　　血液是流动于心血管内的特殊结缔组织,由血细胞和血浆组成。成人的血容量为4000～5000 mL,占体重的7%～8%。

（一）血细胞

　　血细胞悬浮于血浆中,约占血液容积的45%,分为红细胞、白细胞和血小板。

1. 红细胞　数量最多,正常成年人血液中的红细胞数,男性为$(4.0 \sim 5.5) \times 10^{12}/L$,女性为$(3.5 \sim 5.0) \times 10^{12}/L$。成熟的红细胞呈双凹圆盘状,无细胞核和细胞器,胞质内充满了血红蛋白,使红细胞呈红色(图 2-12)。

红细胞内的主要成分是血红蛋白(Hb),具有运送 O_2 和 CO_2 的功能。正常成年人血液中血红蛋白的含量,男性为 $120 \sim 150$ g/L,女性为 $110 \sim 140$ g/L。

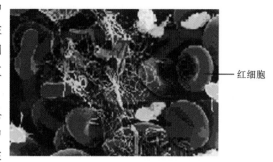

图 2-12　红细胞模式图

红细胞数量及血红蛋白含量可随生理及病理因素而改变。一般情况下,红细胞少于 $3.0 \times 10^{12}/L$ 或血红蛋白低于 100 g/L,即为贫血。

知识链接

生理情况下,血细胞具有一定的形态结构,并有相对稳定的数量。临床上,血细胞形态、数量、比例和血红蛋白含量的测定称血象。

红细胞的平均寿命为 120 天。刚从红骨髓释放入血液的未完全成熟的红细胞,称为网织红细胞,占红细胞的 $0.5\% \sim 1.5\%$,新生儿可达 $3\% \sim 6\%$,表明新生儿造血功能旺盛。

2. 白细胞　白细胞为无色有核的球形细胞,具有很强的防御和免疫功能。正常成年人白细胞总数为$(4 \sim 10) \times 10^{9}/L$。根据白细胞胞质内有无特殊颗粒,将其分为有粒白细胞和无粒白细胞两类。有粒白细胞又包括中性粒细胞、嗜酸性粒细胞和嗜碱性粒细胞三种。无粒白细胞包括淋巴细胞和单核细胞两种(图 2-13)。

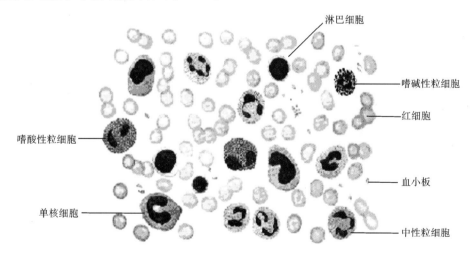

图 2-13　各种血细胞

(1)中性粒细胞　占白细胞总数的 $50\% \sim 70\%$。细胞呈球形,细胞核呈杆状或分叶状。分叶状核一般分为 $2 \sim 5$ 叶,核分叶越多表明细胞越老化。中性粒细胞具有活跃的变形运动和较强的吞噬能力以及杀菌作用。

当机体局部受到细菌感染时,细菌所产生的毒素可使中性粒细胞通过变形运动聚集到病变部位,吞噬并分解细菌,起防御作用。急性化脓性炎症时,中性粒细胞数量明显增多。

(2)嗜酸性粒细胞 占白细胞总数的 $0.5\%\sim3.0\%$。细胞呈球形,细胞核分 2 叶。细胞质内充满分布均匀的粗大嗜酸性颗粒,染成橘红色,颗粒内含有溶酶体、组胺酶等。

嗜酸性粒细胞具有趋化性,通过变形运动移至过敏部位,释放组胺酶分解组胺,减轻过敏反应,并对寄生虫有很强的杀灭作用。因此,在过敏性疾病或寄生虫感染时,血液中嗜酸性粒细胞明显增多。

(3)嗜碱性粒细胞 直径 $10\sim12~\mu m$。占白细胞数量 $0\sim1\%$。细胞核呈 S 形或不规则形,细胞质内含有大小不等、分布不均的嗜碱性颗粒,染成紫蓝色,颗粒内含有肝素、组胺和慢反应物质等。嗜碱性粒细胞的功能与结缔组织中肥大细胞相似,主要参与过敏反应。

(4)淋巴细胞 直径 $6\sim16~\mu m$,占白细胞总数的 $25\%\sim30\%$。细胞呈球形,细胞核多为圆形,一侧常有凹陷,染色深。

根据淋巴细胞发生的部位和免疫功能的不同,可将其分为胸腺依赖淋巴细胞(简称 T 淋巴细胞)和骨髓依赖淋巴细胞(简称 B 淋巴细胞)。T 淋巴细胞产生于胸腺,约占血液中淋巴细胞的 75%,能识别和杀灭异体细胞、肿瘤细胞、感染病毒的细胞等,参与细胞免疫;B 淋巴细胞产生于骨髓,占血液中淋巴细胞的 $10\%\sim15\%$,受抗原刺激后增殖分化为浆细胞,产生抗体,参与体液免疫。

(5)单核细胞 直径 $14\sim20~\mu m$,占白细胞总数的 $3\%\sim8\%$,是血液中体积最大的白细胞。细胞核呈肾形、马蹄形或不规则形。单核细胞具有活跃的变形移动和吞噬能力。它从血液进入周围组织,即分化为巨噬细胞。

3. 血小板 又称血栓细胞,由骨髓内的巨核细胞生成。正常数值为 $(100\sim300)\times10^9/L$。血小板呈双凸圆盘状,无细胞核,表面有完整的细胞膜。血小板参与止血和凝血过程。当血管内皮破裂暴露胶原成分时,血小板被激活并迅速黏附、聚集于破损处,形成血栓,堵塞破口处。

血液中血小板数量低于 $50\times10^9/L$,可出现皮下和黏膜出血等现象,临床上称为血小板减少性紫癜。

(二)血浆

血浆为淡黄色液体,相当于细胞间质,约占血液容积的 55%,其中水占 90%,其余为血浆蛋白(包括白蛋白、球蛋白、纤维蛋白原等)、脂蛋白、无机物、酶、激素和各种代谢产物。当血液流出血管后,溶解状态的纤维蛋白原转变成不溶解状态的纤维蛋白,形成血凝块,并析出淡黄色清亮的液体,称血清。故血清中不含纤维蛋白原,其他成分及含量与血浆基本保持一致。

第三节 肌 组 织

肌组织主要由肌细胞构成,肌细胞之间有少量的结缔组织以及丰富的血管、淋巴管和神经。肌细胞细长呈纤维状,故又称肌纤维。肌细胞膜称肌膜,细胞质称肌浆。肌纤维含有大量的肌丝,它是肌纤维收缩与舒张的主要物质基础。

肌组织根据结构和功能的不同,分为骨骼肌、心肌和平滑肌三种。骨骼肌附于骨骼上,平滑肌多分布于内脏器官和血管的表面,心肌是构成心脏的主要成分。骨骼肌的运动受躯体运动神经的支配,属于随意肌;平滑肌和心肌的活动受自主神经的支配,为不随意肌。

一、骨骼肌

骨骼肌主要由骨骼肌纤维组成,一般借肌腱附着于骨骼上,主要分布于头部、颈部、躯干和四肢。

(一)骨骼肌的一般结构

骨骼肌纤维呈细长圆柱状,长短不一,有横纹。细胞核呈扁椭圆形,一条骨骼肌纤维有多个甚至几百个细胞核,紧靠肌膜排列。肌质内含有大量与肌纤维长轴平行的肌原纤维。

肌原纤维上着色较浅的部分称明带(又称 I 带),着色较深的部分称暗带(又称 A 带)。明带和暗带相互对齐,准确地排列在同一平面上,使肌纤维呈现明暗相间的横纹(图 2-14)。在明带中有一较明亮的窄带,呈 H 带;H 带的中央有一深色的细线,称 M 线。在明带中央有一条深色的细线,称 Z 线。相邻两条 Z 线之间的一段肌原纤维,称为肌节。每个肌节由 1/2 明带+1 个暗带+1/2 明带组成,是肌原纤维结构和功能的基本单位,是骨骼肌收缩和舒张的结构基础。

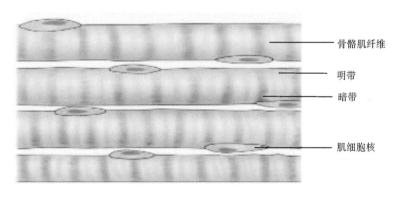

图 2-14 骨骼肌纵切面

骨骼肌纤维

明带

暗带

肌细胞核

(二)骨骼肌的超微结构

1. 肌原纤维　肌原纤维是由大量的粗肌丝和细肌丝构成,两种肌丝有规律地排列。粗肌丝位于肌节的中部,中央借 M 线固定,两端游离。细肌丝一端固定在 Z 线上,另一端插入粗肌丝之间,止于 H 带外侧。因此,明带内只有细肌丝,暗带中央的 H 带内只有粗肌丝,而 H 带两侧的暗带内既有粗肌丝又有细肌丝(图 2-15)。

粗肌丝主要由肌球蛋白(也称肌凝蛋白)分子构成。肌球蛋白分子形如豆芽,分为头部和杆部,头部向外伸出于粗肌丝表面,称为横桥。细肌丝由肌动蛋白(也称肌纤蛋白)、原肌球蛋白(也称原肌凝蛋白)和肌钙蛋白构成。肌动蛋白是球形分子,构成细肌丝的主干。原肌球蛋白是长杆状分子,能阻止肌动蛋白分子与横桥结合,在肌肉收缩过程中起调节作用。每个原肌球蛋白分子上还结合有另一个调节蛋白,即肌钙蛋白,可结合 Ca^{2+},并通过构象的改变启动收缩过程。

2. 横小管　横小管是肌膜向肌浆内凹陷形成的小管,由于其方向与肌纤维长轴垂直,故称横小管,又称 T 小管(图 2-16)。横小管位于暗带与明带交界处,横小管环绕在每条肌原纤维的周围,可将肌膜的兴奋迅速传到每个肌节。

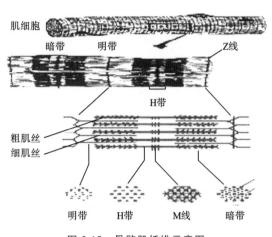

图 2-15　骨骼肌纤维示意图

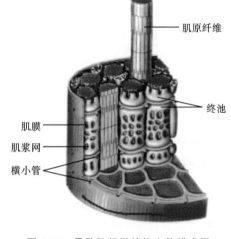

图 2-16　骨骼肌超微结构立体模式图

3. 肌浆网　肌浆网是肌纤维内特化的滑面内质网,位于横小管之间,纵行包绕在每条肌原纤维周围,故又称纵小管(图 2-16)。位于横小管两侧的肌浆网呈环行的扁囊,称终池,每条横小管与其两侧的终池共同组成三联体。肌浆网有储存 Ca^{2+} 的能力,可调节肌浆中 Ca^{2+} 的浓度。

二、心肌

心肌主要由心肌纤维构成,分布于心壁和邻近心脏的大血管壁上。心肌收缩有自动节律性,缓慢而持久,不易疲劳,属于不随意肌。

心肌与骨骼肌的结构基本相似,也有横纹,但在结构上有以下特征:①心肌细胞为短圆柱状,一般只有一个细胞核,位于细胞的中央;②心肌细胞之间有闰盘结构,闰盘不仅连接心肌纤维,还便于心肌细胞间信息的交流和冲动的传导,使心肌细胞收缩、舒张同步化;③横小管较粗,位于 Z 线水平;④肌浆网不发达,终池较小,横小管与一侧终池形成的结构称二联体(图 2-17)。

三、平滑肌

平滑肌主要由平滑肌纤维组成,呈长梭形,无横纹。细胞核呈椭圆形或杆状,位于中央(图 2-18)。平滑肌受内脏运动神经支配,属于不随意肌,有较大的伸展性,主要分布于血管、气管、胃、肠等壁内。

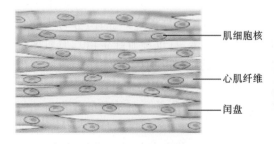

图 2-17　心肌纵切面

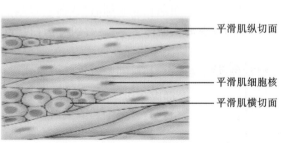

图 2-18　平滑肌纵切面及横切面

第四节 神 经 组 织

神经组织由神经细胞和神经胶质细胞组成。神经细胞又称神经元,是神经系统结构和功能的基本单位,具有接受刺激和传导兴奋等功能。神经胶质细胞在神经组织中起支持、保护、绝缘和营养等作用。

一、神经元

神经元形态多种多样,由胞体和突起两部分组成(图 2-19)。

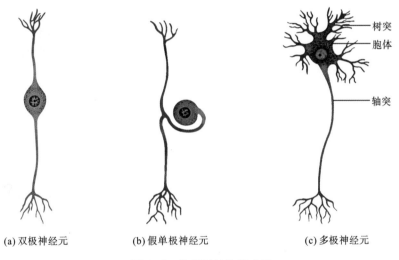

(a) 双极神经元   (b) 假单极神经元   (c) 多极神经元

图 2-19 神经元结构模式图

(一) 神经元的形态结构

1. 胞体　胞体是神经元的营养和代谢中心。大小不一,形态各异,常见的为星形、锥体形、梨形和圆球形等。胞体的结构与一般细胞相似,有细胞膜、细胞质、细胞核。细胞质中有多种细胞器,其特殊结构如下。

(1) 尼氏体　是细胞质内一种嗜碱性物质,又称嗜染质。电镜下,尼氏体是由许多发达粗面内质网及游离核糖体组成。神经活动所需的大量蛋白质主要在尼氏体内合成。

> **知识链接**
>
> 神经元损伤或中毒,可引起尼氏体减少乃至消失。若损伤恢复或有害因素去除后,尼氏体又可恢复。因此,尼氏体的形态结构可作为判定神经元功能状态的一种标志。

(2) 神经原纤维　神经原纤维为细丝状结构,在胞体内交织成网,除具有支持神经元的作用外,还与营养物质、神经递质及离子的运输有关。

2. 突起　突起由神经元的细胞膜和细胞质突出形成。突起分为树突和轴突两种。

(1)树突　每个神经元有一个或多个树突,形如树枝状。树突分支上常见许多棘状的小突起,称树突棘。树突棘和树突大大增加了神经元的接受面,树突棘是神经元之间形成突触的主要部位。树突的主要功能是接受刺激并将兴奋传入细胞体。

(2)轴突　每个神经元只有一个轴突,发出部分呈圆锥形,称"轴丘"。轴丘和轴突内无尼氏体分布。轴突的作用是将胞体发出的冲动传递给另一个神经元或其他效应器。

(二)神经元的分类

1. 根据神经元突起的数目分类　根据神经元突起的多少,可分为多极神经元、双极神经元和假单极神经元三类。

(1)多极神经元　一个轴突,多个树突。

(2)双极神经元　一个树突,另一个是轴突。

(3)假单极神经元　胞体发出一个突起,然后又呈"T"形分支,一支进入中枢神经系统,称中枢突(轴突);另一支分布到周围器官或组织,称周围突(树突)(图2-19)。

2. 根据神经元的功能分类　根据神经元功能的不同,可分为感觉神经元、运动神经元和联络神经元三类。

(1)感觉神经元　又称为传入神经元,多为假单极神经元和双极神经元,其周围突的末梢分布在皮肤和肌肉等处,接受刺激,将刺激传向中枢。

(2)运动神经元　又称为传出神经元,多为多极神经元,主要功能是将神经冲动传给肌肉或腺体等效应器,产生效应。

(3)联络神经元　又称为中间神经元,介于前两者神经元之间,多为多极神经元。人类神经系统的联络神经元约占神经元总数的99%,构成中枢神经系统的复杂网络。

(三)突触

神经元与神经元之间,或神经元与非神经元(肌细胞、腺细胞等)之间的一种特殊的细胞连接,称突触。在神经元之间的连接中,最常见的是一个神经元的轴突末端与另一个神经元的树突或胞体相接触,分别构成轴-树突触或轴-体突触。此外还有轴-轴突触和树-树突触等。

突触可分为化学性突触和电突触两大类。化学性突触是以化学物质(神经递质)作为传递信息的媒介,电突触则是以电流(电信号)作为传递信息的媒介进行传递。通常所说的突触是指化学性突触,其结构包括突触前膜、突触间隙和突触后膜三部分(图2-20)。突触前膜的细胞质内含有较多的线粒体和突触小泡。突触小泡内含有神经递质,突触后膜上有接受相应神经递质的受体。

当神经冲动传到突触前膜时,突触小泡内的神经递质释放于突触间隙内,并与突触后膜的相应受体结合,将信息传递给后一个神经元或效应细胞。

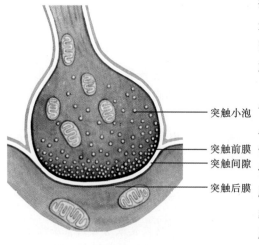

突触小泡

突触前膜
突触间隙

突触后膜

图2-20　化学性突出结构模式图

重点提示　**化学性突触的结构**。

（四）神经纤维和神经

1.神经纤维　神经纤维由神经元的轴突或长的树突及包裹它的神经胶质细胞构成。根据神经胶质细胞是否形成髓鞘,可将其分为有髓神经纤维和无髓神经纤维两种。髓鞘的化学成分主要是磷脂和蛋白质,有保护和绝缘作用。神经纤维的功能是传导神经冲动。

（1）有髓神经纤维　中央为神经元的突起,突起的周围包有髓鞘和神经膜(图2-21)。髓鞘和神经膜有节段性,相邻节段间的狭窄处无髓鞘包裹,称郎飞结。相邻郎飞结之间的一段神经纤维称结间体。神经冲动的传导是从一个郎飞结跳跃到另一个郎飞结,呈跳跃性传导,故其传导速度比无髓神经纤维快。

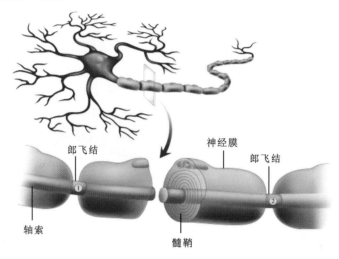

图2-21　有髓神经纤维模式图

（2）无髓神经纤维　神经元的突起无髓鞘和郎飞结,只有一层神经膜包裹,故其传导速度比有髓神经纤维慢。

 重点提示　**有髓神经纤维和无髓神经纤维的区别**。

2.神经　在周围神经系统中,神经纤维集合在一起,构成神经。一条神经既可只含有感觉神经纤维或运动神经纤维,又可同时含有两种神经纤维。

（五）神经末梢

周围神经纤维的终末部分终止于其他组织,形成一定的结构,称为神经末梢。按其功能不同,分为感觉神经末梢和运动神经末梢两类。

1.感觉神经末梢　又称传入神经末梢,是感觉神经元周围突的终末部分与周围组织共同形成的特定结构,又称感受器。它能感受体内、外环境的各种刺激,并将刺激转化为神经冲动,传向中枢。感觉神经末梢按其结构特点和功能可分为游离神经末梢和有被囊的感觉神经末梢。

（1）游离神经末梢　结构较简单,周围突在终末端处髓鞘消失,其裸露的细支又反复形成分支,游离分布到上皮细胞或结缔组织中,能感受疼痛和冷热的刺激。此种末梢广泛分布于表皮、角膜和某些结缔组织中(图2-22)。

（2）有被囊的感觉神经末梢　形式繁多,大小不一,但在神经末梢外面均包有结缔组织被

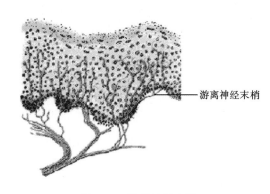

图2-22　游离神经末梢

囊,常见的有触觉小体、环层小体和肌梭等(图2-23)。

2. 运动神经末梢　又称传出神经末梢,是运动神经元轴突的终末部分,分布于骨骼肌、心肌、平滑肌及腺体等处,又称效应器。可引起肌肉的收缩或腺体的分泌。根据部位的不同,分为躯体运动神经末梢和内脏运动神经末梢。

(1)躯体运动神经末梢　是分布于骨骼肌的运动神经末梢。躯体运动神经纤维到达骨骼肌纤维的肌膜时失去髓鞘,并形成爪状分支,其终末膨大,紧贴在骨骼肌纤维表面形成椭圆形板状隆起,又称运动终板(图2-24)。

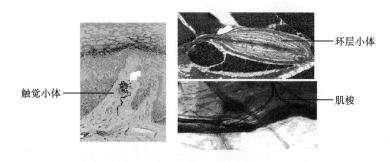

图2-23　有被囊的感觉神经末梢

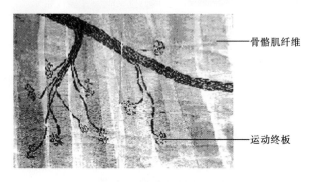

图2-24　运动终板光镜结构

(2)内脏运动神经末梢　分布于心肌、平滑肌及腺体等处的运动神经末梢,是较细的无髓鞘神经纤维。

二、神经胶质细胞

神经胶质细胞简称胶质细胞,是神经组织中除神经元以外的另一类细胞,其数量为神经元的10~50倍。神经胶质细胞具有突起,但无树突和轴突之分,没有传导神经冲动的功能。根据其分布位置的不同,可分为以下两类。

(一)中枢神经系统的神经胶质细胞

中枢神经系统中神经胶质细胞有四种。

1. 星形胶质细胞 在 HE 染色标本上,胞体呈星形,核呈圆形或卵圆形,有许多突起与毛细血管相接触,在神经元的物质交换中起媒介作用,参与血-脑屏障的构成(图 2-25)。星形胶质细胞能分泌多种生长因子,对神经元的分化及创伤后神经组织的修复和瘢痕形成具有重要意义。

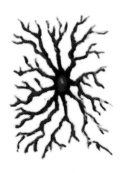
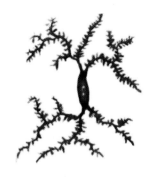
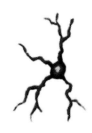

(a) 星形胶质细胞   (b) 少突胶质细胞   (c) 小胶质细胞

图 2-25 神经胶质细胞

2. 少突胶质细胞 在 HE 染色标本上,细胞核呈圆形,体积较小,形成中枢神经系统内神经纤维的髓鞘(图 2-25)。

3. 小胶质细胞 在 HE 染色标本上,细胞核呈三角形或椭圆形(图 2-25)。小胶质细胞是最小的神经胶质细胞,来源于血液中的单核细胞,具有吞噬功能。当中枢神经系统损伤时,小胶质细胞可转变成巨噬细胞,吞噬死亡细胞的碎屑。

4. 室管膜细胞 为立方形或柱状,分布于脑室和脊髓中央管的腔面,可产生脑脊液,并防止脑脊液直接进入脑和脊髓组织中,对脑和脊髓具有支持和保护作用。

(二)周围神经系统的神经胶质细胞

1. 施万细胞 又称神经膜细胞,具有形成髓鞘的作用,在神经纤维再生过程中也有重要的作用。

2. 卫星细胞 呈圆形或椭圆形,为神经节内包裹神经元胞体的一层扁平或立方形细胞,故又称被囊细胞。

思考与练习

扫码看答案

一、单项选择题

1. 人体的基本组织不包括(   )。

A.上皮组织   B.肌组织   C.内分泌组织   D.结缔组织

2. 组成呼吸道内表面的是以下哪种单层上皮?(   )

A.单层立方上皮   B.单层扁平上皮   C.单层柱状上皮   D.假复层纤毛柱状上皮

3. 分布在膀胱壁的上皮多属于(   )。

A.复层扁平上皮   B.变移上皮   C.复层柱状上皮   D.单层柱状上皮

4. 对于手术及创伤的患者,应适量补充以下哪种维生素?(   )

A.维生素 A   B.维生素 B   C.维生素 C   D.维生素 D

5. 成人的血容量占体重的（   ）。

A. 5%～6%   B. 6%～7%   C. 7%～8%   D. 8%～9%

6. 血细胞不包括（   ）。

A. 红细胞   B. 浆细胞   C. 白细胞   D. 血小板

7. 急性化脓性炎症时，下列哪种细胞明显增多？（   ）

A. 嗜酸性粒细胞   B. 中性粒细胞   C. 嗜碱性粒细胞   D. 淋巴细胞

8. 肌原纤维中能与 Ca^{2+} 结合的是（   ）。

A. 肌凝蛋白   B. 肌纤蛋白   C. 原肌球蛋白   D. 肌钙蛋白

二、名词解释

纤毛、基质、内皮、微绒毛、骨单位、贫血、血小板减少性紫癜、突触。

三、思考题

1. 简述被覆上皮的分类及各类上皮的主要分布。

2. 简述疏松结缔组织各种细胞的形态结构特点及三种纤维的形态。

3. 简述血细胞的正常值。

4. 简述三种肌组织在光镜下的结构特点。

5. 简述突触、神经胶质细胞、神经纤维和神经末梢的分类。

（孙　斌）

第二篇

运动系统

YUNDONGXITONG

　　运动系统由骨、骨连结和骨骼肌组成,约占人体重量的60%。全身各骨借骨连结构成的整体,称为骨骼。骨骼肌主要跨过骨连结中的关节,附于骨表面,收缩时通过关节牵动骨运动。在运动过程中,骨起杠杆作用,关节是运动枢纽,骨骼肌是动力器官。它们在神经系统及其他系统的配合下,完成着机体的各种随意运动。

第三章 骨 学

1. **掌握**：运动系统的组成，骨的分类和基本结构，颅骨的组成及各骨的名称和位置，躯干骨的组成及重要的骨性标志，四肢骨的组成及重要的四肢骨的结构和骨性标志。
2. **熟悉**：颅骨的各面观，颈、胸、腰椎的形态特点，四肢骨的分布和位置。
3. **了解**：了解不同年龄骨的理化特性，新生儿颅的特点，手骨、足骨的形态结构。

第一节 概 述

骨是体内一种坚硬而富有弹性的器官。每块骨都具有一定的形态、构造和功能，且有血管、淋巴管和神经分布。它能不断地进行新陈代谢和生长发育，并有修复、再生和改造的能力。

成人全身共有 206 块骨，按其所在的部位分为颅骨、躯干骨、四肢骨三部分（图 3-1）。前两者称中轴骨，后者可分为上肢骨和下肢骨。在运动系统中，骨主要起支持和杠杆作用，同时具有保护内脏，参与钙、磷代谢，骨髓有造血功能。

一、骨的形态

根据骨的外形特征，可将骨分为长骨、短骨、扁骨和不规则骨四种。

（一）长骨

长骨主要分布于四肢，呈长管状，分一体两端。一体指中央细长部分，称骨干或骨体。其表面常有血管出入的滋养孔。骨的两端膨大部分，称骨骺。其表面光滑，称关节面，在活体上有关节软骨覆盖。骨干与骺交接处，幼年为软骨连接，成年后，软骨骨化，遗留为一条线，称骺线。骨干内有空腔，称骨髓腔，容纳骨髓。

（二）短骨

短骨主要分布在腕骨和跗骨，呈近似立方体。短骨连接处既牢固又具有一定灵活度。

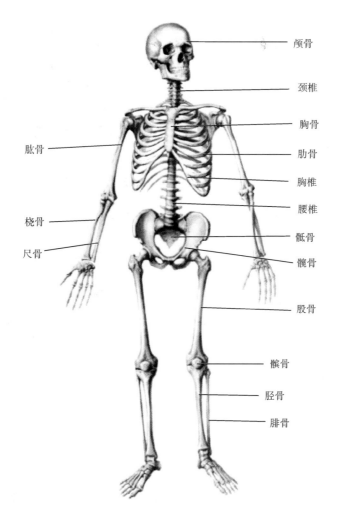

图 3-1　全身骨骼

（三）扁骨

扁骨主要构成颅腔、胸腔的壁,呈板状,起保护作用。

（四）不规则骨

不规则骨主要分布于躯干、颅底和面部,形状不规则。有的不规则骨内含空腔,又称含气骨。

二、骨的基本构造

骨由骨质、骨膜和骨髓构成(图 3-2)。

（一）骨质

骨质由骨组织构成,分骨密质和骨松质。骨密质由紧密排列的骨板构成,分布于长骨的骨干和其他骨的表面,致密坚硬、耐压力强。骨松质由骨小梁交织排列而成,呈海绵状,分布于长骨两端膨大处和其他骨的内部。

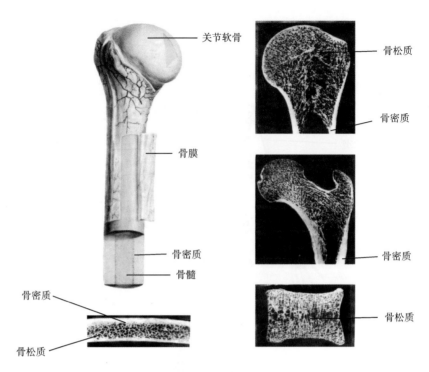

图 3-2　骨的构造

（二）骨膜

骨膜为一层纤维结缔组织膜，新鲜骨的表面除关节面的部分外都覆有骨膜。骨膜富含血管、神经、淋巴管，有营养、生长、再生和感觉的作用。

（三）骨髓

骨髓填于骨髓腔和骨松质间隙，分红骨髓和黄骨髓。红骨髓呈红色，具有造血功能，胎儿和幼儿骨内都是红骨髓，成人仅含于骨松质腔隙内，主要位于不规则骨及长骨两端的骨松质内。黄骨髓为脂肪组织，无造血功能，在 5～6 岁以后，由红骨髓转化而来，存在于长骨髓腔内。

护理应用解剖

不规则骨的骨髓为红骨髓，故临床上常选择不规则骨，如髋骨、胸骨，进行骨髓穿刺获取骨髓，用于骨髓象检查。

三、骨的化学成分和物理性质

骨的化学成分由有机质和无机质组成。有机质主要为胶原纤维蛋白和黏多糖蛋白组成，赋予骨弹性和韧性。无机质主要为碱性磷酸钙、碳酸钙组成，赋予骨硬度和脆性。骨的化学成分和物理特性主要随年龄的变化而不断变化。

　　成人新鲜骨有机物和无机物各约占 35％ 和 65％，既有韧性又有硬度；小儿骨有机物约占 50％，使其不易骨折，易变形；老人骨无机物约占 75％，骨变脆、易骨折。

第二节 颅 骨

　　成人颅骨有 23 块，另有 3 对听小骨位于颞骨内。以眶上缘和外耳门上缘连线为界，分脑颅骨和面颅骨。脑颅骨位于颅的后上方，围成颅腔，容纳脑。面颅骨位于前下方，构成了骨性眼眶、鼻腔和口腔，形成面部轮廓。

一、颅骨的组成

　　脑颅骨共 8 块，分成对和不成对两类。成对的有头顶部两侧的顶骨和颞部两侧的颞骨；不成对的有前方突出的额骨，后方突出的枕骨，下方颅底中部的蝶骨和前方的筛骨。

　　面颅骨共 15 块，亦分成对和不成对两类。成对的有居面颅中央的上颌骨，上颌骨后方的腭骨，上颌骨外上方的颧骨，上颌骨上端内侧正中的鼻骨，鼻骨两外侧骨性眶内的泪骨以及位于骨性鼻腔的下鼻甲；不成对的有居骨性鼻腔正中的犁骨、上颌骨下方的下颌骨和下颌骨后下方的舌骨(图 3-3、图 3-4)。

二、部分颅骨的形态

(一) 颞骨

　　颞骨形态不规则，以外耳门为中心分为三部分，即：外耳门前上方形似鱼鳞状的骨片，称鳞部；围绕在外耳道前、下和后的弯曲骨片，称鼓部；外耳门前内和后下部，参与颅底构成的三棱锥形骨突，称为岩部(图 3-5)。

(二) 蝶骨

　　蝶骨形似展翅的蝴蝶，位于颅底中央，分为四部分，即：中央的蝶骨体，内含蝶窦；体前上方的一对小翼；体两侧的一对大翼；体和大翼结合处向下伸出的一对翼突(图 3-6)。

(三) 筛骨

　　筛骨是最脆弱的含气骨，位于两眶之间，其额状面呈"巾"字形，构成鼻腔的上部和外侧部(图 3-7)。筛骨分为三部分，即：构成鼻腔顶及颅前窝底的多孔的水平骨板，称筛板；自筛板中线下垂，构成骨性鼻中隔的上部正中矢状位骨板，称垂直板；位于垂直板两侧内含许多小腔的骨结构，称筛骨迷路。迷路内侧壁上、下各一对卷曲的小骨片，即上鼻甲和下鼻甲。

(四) 下颌骨

　　下颌骨呈马蹄形，分为一体两支(图 3-8)。位于在前下方的弓形部分，称下颌体。体的上

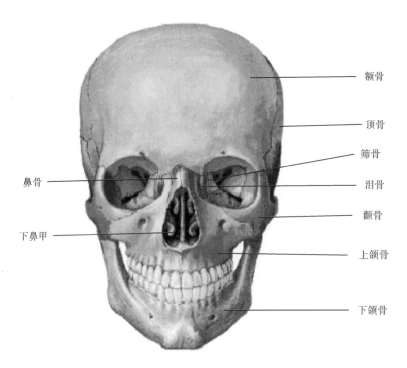

图 3-3 颅骨(前面)

额骨

顶骨

筛骨

泪骨

颧骨

上颌骨

下颌骨

鼻骨

下鼻甲

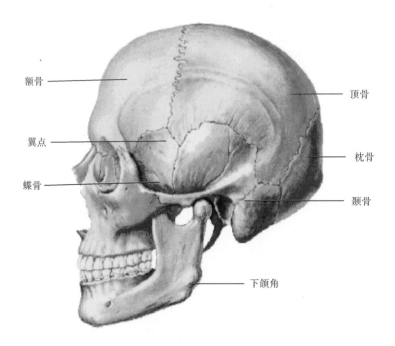

图 3-4 颅骨(侧面)

额骨

翼点

蝶骨

顶骨

枕骨

颞骨

下颌角

缘为牙槽弓,前外侧面有一对颏孔。其后方两侧长方形骨板,称下颌支。支的上端有两突起,前方为冠突,后方为髁突。髁突上端膨大,称下颌头,头下方缩窄,称下颌颈。下颌支内侧面中央有下颌孔,与颏孔相通,有血管、神经通过。下颌支后缘与下颌体下缘相交处,称下颌角。

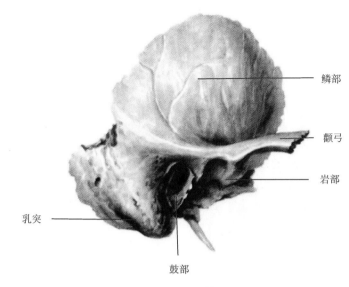

图 3-5 颞骨

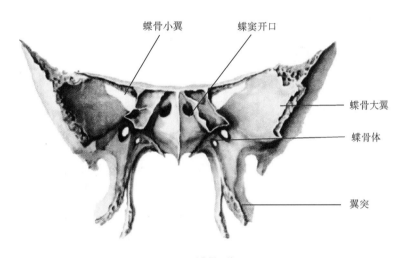

图 3-6 蝶骨(前面)

三、颅的整体观

除下颌骨和舌骨外,颅骨之间通过结缔组织牢固地结合成一个整体。

(一) 颅的顶面观

颅顶从前向后有三条缝,即:额骨和两顶骨间的连结处,称冠状缝;两侧顶骨之间的连结处,称矢状缝;枕骨和两侧顶骨后缘的连结处,称人字缝(图 3-9)。

(二) 颅的侧面观

颅的侧面由额骨、蝶骨、顶骨、颞骨及枕骨构成,中部有外耳门,向内通外耳道,外耳门前上方的骨梁为颧弓。颧弓将颅外侧面分为上方大而浅的颞窝和下方的颞下窝。外耳门后下方的突起为乳突。在颅侧面颞窝内,额骨、顶骨、颞骨、蝶骨汇合处,常构成"H"形的缝,称翼点(图 3-4)。此处骨质最为薄弱,易发生骨折。

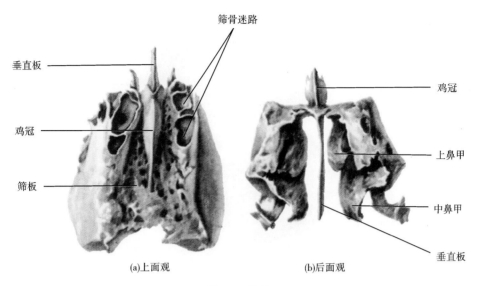

垂直板

筛骨迷路

鸡冠

筛板

鸡冠

上鼻甲

中鼻甲

垂直板

(a)上面观　　　　(b)后面观

图 3-7　筛骨

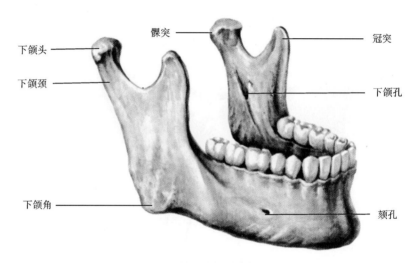

髁突

下颌头

冠突

下颌颈

下颌孔

下颌角

颏孔

图 3-8　下颌骨

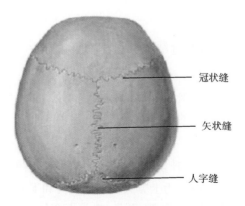

冠状缝

矢状缝

人字缝

图 3-9　颅的顶面观

护理应用解剖

　　翼点骨折时容易损伤经过其内面的脑膜中动脉引起颅内出血压迫脑。中医针灸的"太阳穴"即位于翼点处。

（三）颅的前面观

颅的前面观自上到下为眶、骨性鼻腔以及上、下颌骨围成的口腔。

1．眶　容纳眼球及附属结构，呈锥体形，分尖、底和四壁。眶尖向内后，有视神经管通入颅腔。底朝前为眶口，口的上、下缘分别称眶上缘和眶下缘。眶上缘中、内 1/3 处有眶上切迹或眶上孔，眶下缘中点下方有眶下孔，均有血管和神经通过。眶有四壁：上壁为颅前窝底；下壁为上颌窦的顶，中部有眶下沟，向前经眶下管通眶下孔；内侧壁前下部有泪囊窝，向下经鼻泪管通鼻腔；外侧壁上部有泪腺窝，且与上、下壁之间形成眶上裂和眶下裂（图 3-10）。

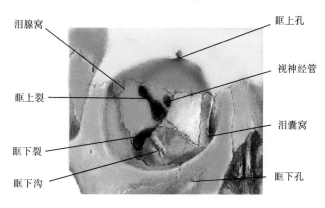

图 3-10　眶

2．骨性鼻腔　位于面颅中央，前方的开口称梨状口，后面的开口称鼻后孔。鼻腔顶由筛骨的筛板构成，筛骨的垂直板及犁骨共同构成骨性鼻中隔，将鼻腔分为左、右两部分。鼻腔底由骨腭构成，外侧壁由自上而下的上鼻甲、中鼻甲和下鼻甲构成，鼻甲之间形成上鼻道、中鼻道和下鼻道，有鼻旁窦和鼻泪管在鼻腔的开口（图 3-11）。上鼻甲后上方有一浅窝，称蝶筛隐窝。

3．鼻旁窦　又称副鼻窦，是鼻腔周围的颅骨与鼻腔相通的含气空腔，包括上颌窦、额窦、蝶窦和筛窦四对。它们对减轻颅骨的重量和发音共鸣起重要作用。临床鼻窦炎即发生于此。

（四）颅底内面观

颅底内面自前向后呈阶梯状排列为 3 个窝。

颅前窝由额骨的眶部、筛骨的筛板及蝶骨的小翼构成。筛板正中有一向上的突起称鸡冠，筛板两侧有许多小孔，称筛孔。

颅中窝主要由蝶骨的体和大翼及颞骨的岩部构成。蝶骨体中央呈马蹄形的结构称蝶鞍，正中有垂体窝，窝前外侧有视神经管。蝶鞍的两侧，由前向后依次为眶上裂、圆孔、卵圆孔和棘孔。

颅后窝主要由枕骨和颞骨岩部后面构成。窝中央有枕骨大孔，容纳脊髓，孔前方为斜坡，孔前外侧缘为舌下神经管。窝后壁中央有一隆起，称枕内隆突，两侧延续有横窦沟、乙状窦沟、颈静脉孔等结构（图 3-12）。

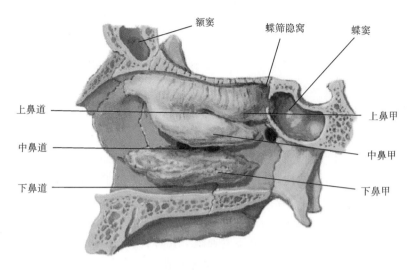

图 3-11　骨性鼻腔

额窦　蝶筛隐窝　蝶窦

上鼻道　中鼻道　下鼻道

上鼻甲　中鼻甲　下鼻甲

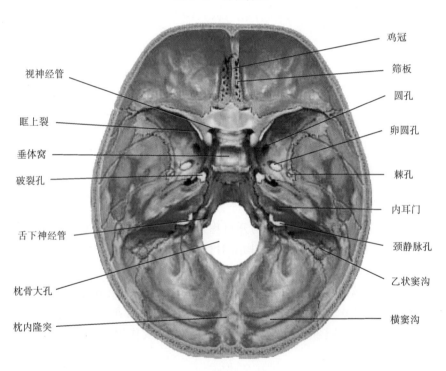

图 3-12　颅底的内面观

鸡冠　筛板　圆孔　卵圆孔　棘孔　内耳门　颈静脉孔　乙状窦沟　横窦沟

视神经管　眶上裂　垂体窝　破裂孔　舌下神经管　枕骨大孔　枕内隆突

（五）颅底外面观

　　颅底外面前部为由上颌骨和腭骨水平板构成的骨腭。骨腭正中为腭中线，后部两侧为腭大孔。颅底外面后部正中为枕骨大孔，孔两侧椭圆形的关节面，称枕髁。靠近枕髁上方外侧缘有舌下神经管外口。枕髁外侧有颈静脉孔，其前方有一圆形的颈动脉管外口。颈静脉孔后外侧有一细长的茎突，茎突后外侧为乳突。茎突与乳突之间为茎乳孔。乳突前方为外耳门，外耳门的前方有凹陷的下颌窝，窝前方的横行隆起，称关节结节。枕骨大孔正后方的骨性凸起，称枕外隆凸（图 3-13）。

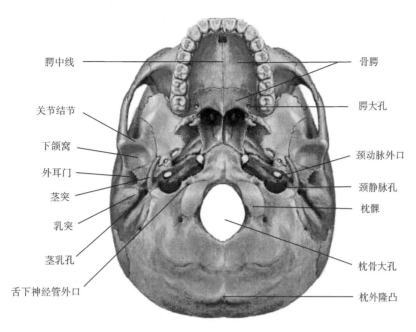

图 3-13　颅底的外面观

腭中线　骨腭
关节结节　腭大孔
下颌窝
外耳门　颈动脉外口
茎突　颈静脉孔
乳突　枕髁
茎乳孔
舌下神经管外口　枕骨大孔
枕外隆凸

四、新生儿颅的特征

新生儿颅盖骨骨化尚未全部完成,骨与骨之间还保留有一定面积的纤维结缔组织,称为颅囟(图3-14)。前囟呈菱形,出生后1～2岁闭合。后囟呈三角形,出生后3个月左右闭合。

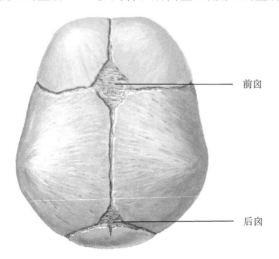

前囟

后囟

图 3-14　新生儿颅囟

知识链接

颅囟闭合的时间与婴儿发育状况和疾病有关。如婴儿营养不良或患有佝偻病、脑积水时,均可延迟颅囟的闭合。

第三节　躯　干　骨

躯干骨由椎骨、骶骨、尾骨、胸骨、肋组成。幼年时,椎骨为 32～33 块,即颈椎 7 块、胸椎 12 块、腰椎 5 块、骶椎 5 块、尾椎 3～4 块。成年后,5 块骶椎融合成 1 块骶骨,3～4 块尾椎融合成 1 块尾骨,共计 24 块。成人 24 块椎骨、1 块骶骨、1 块尾骨上、下相互连接构成脊柱;12 对肋与 1 块胸骨以及 12 块胸椎前、后连接构成骨性胸廓;骶骨、尾骨还参与骨盆的构成。

一、椎骨

(一) 椎骨的一般形态

椎骨为不规则骨,一般由前方短圆柱状的椎体和后方弓形的椎弓组成。椎体与椎弓围成椎孔。各部椎孔上、下贯穿成椎管,容纳脊髓。椎弓分为椎弓根和椎弓板。椎弓前部与椎体后方相接的细窄部分称椎弓根。相邻两椎骨椎弓根之间围成椎间孔,有脊神经和血管通过。椎弓后部较宽大的部分,称椎弓板。板上发出 7 个突起,即:椎弓两侧的 1 对横突;上、下各发出 1 对上关节突和下关节突;正中后方发出 1 个棘突(图 3-15)。

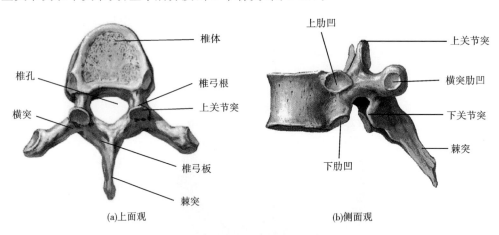

(a)上面观　　　　　　　　　　　　(b)侧面观

图 3-15　椎骨的一般形态(胸椎)

(二) 各部椎骨的特征

1. 颈椎　椎体小,椎孔相对较大,横突根部有横突孔,横突孔内有椎动脉、静脉通过,第 2～6 颈椎棘突短且有分叉(图 3-16)。第 1 颈椎又称寰椎,无椎体和棘突,由前弓、后弓和两个侧块组成。前弓后面正中有齿突凹,侧块上、下各有一对上、下关节面。第 2 颈椎又称枢椎,椎体向上形成齿突,与寰椎齿突凹相关节。第 7 颈椎又称隆椎,棘突长,末端不分叉,可在体表摸到,是计数椎骨序数的标志(图 3-17)。

2. 胸椎　有与肋骨后端相关节的肋凹,即椎体后外侧缘的上、下肋凹和横突末端的横突肋凹。棘突细长,斜向后下方,上、下连接呈叠瓦状。

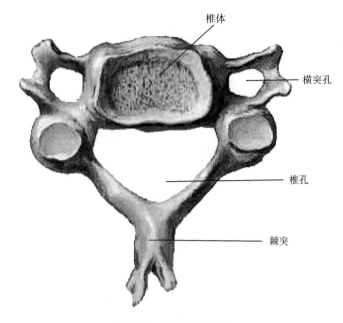

图 3-16 颈椎(上面观)

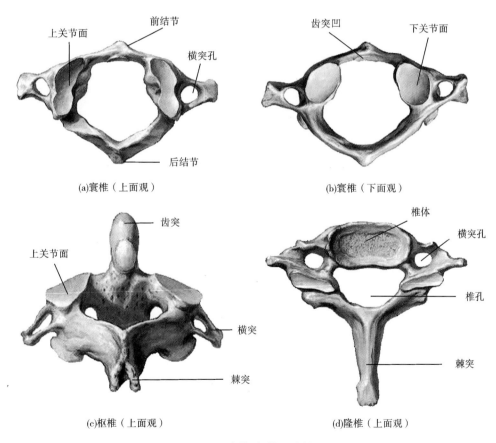

(a)寰椎（上面观）

(b)寰椎（下面观）

(c)枢椎（上面观）

(d)隆椎（上面观）

图 3-17 寰椎、枢椎和隆椎

3. 腰椎 椎体大,椎孔呈三角形,椎弓发达,棘突宽大呈板状,水平向后(图 3-18)。

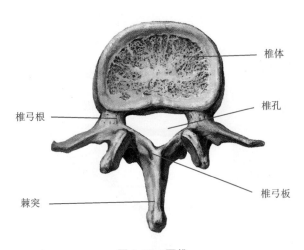

图 3-18   腰椎

4. 骶骨 由 5 块骶椎融合而成,呈倒置的三角形,分上底、下尖、前后两面及左右两侧面(图 3-19)。底上缘中部向前的隆凸称岬,是产科测量女性骨盆入口大小的重要标志。骶骨前凹后凸,前、后面各有 4 对孔,分别为骶前孔、骶后孔,有骶神经前、后支通过。骶骨中央有贯穿全长的骶管。骶管上端通椎管,下端形成骶管裂孔,裂孔两侧向下的突起称骶角,是骶管麻醉时定位的标志。骶骨后面中线处有棘突融合形成的骶正中嵴。骶骨两侧关节面称耳状面。

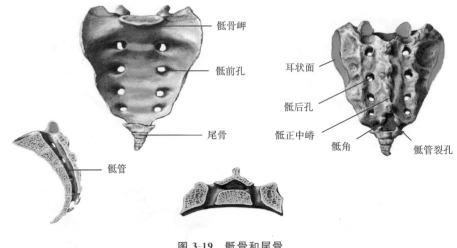

图 3-19   骶骨和尾骨

护理应用解剖

> 腰椎棘突水平向后方,棘突之间的间隙较宽,髂嵴平对第 4 腰椎。临床上常以髂嵴定位,选择第 3、4 腰椎棘突间隙进行腰椎穿刺术。

5. 尾骨 由 3～4 块退化的尾椎融合而成,略呈三角形,上接骶骨尖,下端游离(图 3-19)。

二、胸骨

胸骨属于扁骨,位居胸前壁正中,自上而下为胸骨柄、胸骨体、剑突三部分(图 3-20)。胸骨柄上缘正中为颈静脉切迹,上缘外侧为锁切迹,外侧为第1肋切迹。胸骨体外侧自上而下为第2～7肋切迹。胸骨柄、体连接处形成向前的横行突起,称胸骨角,是计数肋及肋间隙序数的骨性标志。

三、肋

肋由肋骨和肋软骨组成,共有12对(图3-21)。肋骨为细长的弓形扁骨,分前、后两端和中间一体。前端稍宽,与肋软骨相连接。后端膨大,称肋头,肋头外侧稍细为肋颈,肋颈外侧稍隆起部,称肋结节。肋体可分为内、外两面,上、下两缘。内面近下端缘有肋沟,有肋间血管和神经通过。肋体后端急转弯曲称肋角。第1～7对肋前端与胸骨肋切迹连接,称真肋;第8～10肋前端连接上位肋软骨下形成肋弓,称假肋;第11～12肋前端游离,称浮肋。

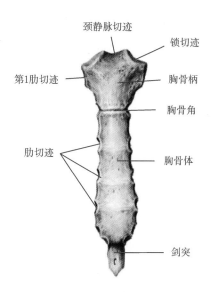

图 3-20 胸骨

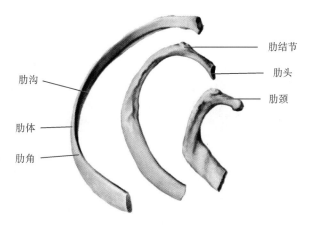

图 3-21 肋骨

第四节 四 肢 骨

四肢骨分为上肢骨和下肢骨。上、下肢骨分别分成肢带骨和自由肢骨。在漫长的进化过程中,随着分工不同,上、下肢骨形态出现明显差异,表现为上肢骨细小,下肢骨粗大。

一、上肢骨

上肢骨包括上肢带骨和自由上肢骨。

（一）上肢带骨

上肢带骨包括锁骨和肩胛骨。

1. 锁骨 细长，呈"～"形弯曲。包括一体两端，锁骨体内侧 2/3 凸向前，外侧 1/3 凸向后，中外 1/3 交界处较薄弱，易发生骨折。锁骨两端包括：内侧与胸骨相连接的胸骨端，外侧与肩胛骨的肩峰相连接的肩峰端（图 3-22）。

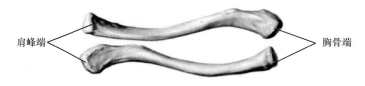

肩峰端　　　　　　　　　　　　胸骨端

图 3-22　锁骨

2. 肩胛骨 位于背的外上方贴于胸廓后外面，介于第 2～7 肋之间。肩胛骨为三角形的扁骨，分两面、三角和三缘。腹侧面为一大而浅的肩胛下窝；背侧面的横嵴为肩胛冈，将背侧面上、下分为冈上窝和冈下窝。肩胛冈向外上延伸的扁平突起为肩峰。上角平对第 2 肋，下角平对第 7 肋，是计数肋及肋间隙序数的标志。外侧角肥厚，有关节盂，与肱骨头相关节。上缘外侧有肩胛切迹和喙突。内侧缘和外侧缘又称脊柱缘和腋缘（图 3-23）。

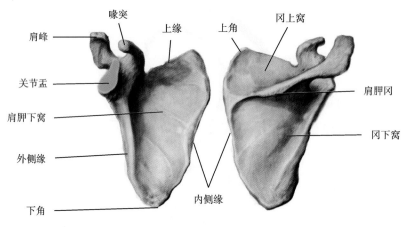

　　喙突　　　上缘　　　上角　　　冈上窝
肩峰
关节盂　　　　　　　　　　　　　　　肩胛冈
肩胛下窝
外侧缘　　　　　　　　　　　　　　　冈下窝
内侧缘
下角

图 3-23　肩胛骨

（二）自由上肢骨

自由上肢骨包括肱骨、桡骨、尺骨和手骨。

1. 肱骨 为典型的长骨，分一体两端（图 3-24）。上端有内上后方的肱骨头，头周围环状浅沟为解剖颈。肱骨头外侧和前方的隆起为大结节和小结节。结节之间为结节间沟。上端与体交界处稍细，称外科颈，较易发生骨折。肱骨头中部外侧有三角肌粗隆，后面有桡神经沟。肱骨下端较扁，内侧部为肱骨滑车，外侧部为肱骨小头。下端两外侧部各有一突起，称内上髁和外上髁。内上髁后方一浅沟为尺神经沟。

2. 桡骨 位于前臂外侧部，分一体两端，上端膨大称桡骨头，其上面有关节凹，周围有环状关节面（图 3-25）。头下方缩窄，称桡骨颈。颈内下方的突起，称桡骨粗隆。桡骨下端内侧有尺切迹，外侧部形成向下的突起，称桡骨茎突。桡骨体呈三棱柱形。

3. 尺骨 位于前臂内侧部，分一体两端，上端前面一半的圆形深凹，称滑车切迹（图

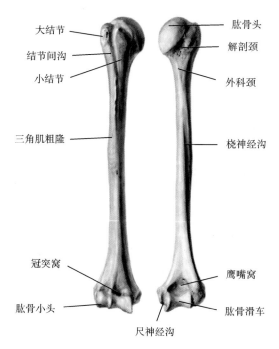

大结节
结节间沟
小结节
三角肌粗隆
冠突窝
肱骨小头

肱骨头
解剖颈
外科颈
桡神经沟
鹰嘴窝
肱骨滑车
尺神经沟

图 3-24 肱骨

3-25)。切迹的后上方和前下方各有一突起,分别称鹰嘴和冠突。冠突外侧有桡切迹。尺骨下端为尺骨头,周缘有环形关节面。头后内侧有向下的突起,称尺骨茎突。

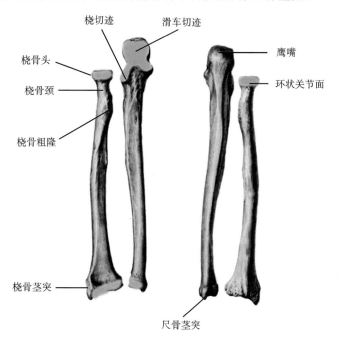

桡骨头
桡骨颈
桡骨粗隆
桡骨茎突

桡切迹
滑车切迹
尺骨茎突

鹰嘴
环状关节面

图 3-25 桡骨和尺骨

4. 手骨 包括腕骨、掌骨和指骨(图 3-26)。

(1)腕骨 共 8 块,由近侧列至远侧列,由桡侧至尺侧依次为:手舟骨、月骨、三角骨、豌豆骨、大多角骨、小多角骨、头状骨、钩骨。

（2）掌骨　共 5 块，由桡侧至尺侧，依次为第 1～5 掌骨。每块掌骨由近侧至远侧分底、体、头三部分。

（3）指骨　共 14 块，除拇指为两节外，其余各指均为三节，由近侧至远侧分别为近节、中节和远节指骨。

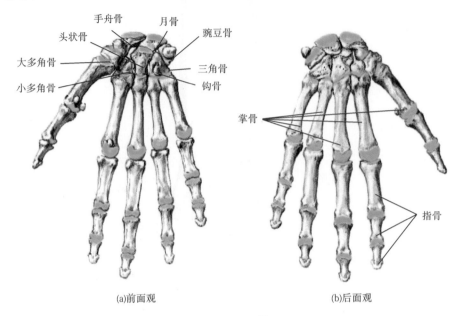

(a)前面观　　　　　　　　(b)后面观

图 3-26　手骨

二、下肢骨

下肢骨包括下肢带骨和自由下肢骨。

（一）下肢带骨

下肢带骨即髋骨，由髂骨、坐骨、耻骨融合而成。其融合处外侧面有一深窝，称髋臼。髋臼的前下部有一大孔，称闭孔。

1. 髂骨　位于髋骨的上部，分为髂骨体和髂骨翼两部分。髂骨体构成髋臼的上部。髂骨翼为宽而扁的骨板，内侧面为髂窝，窝的下界为弧形的骨嵴，称弓状线。窝的后方有粗糙的耳状面。髂骨翼上缘称为髂嵴，髂嵴前、后端称髂前上棘和髂后上棘。两侧髂嵴最高点的连线约平第 4 腰椎棘突，是腰椎穿刺的定位标志。髂前上棘后方 5～7 cm 处，有一向后外的突起，称髂结节，它是重要的体表标志，也是临床骨髓穿刺常选部位。

2. 坐骨　位于髋骨的后下方，分为坐骨体和坐骨支两部分。坐骨体构成髋臼的后下部，体向下延续为坐骨支。坐骨支下端粗大，称坐骨结节。坐骨体后缘的尖锐隆起，称坐骨棘，在坐骨棘上、下方的凹陷分别称坐骨大切迹和坐骨小切迹。

3. 耻骨　位于髋骨的前下方，分耻骨体和耻骨上、下支。耻骨体构成髋臼的前下部。向前下延伸为耻骨上支，再转向后下形成耻骨下支。耻骨上支上缘有一锐利的骨嵴，称耻骨梳。耻骨梳前方有一突起，称耻骨结节，耻骨结节向内形成粗钝的耻骨嵴。耻骨上、下支移行部的内侧，有椭圆形的粗糙面，称耻骨联合面（图 3-27）。

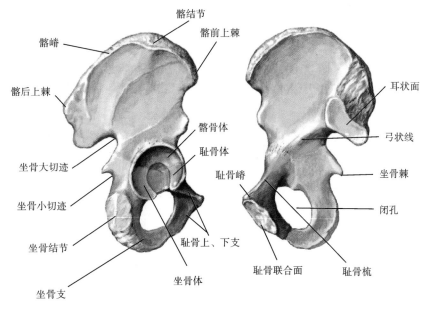

图 3-27　髋骨

(二) 自由下肢骨

1. 股骨　为人体最粗、最长的典型的长骨,分一体两端(图 3-28)。上端朝向内上方的膨大部分,称股骨头。头中央稍下有股骨头凹,头外下侧较细的部分,称股骨颈。颈与体交界处外上方和内下方的隆起,分别称股骨大转子和股骨小转子。大、小转子之间的前、后面有转子间线和转子间嵴。股骨体稍向前凸,体后面上部有粗糙的臀肌粗隆,其下方有一纵行骨嵴,称粗线。下端两侧分别形成向后的膨大,称内侧髁和外侧髁。两髁间有髁间窝,两髁侧面有突起的内上髁和外上髁。

2. 髌骨　股骨下端的前方,近三角形,为全身最大的籽骨。

3. 胫骨　位于小腿内侧,较粗,对支撑体重起重要作用。分一体两端,上端膨大,向两侧

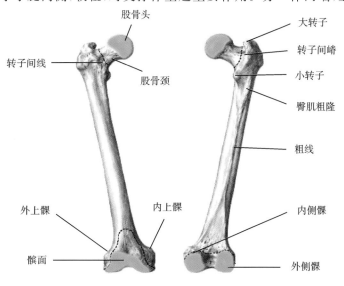

图 3-28　股骨

突出，形成内侧髁和外侧髁（图3-29）。两髁上方有关节面，关节面之间的骨性隆起，称髁间隆起。下端稍膨大，内侧形成突起，称内踝；外侧形成近三角形的面，称腓切迹。胫骨体呈三棱柱形，外侧缘为尖锐骨间缘。

4. 腓骨 位于小腿外侧，较细，不参与支撑体重。分一体两端，上端膨大称腓骨头，腓骨头稍下方较细，称腓骨颈；下端膨大称外踝，其内侧有外踝关节面；腓骨体呈三棱柱形（图3-29）。

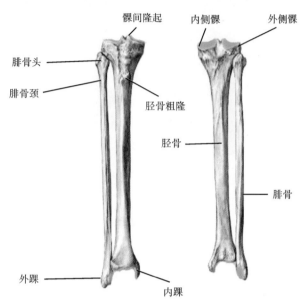

图 3-29 胫骨和腓骨

5. 足骨 包括跗骨7块（距骨、跟骨、足舟骨、内侧楔骨、中侧楔骨、外侧楔骨、骰骨）、跖骨5块（由内向外，依次为第1～5跖骨）、趾骨14块（除跗趾两节外，其余各趾均为三节，由近侧至远侧分别为近节、中节和远节趾骨）（图3-30）。

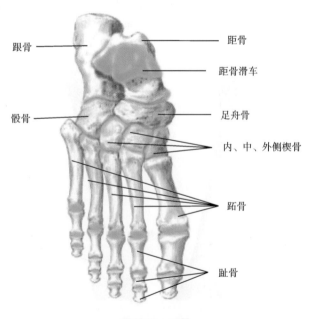

图 3-30 足骨

第五节　全身重要的骨性标志

一、颅骨的重要的骨性标志

颧弓、翼点、乳突、枕外隆凸、下颌角。

二、躯干骨的重要的骨性标志

隆椎棘突、骶角、肋弓、颈静脉切迹、胸骨角、剑突。

三、四肢骨的重要的骨性标志

锁骨、肩胛冈、肩峰、肩胛下角、肱骨内上髁、肱骨外上髁、尺神经沟、尺骨鹰嘴、桡骨茎突、髂嵴、髂结节、髂前上棘、耻骨结节、坐骨结节、股骨大转子、髌骨、内踝、外踝。

思考与练习

扫码看答案

一、单项选择题

1. 运动系统包括（　　　）。

A. 骨、骨连结和骨骼肌　　　　　　　　　　B. 骨骼、关节和肌

C. 骨、骨连结、肌和血管　　　　　　　　　D. 骨、骨连结、肌和神经

E. 关节和神经、血管

2. 骨的构造包括（　　　）。

A. 骨密质和骨松质　　　　　　　　　　　　B. 骨组织和骨髓

C. 骨质、骨膜和骨髓　　　　　　　　　　　D. 骨小梁和骨腔

E. 骨单位和骨小梁

3. 以下不是长骨的是（　　　）。

A. 肱骨　　　　　　　　B. 掌骨　　　　　　　　C. 跟骨

D. 趾骨　　　　　　　　E. 腓骨

4. 关于椎骨说法正确的是（　　　）。

A. 共有 25 块　　　　　　　　　　　　　　　B. 一般由椎体和椎弓组成

C. 第 1 颈椎又称枢椎　　　　　　　　　　　D. 胸椎的棘突最短

E. 腰椎的椎孔呈卵圆形

5. 属于面颅骨的是（　　　）。

A. 顶骨　　　　　　　　B. 下鼻甲　　　　　　　C. 筛骨

D. 颞骨　　　　　　　　E. 蝶骨

6. 骶管神经阻滞麻醉的部位和必须摸认的标志是（　　）。

A. 骶前孔、骶岬　　　　　B. 骶管、骶岬　　　　　C. 骶管裂孔、骶角

D. 骶后孔、骶角　　　　　E. 以上都不是

7. 不属于肱骨的结构是（　　）。

A. 外科颈　　　　　　　　B. 冠突　　　　　　　　C. 大结节

D. 小结节　　　　　　　　E. 桡神经沟

8. 属于髂骨上的结构是（　　）。

A. 闭孔　　　　　　　　　B. 髋臼　　　　　　　　C. 坐骨结节

D. 弓状线　　　　　　　　E. 以上都不是

9. 腰椎穿刺的定位依据是（　　）。

A. 胸骨角　　　　　　　　B. 骶管裂孔　　　　　　C. 两侧髂嵴最高点连线

D. 颈椎棘突　　　　　　　E. 肩胛骨

10. 常用于计数肋和椎骨的结构有（　　）。

A. 第 7 颈椎棘突　　　　　B. 肩胛骨下角　　　　　C. 胸骨角

D. 两侧髂嵴最高点的连线　　E. 以上都是

二、名词解释

翼点、人字缝、胸骨角、髂结节。

（杨小四）

第四章 关 节 学

学 习 目 标

1. **掌握**：关节的基本结构，颞下颌关节、肩关节、肘关节、桡腕关节、髋关节、膝关节的结构和特点，脊柱、胸廓的连结、结构和功能。

2. **熟悉**：关节的辅助结构和运动，骨盆的结构和男、女性骨盆的差异，距小腿关节结构，足弓的概念。

3. **了解**：手骨的连结，足骨的连结，直接连结的概念和分类，颅骨的直接连结。

第一节 概 述

人体骨与骨之间借纤维结缔组织、软骨或骨相互连结的结构，称骨连结。它使全身骨骼构成骨架，起支持、保护、运动功能。根据连结方式不同，可分为直接连结和间接连结两大类。

一、直接连结

直接连结是指骨与骨之间借纤维结缔组织、软骨或骨直接相连，骨与骨之间无腔隙，连结牢固，运动幅度小，或不能运动的一类骨连结。依据所连结组织的不同，它包括纤维连结、软骨连结和骨性结合三种。如颅骨之间的缝、椎骨之间的椎间盘、髋骨的骨性融合分别为以上三种连结方式（图 4-1）。

二、间接连结

间接连结又称关节或滑膜关节，骨与骨之间借膜性结缔组织囊相连。骨与骨之间有腔隙，运动灵活，各种运动幅度较大。

1. 关节的基本结构 包括关节面、关节囊、关节腔（图 4-2）。

（1）关节面 关节面是构成关节各骨的邻接面，每一关节至少有两个关节面，一般为一凸一凹，凸者为关节头，凹者称关节窝。关节面覆有关节软骨，起减少摩擦，缓冲外力的作用。

（2）关节囊 关节囊为结缔组织构成的膜性囊，附着在关节面的周缘及其附近的骨面。关节囊可分为外层和内层：外层为纤维层，厚而坚韧，起加固作用；内层为滑膜层，薄而柔软，紧

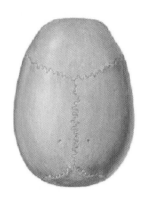 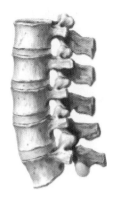 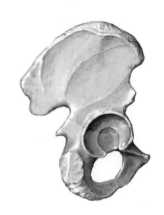

(a) 纤维连结   (b) 软骨连结   (c) 骨性结合

图 4-1 直接连结的分类

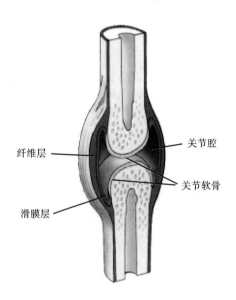

图 4-2 关节模式图

贴于纤维内面,并附于关节软骨周缘,能分泌滑液,起润滑作用。

（3）关节腔 关节腔是关节囊的滑膜层与关节软骨之间密闭的腔隙,内含滑液,呈负压,起稳固作用。

2. 关节的辅助结构

（1）韧带 韧带是连于相邻两骨之间的纤维结缔组织束或膜,位于关节周围或者关节囊内,分为囊外韧带和囊内韧带。韧带可增强关节的稳定性和限制关节的运动。

（2）关节盘 关节盘是位于两关节面之间的纤维软骨板,其周缘附着于周围的关节囊上。关节盘使相对的关节面更相适应,同时有助于增强关节的稳固性。

（3）关节唇 关节唇是附于关节窝周围的纤维软骨环,使关节窝增大、加深,以增加关节头与关节窝的接触面积,起稳定关节的作用。

3. 关节的运动

（1）屈和伸 沿冠状轴的运动。运动时相关节的两骨接近或角度变小,称屈;反之,称伸。

（2）内收和外展 沿矢状轴的运动。骨向正中矢状面靠拢,称内收;反之,称外展。

（3）旋转 沿垂直轴的运动。骨的前面转向内侧，称旋内；反之，称旋外。

（4）环转 骨的近端原位转，远端作圆周运动，为屈、展、伸、收的复合运动。

第二节 颅骨的连结

颅骨的连结有直接连结和间接连结两种。

一、颅骨的直接连结

颅骨之间多数以致密结缔组织或者软骨相连，连接极为牢固，如颅顶各种缝。

二、颅骨的间接连结

颅骨的间接连结只有颞下颌关节。颞下颌关节又称下颌关节，由下颌骨的下颌头和颞骨的下颌窝、关节结节构成（图 4-3）。其特点为关节囊较松弛，关节腔内有关节盘。两侧关节同时运动，可使上颌骨上提（闭口）、下降（开口）、前移、后退以及侧方运动。

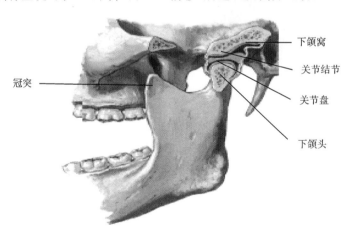

冠突
下颌窝
关节结节
关节盘
下颌头

图 4-3 颞下颌关节（侧面）

第三节 躯干骨的连结

躯干骨借着骨连结构成脊柱和胸廓。

一、脊柱

脊柱位于背正中部,成人脊柱由 24 块椎骨、1 块骶骨、1 块尾骨组成,具有保护脊髓、内脏,支持体重,运动等功能。

(一)椎骨间的连结

椎骨间的连结包括椎间盘、韧带及关节(图 4-4)。

1. 椎间盘　位于相邻两个椎体之间的纤维软骨盘,坚韧而有弹性。椎间盘中央部的胶状物为髓核,周围部是呈同心圆排列的纤维环(图 4-5)。椎间盘连结相邻椎体,容许椎体间有少许活动,可承受压力,减缓运动时的震荡和冲击。

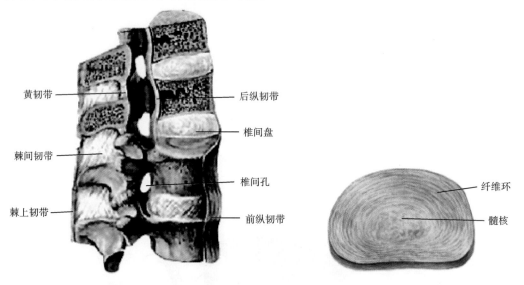

黄韧带　　　后纵韧带

棘间韧带　　　椎间盘

棘上韧带　　　椎间孔
　　　　　　　前纵韧带

纤维环
髓核

图 4-4　椎骨间的连结　　　　　图 4-5　椎间盘

2. 韧带　连结椎骨的韧带可分为长、短韧带。长韧带包括:前纵韧带,紧贴全部椎体和椎间盘前面的纵行韧带,限制脊柱过度后伸;后纵韧带,紧贴全部椎体和椎间盘后面的纵行韧带,限制脊柱过度前屈;棘上韧带,是连结全部棘突尖端的韧带,限制脊柱过度前屈。短韧带包括:黄韧带,连结相邻上、下椎弓板间韧带,强而厚;棘间韧带,连结相邻上、下棘突之间韧带,薄而弱。

护理应用解剖

行腰椎穿刺术时,穿刺针由后向前,依次穿过棘上韧带、棘间韧带、黄韧带。

3. 关节　包括寰枕关节、寰枢关节、关节突关节。关节突关节由相邻两椎骨的上、下关节突构成。其中,在颈椎中,第 3~7 颈椎体上面侧缘的椎体钩与上位椎体的前后缘连结成钩椎关节,颈椎病即由此关节增生肥大压迫脊神经而引起。

知识链接

椎间盘纤维环的后外侧部较为薄弱,在脊椎长期负重、过度劳累等情况下,纤维环的后外侧部易破裂,髓核向后外脱出,突入椎管或椎间盘,压迫脊髓或脊神经,临床上称为椎间盘突出症。

（二）脊柱的整体观

1. 前面观　椎体自上而下逐渐增大。

2. 后面观　除隆椎外,颈椎棘突短而分叉;胸椎棘突长而倾斜,斜向后下方,呈叠瓦状;腰椎棘突呈板状,水平向后伸,棘突间隙较宽。故临床常选择第3、4或第4、5腰椎间隙行腰椎穿刺术。

3. 侧面观　可见 4 个生理性弯曲,即凸向前的颈曲、腰曲,凸向后的胸曲、骶曲(图 4-6)。

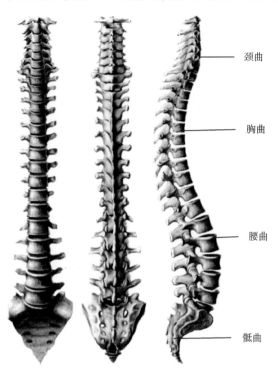

图 4-6　脊椎整体观

（三）脊柱的运动

脊柱可做前屈、后伸、侧屈、旋转和环转运动。颈、腰部的运动幅度大,在临床上,腰椎损伤最为常见。

二、胸廓

胸廓位于胸部,由后方的 12 块胸椎,两侧的 12 对肋,前面的 1 块胸骨相互连结构成,具有保护胸腔和部分腹腔脏器的功能(图 4-7)。

（一）胸廓的连结

胸廓的连结包括:肋后端的肋头和肋结节分别与胸椎椎体和横突的肋凹相关节,形成肋头关节和肋横突关节。肋前端,第 1～7 对肋与胸骨直接相连,主要形成胸肋关节。第 8～10 对肋依次连于上位肋软骨的下缘,形成肋弓。第 11～12 对肋游离于腹肌中称浮肋。

（二）胸廓的形态

胸廓呈扁圆形,上窄下宽,有上、下两个口。上口由第 1 胸椎、第 1 对肋及胸骨柄上缘围成;下口由第 12 胸椎,第 11、12 肋,左、右肋弓及剑突共同围成。相邻肋之间的间隙,称肋间隙。胸廓可在肋间肌的作用下参与呼吸运动。

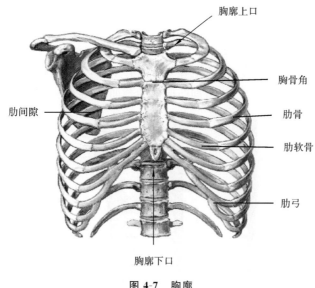

图 4-7　胸廓

护理应用解剖

　　胸廓的形状、大小与年龄、性别、体形及疾病等因素有关。新生儿胸廓呈桶状；成年女性胸廓较短而钝圆；成年男性胸廓较长而宽；老年人胸廓扁而长。佝偻病儿童胸骨明显突出，胸廓形成"鸡胸"；慢性支气管炎、肺气肿和哮喘的患者，胸廓增大成"桶状胸"。

第四节　四肢骨的连结

一、上肢骨的连结

（一）上肢带骨的连结

1. 胸锁关节　由胸骨的锁切迹与锁骨的胸骨端组成。

2. 肩锁关节　由肩胛骨的肩峰与锁骨的肩峰端组成。

（二）自由上肢骨的连结

1. 肩关节　由肱骨头与肩胛骨的关节盂构成（图 4-8）。肱骨头大而圆，关节盂小而浅，盂周缘有关节唇加深关节窝；关节囊薄而松弛，囊内有肱二头肌长头腱通过；囊外前、后、上壁有肌、肌腱和韧带加强，而下部薄弱，故易向下脱位。肩关节是人体中活动幅度最大，运动最灵活的关节，可做屈、伸、内收、外展、旋转和环转运动。

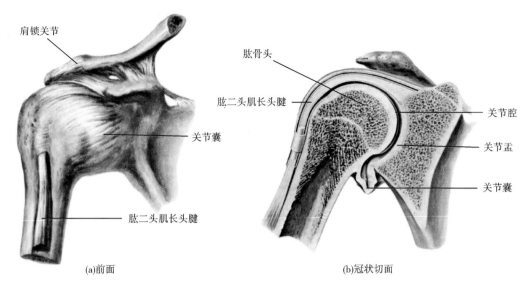

(a)前面　　　　　　　　　　　(b)冠状切面

图 4-8　肩关节

护理应用解剖

　　当人体向侧方跌倒时,由于上肢的过度外展和剧烈作用,肱骨头可冲破关节囊下方,形成肩关节下脱位。

　　2. 肘关节　由肱骨下端与桡、尺骨上端构成的复合关节(图 4-9)。它包括肱桡关节、肱尺关节、桡尺近侧关节三个关节。肱桡关节由肱骨小头和桡骨头关节凹构成;肱尺关节由肱骨滑车和尺骨滑车切迹构成;桡尺近侧关节由桡骨头环状关节面和尺骨桡切迹构成。上述三个关

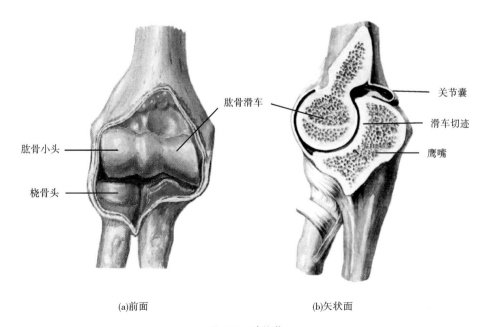

(a)前面　　　　　　　　　　　(b)矢状面

图 4-9　肘关节

节共同被一个关节囊包裹，囊前、后壁较薄而松弛，两侧分别有桡侧、尺侧副韧带加强。桡骨头环状关节面周围有桡骨环状韧带环绕，可防止桡骨头脱位。肘关节可作屈、伸运动。

护理应用解剖

当肘关节伸直时，在体表可触及肱骨内、外侧髁和尺骨鹰嘴，这三点在一条直线上，当肘关节屈曲至90°时，此三点的连线构成一个等腰三角形。肘关节向后脱位时，鹰嘴向后上移位，三点的位置关系发生改变。

3. 前臂骨连结构成 前臂骨连结包括桡尺近侧关节、前臂骨间膜、桡尺远侧关节三部分（图4-10）。三者联合运动时，可使前臂作旋前、旋后运动。

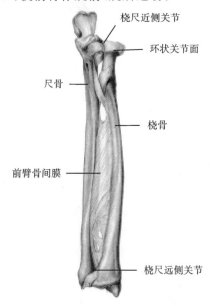

桡尺近侧关节
环状关节面
尺骨
桡骨
前臂骨间膜
桡尺远侧关节

图 4-10　前臂骨连结

4. 手关节 手部关节较多，皆以相邻骨的名称命名。它们包括桡腕关节、腕骨间关节、腕掌关节、掌骨间关节、掌指关节、指骨间关节（图4-11）。

桡腕关节又称腕关节，它由桡骨下端的腕关节面和尺骨下端的关节盘构成关节窝，以手舟骨、月骨、三角骨的近侧面构成关节头。桡腕关节可屈、伸、内收、外展和环转运动。

二、下肢骨的连结

（一）下肢带骨的连结

1. 骶髂关节 由骶骨和髂骨的耳状面构成。

2. 耻骨联合 由耻骨联合面和耻骨间盘（纤维软骨）连结而成，女性耻骨间盘比男性较厚，在分娩时，可轻度分离，有助于分娩。

3. 骨盆 由骶骨、尾骨及左、右髋骨借关节和韧带连结而成（图4-12）。骶骨与髋骨之间有骶结节韧带和骶棘韧带加强。骨盆以界线为界，将其上、下分为大骨盆和小骨盆。界线是由

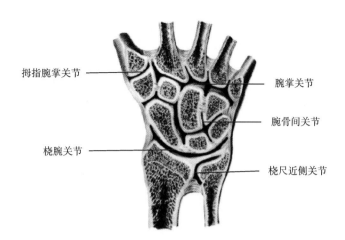

图 4-11 手关节结构

骶骨岬、弓状线、耻骨梳、耻骨结节、耻骨联合上缘围成的环形线。大骨盆内腔是腹腔的一部分,平常说的骨盆腔即指小骨盆内腔。骨盆腔上口,由界线围成;骨盆腔下口,即骨盆出口,由尾骨尖、骶结节韧带、坐骨结节、坐骨支、耻骨下支、耻骨联合下缘围成。骨盆具有保护骨盆腔内的器官和传递重力的作用。女性骨盆又是胎儿娩出的产道(图 4-13)。

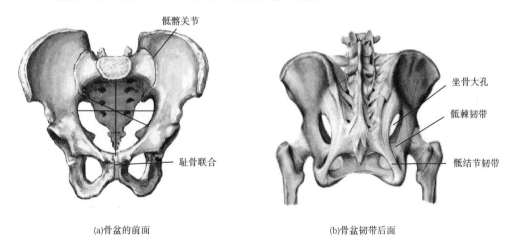

(a)骨盆的前面

(b)骨盆韧带后面

图 4-12 骨盆

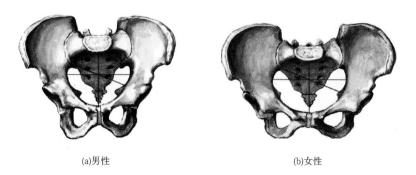

(a)男性

(b)女性

图 4-13 男、女性骨盆

男、女性骨盆的差异		
	男性骨盆	女性骨盆
骨盆外形	窄而长	宽而短
骨盆上口	心形	近似圆形
骨盆下口	较窄小	较宽大
骨盆腔	漏斗形	圆桶形
骶骨	窄长、曲度大	宽短、曲度小
骶骨岬	前突明显	前突不明显
耻骨下角	$70°\sim75°$	$90°\sim100°$

（二）自由下肢骨的连结

1. 髋关节　髋关节由髋臼和股骨头组成，关节囊厚而坚韧，向上附于髋臼周围，向下附于股骨颈前面全部及后面内侧 2/3，故股骨颈骨折可分为囊内骨折、囊外骨折和混合骨折（图4-14）。囊的周围有韧带加强，其中以前方的髂股韧带最为强厚，囊后下部相对薄弱，故髋关节发生脱位时，易向后下方脱位。囊内有股骨头韧带，韧带内有股骨头营养血管。

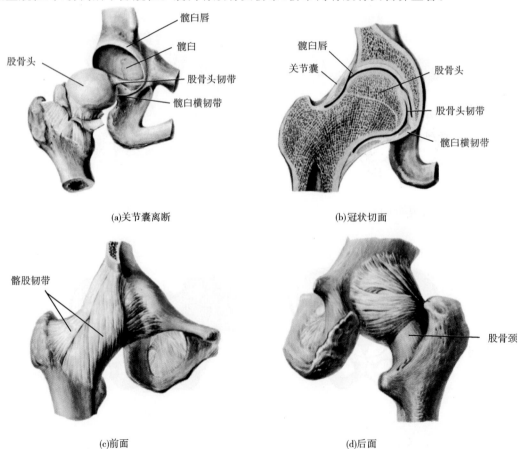

(a)关节囊离断　　(b)冠状切面

(c)前面　　(d)后面

图 4-14　髋关节结构

髋关节可作前屈、后伸、内收、外展、旋内、旋外、环转运动,与肩关节比较,运动范围小,稳固性强,但不如肩关节灵活。

2. 膝关节　膝关节是人体最大、最复杂的关节,由股骨下端、胫骨上端、髌骨构成(图4-15)。其特点为关节囊周围有韧带加强,前方有股四头肌肌腱形成的髌韧带加强,两侧有胫侧副韧带、腓侧副韧带加强。囊内有前、后交叉韧带,防止胫骨前、后移位。关节腔内有内、外侧半月板,在跳跃和剧烈运动时,可起缓冲作用。膝关节主要作屈、伸运动。

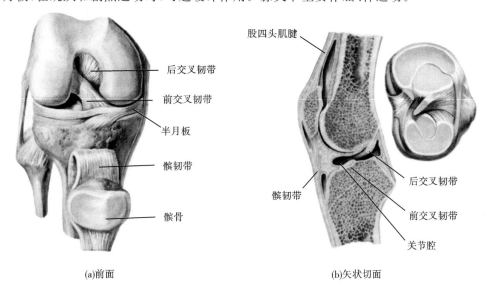

后交叉韧带
前交叉韧带
半月板
髌韧带
髌骨

股四头肌肌腱
后交叉韧带
前交叉韧带
髌韧带
关节腔

(a)前面　　　　　　　　　　(b)矢状切面

图 4-15　膝关节

护理应用解剖

　　膝关节辅助结构多,较稳定,但急剧伸小腿做强烈旋转,如踢足球时,易发生半月板挤伤或撕裂。当前、后交叉韧带撕裂时,膝关节呈半屈曲位时,胫骨可向前、后移动,临床上称为抽屉实验阳性。

3. 胫、腓骨的连结　包括上端的胫腓关节、两骨之间的小腿骨间膜和下端的韧带连结(图4-16)。

4. 足关节　包括距小腿关节、跗骨间关节、跗跖关节、跖骨间关节、跖趾关节、趾骨间关节(图4-17)。

距小腿关节又称踝关节,由胫骨、腓骨下端和距骨组成。关节囊前、后薄而松弛,两侧有韧带加强,内侧韧带(又称三角韧带)较坚韧,外侧韧带较薄弱,足过度内翻时可致外侧韧带损伤。

距小腿关节可作屈(跖屈)、伸(背屈)运动,同时可使足内翻和外翻。跖屈为足尖下垂的动作;背屈为足背向小腿前面靠拢动作;内翻为足底朝向内侧的运动;外翻为足底朝向外侧的运动。

护理应用解剖

　　由于距骨滑车前宽后窄,跖屈时,后部较窄的滑车进入关节窝内,关节不够稳定,容易发生扭伤,又由于关节外侧韧带相对薄弱,关节容易内翻,导致外侧韧带扭伤。

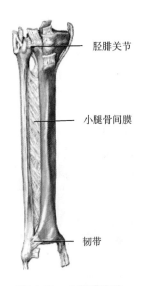

图 4-16　小腿骨连结

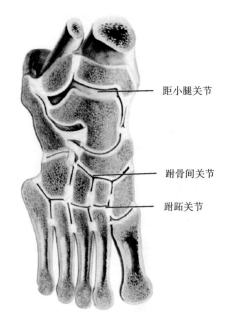

图 4-17　足关节

5. 足弓　足骨借关节和韧带紧密相连,在纵、横方向上都形成凸向上方的弓形结构(图 4-18)。纵弓为前、后方向,由跟骨与距骨前端形成;横弓为内、外方向,由内侧跗骨、第 1 跖骨与外侧跗骨、第 5 跖骨形成。足弓可稳定身体,利于行走和跑跳,缓冲震荡,保护足底血管、神经免受压迫。

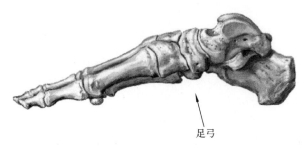

图 4-18　足弓

知识链接

由于足底软组织过度损伤或先天性发育不良等因素导致正常足弓消失,称扁平足。扁平足的人站立、行走时易疲劳和足底疼痛。

 思考与练习

扫码看答案

一、单项选择题
1. 关节的基本结构包括(　　　　)。

A.关节面、关节囊和关节腔　　　　　　　　B.关节面、关节软骨

C.关节囊和关节软骨　　　　　　　　　　　D.关节面、韧带和关节囊

E.关节面、关节盘和关节腔

2. 以下何种结构是直接连结？（　　　）

A.肘关节　　　　　　B.颞下颌关节　　　　　C.耻骨联合

D.髋关节　　　　　　E.踝关节

3. 无关节盘的关节是(　　　)。

A.颞下颌关节　　　　B.膝关节　　　　　　　C.胸锁关节

D.桡腕关节　　　　　E.拇指掌腕关节

4. 椎骨的连结中不包括(　　　)。

A.韧带　　　　　　　B.关节盘　　　　　　　C.椎间盘

D.关节　　　　　　　E.以上都不是

5. 脊柱在哪一位置最容易损伤？（　　　）

A.颈椎　　　　　　　B.胸椎　　　　　　　　C.腰椎

D.骶椎　　　　　　　E.尾椎

6. 骶管麻醉时,其定位标志是(　　　)。

A.骶岬　　　　　　　B.骶正中嵴　　　　　　C.骶粗隆

D.骶后孔　　　　　　E.骶角

7. 关于骨盆的描述正确的是(　　　)。

A.由两侧髂骨和骶骨连结而成　　　　　　　B.由两侧髋骨和骶骨连结而成

C.女性骨盆耻骨下角比男性大　　　　　　　D.男性骨盆较短

E.以上都不对

8. 肩关节脱位,肱骨头常从何处脱出？（　　　）

A.上方　　　　　　　B.后方　　　　　　　　C.前方

D.下方　　　　　　　E.后上方

9. 膝关节的构成不包括(　　　)。

A.髌骨　　　　　　　B.胫骨上端　　　　　　C.腓骨

D.股骨下端　　　　　E.以上都不是

10. 踝关节最不稳定的位置是(　　　)。

A.足跖屈　　　　　　B.足背屈　　　　　　　C.足内翻

D.足外翻　　　　　　E.上述都不是

二、名词解释

关节囊、关节腔、椎间盘、肋弓、黄韧带、骨盆。

三、思考题

1. 椎骨间的连结结构有哪些？

2. 简述肩关节的构成及结构特点。

3. 简述肘关节的构成及结构特点。

4. 简述膝关节的构成及结构特点。

（杨小四）

第五章　肌　　学

![学习目标]

1. 掌握：肌的形态、分类及结构，头颈肌的位置和名称，重要的躯干肌、四肢肌的起点、止点和功能，膈的位置、形态和作用。

2. 熟悉：肌的辅助结构，起点、止点的概念和命名原则，躯干肌的分布，各部肌的分群，各群肌的组成、名称和位置，上肢肌的分布，各部肌的分群，各群肌的组成、名称和位置，下肢肌的分布，各部肌的分群，各群肌的组成、名称和位置。

3. 了解：肌的配布规律，躯干肌及其腱膜形成的结构。

第一节　概　　述

运动系统中的肌肉均属骨骼肌，又称随意肌。骨骼肌在人体中广泛分布，主要分布于头颈、躯干和四肢，分别称头颈肌、躯干肌和四肢肌。少数附着于皮肤，称为皮肌（如面部的表情肌和颈部的颈阔肌）。全身骨骼肌600余块，占体重的40％左右。每一块肌肉可视为一个器官，都有一定的形态、结构和功能，并且有丰富的血管和淋巴管分布，受一定神经支配。

一、骨骼肌的分类和构造

肌的形态多样，按其外形可分为长肌、短肌、扁肌和轮匝肌（图5-1）。长肌呈梭形，多分布于四肢，中间为肌腹，两端为肌腱。短肌小而短，多分布于躯干深层。扁肌宽扁呈薄片状，多分布于胸腹壁。轮匝肌由环形肌纤维构成，多分布于孔裂周围，收缩时可关闭孔裂。

骨骼肌由肌腹和肌腱构成。肌腹一般位于肌的中部，由肌纤维构成，色红、柔软，具有收缩和舒张功能。肌腱一般位于肌的两端，由致密结缔组织构成，色白、强韧，附于骨骼上，不能收缩，起力的传递作用。扁肌的肌腱呈薄片状，宽阔，称腱膜。

二、骨骼肌的起止和分布

一般肌都跨越过一个或多个关节，其两端分别附着于两块或者两块以上的骨面上。肌收

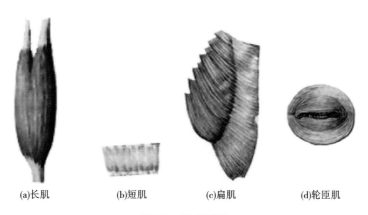

(a)长肌　　(b)短肌　　(c)扁肌　　(d)轮匝肌

图 5-1 肌的形态

缩时,一骨的位置相对固定,另一骨在肌的牵引下相对移动。肌在固定骨的附着点,称起点或定点;在移动骨的附着点,称止点或动点(图 5-2)。通常把靠近身体正中面或四肢近侧的一端为起点,反之为止点。肌的起点和动点是相对的,在一定条件下可以互换。每一个运动轴的两侧配布有作用相反的两群肌。配布在运动轴的同一侧完成同一动作的肌或肌群,称为协同肌。而配布在运动轴的两侧,作用完全相反的肌或肌群,称为拮抗肌。

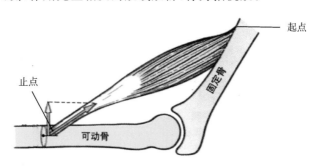

图 5-2 肌的起点和止点

三、骨骼肌的命名

肌的命名原则较多,主要依据肌的位置、形态、结构、功能、起点、止点等命名,也可按其各个命名原则综合命名。了解肌的命名原则有助于对肌的理解和记忆。

四、骨骼肌的辅助结构

1. 筋膜

(1)浅筋膜　又称皮下筋膜,位于皮肤的深面,由疏松结缔组织和脂肪组织组成。它包被于全身各部,含有丰富的血管、神经和淋巴管。浅筋膜具有维持体温和保护功能。临床上,皮下注射即将药物注入此层。

(2)深筋膜　又称固有筋膜,位于浅筋膜的深面,由致密结缔组织组成。它呈鞘状包裹肌、肌群、血管和神经,遍布全身且互相连续。它包裹每块肌或肌群形成肌筋膜鞘,包裹血管和神经等形成血管神经鞘;在四肢,插入肌群之间,并附于骨上,形成肌间隔。深筋膜具有保护和约束肌的作用,并在肌收缩时,减少相邻肌或肌群之间的摩擦,有利于各自的独立运动。

2. 滑膜囊　多位于肌腱与骨面接触处,为封闭的结缔组织小囊,壁薄,内含滑液。运动时,滑膜囊可减少肌腱与骨之间的摩擦。

3. 腱鞘　为包裹在手、足等处长肌腱外面的结缔组织鞘。腱鞘分内、外两层,外层为纤维层,内层为滑膜层(图5-3)。滑膜层又呈双层套管状,外层紧贴于纤维层内面,内层包绕肌腱。两层相互移行,形成密闭的滑膜腔,内含少量滑液。腱鞘可约束肌腱,同时减少肌腱在运动时的摩擦。

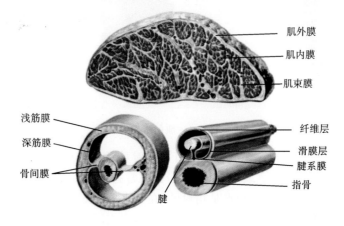

图 5-3　肌辅助结构模式图

第二节　头　颈　肌

一、头肌

(一)面肌

面肌又称表情肌,大多起自颅骨,止于面部皮肤(图5-4)。表情肌主要分布于面部眼裂、口裂周围,开大或闭合裂孔,同时牵拉皮肤显示各种表情。

1. 枕额肌　肌腹位于额部和枕部的皮下,中间为帽状腱膜,位于颅顶。此肌收缩时,可提眉,产生皱纹。

2. 眼轮匝肌　位于眼裂周围,呈环形,收缩时可闭合眼裂。

3. 口轮匝肌　位于口裂周围,呈扁环形,收缩时可闭合口裂。

4. 颊肌　位于口腔侧壁内,收缩时使唇颊紧贴牙,有助于咀嚼和吸吮。

(二)咀嚼肌

咀嚼肌包括咬肌、颞肌、翼内肌、翼外肌(图5-5)。它们均止于下颌骨,参与咀嚼运动。

二、颈肌

(一)颈浅肌群

1. 颈阔肌　位于浅筋膜内,薄的扁肌,属于皮肌。起于胸大肌和三角肌表面的筋膜,止于

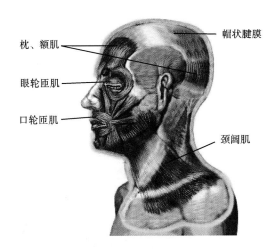

图 5-4 面肌

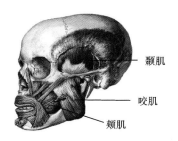

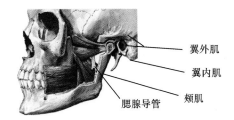

图 5-5 咀嚼肌

口角。颈阔肌可紧张颈部的皮肤,下拉口角。

2. 胸锁乳突肌 斜列于颈部两侧,大部分被颈阔肌所覆盖(图 5-6)。起于胸骨柄前面和锁骨胸骨端,肌纤维斜向后上,止于颞骨的乳突。胸锁乳突肌一侧收缩使头向同侧倾斜,脸转向对侧;双侧同时收缩,可使头后仰。

3. 舌骨上肌群 位于舌骨与下颌骨及颅底之间,每侧有四块,分别是二腹肌、下颌舌骨肌、颏舌骨肌、茎突舌骨肌。

4. 舌骨下肌群 位于舌骨与胸骨柄之间,每侧有四块,分别是胸骨舌骨肌、肩胛舌骨肌、胸骨甲状肌、甲状舌骨肌。

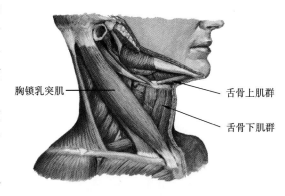

图 5-6 颈浅肌群

(二)颈深肌群

颈深肌群主要有前斜角肌、中斜角肌、后斜角肌。它们均起于颈椎横突,其中前斜角肌、中斜角肌止于第 1 肋,后斜角肌止于第 2 肋。前、中斜角肌与第 1 肋之间形成三角形裂隙,称斜角肌间隙(图 5-7)。有锁骨下动脉和臂丛神经通过,故临床上,可在此间隙进行臂丛神经阻滞麻醉。

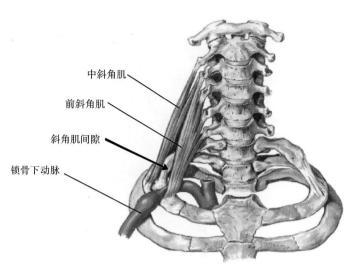

图 5-7　斜角肌间隙

中斜角肌

前斜角肌

斜角肌间隙

锁骨下动脉

第三节　躯　干　肌

躯干肌包括背肌、胸肌、膈、腹肌和盆底肌。

一、背肌

背肌分浅、深两层。浅层主要有斜方肌、背阔肌,深层主要为竖脊肌。

（一）背浅肌群

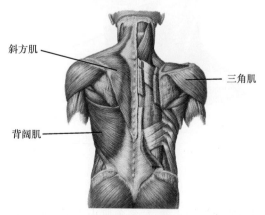

图 5-8　背肌

斜方肌

三角肌

背阔肌

1. 斜方肌　位于项、背上部浅层,一侧呈三角形扁肌,左、右相合成斜方形。起于枕外隆凸、上项线,项韧带和全部胸椎棘突,肌束分上、中、下三部分,止于锁骨外 1/3、肩峰和肩胛冈。斜方肌上部肌束收缩,上提肩胛骨,下部肌束收缩,下降肩胛骨,整肌收缩,肩胛骨向脊柱靠拢,肩胛骨固定,两侧同时收缩使头后仰。

2. 背阔肌　为全身最大的阔肌,位于背下部和胸外侧的浅层（图 5-8）。起于第 6 胸椎棘突、全部腰椎棘突、骶骨背面正中和髂嵴后部,止于肱骨小结节下方。背阔肌收缩,可使肱骨后伸、内收和旋内。当上肢上举固定时,可引体向上。

护理应用解剖

由于斜方肌、背阔肌位置表浅、面积大，临床上常选择其皮瓣或肌皮瓣，用于机体的大面积缺损组织的修复和肌肉功能的重建等。

(二) 背深肌群

背深肌中的竖脊肌是维持人体直立的主要肌，纵列于棘突的两侧，起于骶骨背面及髂嵴的后部，止于椎骨、肋骨和枕骨。一侧肌收缩可使脊柱侧屈，两侧同时收缩可使脊柱后伸并仰头。此肌劳累损伤，临床上称"腰肌劳损"。

二、胸肌

胸肌可分为胸上肢肌和胸固有肌。

(一) 胸上肢肌

1. 胸大肌 位于胸廓前壁上部，位置表浅覆盖胸廓前壁大部分，呈扇形。起于锁骨内侧半、胸骨和第1～6肋软骨等处，止于肱骨大结节。胸大肌收缩时，可使臂内收、旋内和前屈。如上肢固定，可上提躯干，还可提肋助吸气。

2. 胸小肌 位于胸大肌深面，呈三角形，起于第3～5肋，止于肩胛骨喙突。胸小肌收缩时，主要牵拉肩胛骨向前下方。

3. 前锯肌 位于胸廓外侧，起于上8个肋或9个肋骨前、外面，止于肩胛骨的内侧缘和下角(图5-9)。前锯肌收缩时，主要牵拉肩胛骨向前。前锯肌瘫痪后，肩胛骨向后内上移位，突于皮下，表现为"翼状肩"。

(二) 胸固有肌

胸固有肌主要指肋间肌，位于肋间隙内，包括肋间外肌和肋间内肌(图5-10)。

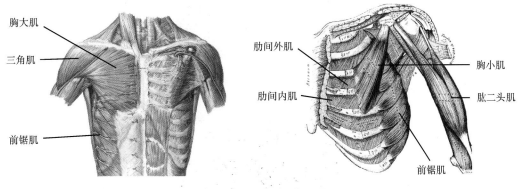

图 5-9 胸肌   图 5-10 肋间肌

1. 肋间外肌 位于肋间隙的浅层，起自肋骨下缘，肌束外上斜向内下，止于下一肋骨上缘，收缩时可提肋助吸气。

2. 肋间内肌 位于肋间隙的深层，起自下位肋骨上缘，肌束外下斜向内上，止于上一肋骨下缘，收缩时可降肋助呼气。

三、膈

膈位于胸、腹腔之间,为向上膨隆的阔肌。膈周围为肌部,附着于胸廓的下口及附近的骨面;中央为腱部,称为中心腱。膈上有三个裂孔,由后向前依次为主动脉裂孔、食管裂孔、腔静脉裂孔(图5-11)。主动脉裂孔有主动脉和胸导管通过,食管裂孔有食管和迷走神经通过,腔静脉裂孔位于中心腱内,有下腔静脉通过。

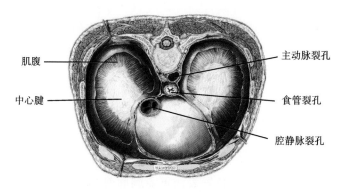

肌腹　　　　　　　　　　　　　　　　　　　　　主动脉裂孔

中心腱　　　　　　　　　　　　　　　　　　　　食管裂孔

　　　　　　　　　　　　　　　　　　　　　　　腔静脉裂孔

图 5-11　膈

膈是重要的呼吸肌,收缩时,膈顶下降,使胸腔扩大引起吸气,舒张时,膈顶复位,使胸腔缩小,引起呼气。

四、腹肌

腹肌位于胸腔下部和骨盆上缘之间,包括腹前外侧壁的腹直肌、腹外斜肌、腹内斜肌、腹横肌和腹后壁的腰方肌(图5-12)。

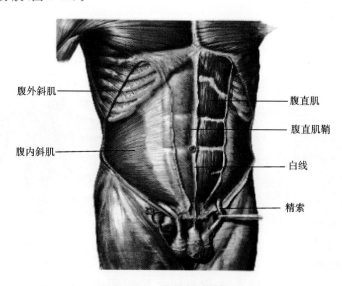

腹外斜肌　　　　　　　　　　　　　　　　　腹直肌

　　　　　　　　　　　　　　　　　　　　　腹直肌鞘

腹内斜肌　　　　　　　　　　　　　　　　　白线

　　　　　　　　　　　　　　　　　　　　　精索

图 5-12　前外侧壁腹肌

(一) 前外侧群

1. 腹直肌　位于腹前壁正中线的两侧,肌束上、下纵行,上宽下窄,位于腹直肌鞘内。腹直肌前部有 3~4 条横行的腱性结构,称腱划。3~4 条腱划将腹直肌分为 4~5 个肌腹,收缩时,可做仰卧起坐运动。

2. 腹外斜肌　腹前外侧壁最浅的阔肌。起于下位 8 个肋的外面,肌束斜向内、下,近腹直肌外缘,移行为腱膜,止于正中腹白线(图 5-13)。腱膜向内侧包裹腹直肌前面,参与构成腹直肌鞘前层;腱膜向下,其下缘连于髂前上棘和耻骨结节之间,并且卷曲、增厚,形成腹股沟韧带。在耻骨结节外上方,腹外斜肌腱膜形成一个略呈三角形的裂孔,称腹股沟管浅环,又称皮下环。

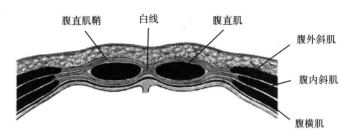

图 5-13　腹前壁横断面

3. 腹内斜肌　位于腹外斜肌的深面,肌束自后向前呈扇形展开。大部分肌束在腹直肌的外侧缘附近移行为腱膜,分前、后两层包裹腹直肌,参与构成腹直肌鞘的前、后层,止于正中腹白线(图 5-13)。腹内斜肌下部肌束呈拱形,跨过男性精索或女性子宫圆韧带后延续为腱膜,与腹横肌腱膜下部汇合形成腹股沟镰,又称联合腱。

4. 腹横肌　位于腹内斜肌的深面,肌束横行向内,在腹直肌的外侧缘附近移行为腱膜。包裹腹直肌后面,参与构成腹直肌鞘的后层,止于正中腹白线。

腹肌具有保护腹腔脏器的作用,收缩时,降肋助呼气,与膈肌同时收缩可增加腹压,以助排便、排尿、呕吐、咳嗽和分娩等功能。

(二) 后群

后群主要有腰方肌和腰大肌,腰方肌位于腹后壁,腰椎的两侧。起自髂嵴的后部,止于第 12 肋和腰椎横突。收缩时,可下降第 12 肋,使脊柱侧屈。

(三) 腹肌的肌间结构

1. 腹直肌鞘　为包裹腹直肌的纤维性鞘,由腹前外侧壁的三块扁肌的腱膜构成,分前、后两层。前层由腹外斜肌与腹内斜肌腱膜的前层愈合而成;后层由腹内斜肌腱膜的后层与腹横肌腱膜愈合而成。在脐下 4～5 cm 处,鞘后层缺如,其下缘游离,呈弓形,称为弓状线。弓状线以下的腹直肌后面直接与腹横筋膜相贴。

2. 腹白线　由两侧腹直肌鞘的纤维在腹前正中线交织而成,自剑突直达耻骨联合。腹白线上宽下窄,结构坚韧,血管稀少。白线中部有一脐环,是腹壁薄弱点之一。

3. 腹股沟管　位于腹股沟韧带内侧半的上方,腹前壁下部的外上斜向内下的间隙,长 4～5 cm。腹股沟管有内、外两口和前、后、上、下四壁。外口为腹股沟管浅(皮下)环,内口为腹股沟管深(腹)环。腹股沟管内,男性有精索,女性有子宫圆韧带通过。

4. 腹股沟三角(海氏三角)　位于腹前壁下部,内侧界是腹直肌外侧缘,外侧界是腹壁下动脉,下界是腹股沟韧带(图 5-14)。腹股沟管和腹股沟三角是腹前壁薄弱区,是腹股沟疝的易发部位。

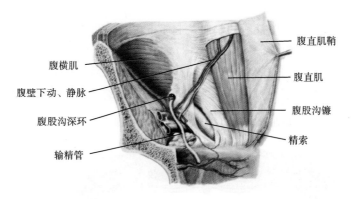

图 5-14　腹股沟三角

　　腹股沟管和腹股沟三角是腹前壁薄弱区。在病理情况下,腹腔内容物可经腹股沟管腹环进入腹股沟管,再由皮下环突入阴囊,称腹股沟管斜疝;若腹腔内容物从腹股沟三角突出,称腹股沟管直疝。

五、盆底肌

盆底肌是指封闭小骨盆的下口肌的总称,包括会阴浅、深横肌,海绵体肌,肛提肌等。

第四节　四　肢　肌

一、上肢肌

上肢肌按其部位分,包括肩肌、臂肌、前臂肌和手肌。

(一)肩肌

肩肌位于肩关节的周围,共6块,包括三角肌、肩胛下肌、冈上肌、冈下肌、小圆肌和大圆肌。

三角肌位于肩部,略呈三角形,起于肩胛骨和锁骨,从前、后和外侧三面包裹肩关节,止于肱骨。三角肌收缩时,主要使肩关节外展。三角肌外上 2/3 部,肌质丰厚,且无重要的神经和血管,是临床肌内注射的常选部位。

(二)臂肌

臂肌位于肱骨的周围,可分前、后两群。前群为屈肌,包括肱二头肌、喙肱肌和肱肌(图5-15);后群伸肌为肱三头肌。

1. 肱二头肌　位于前群浅层,起端有二头,长头起于肩胛骨关节盂上方,短头起于肩胛骨

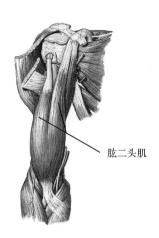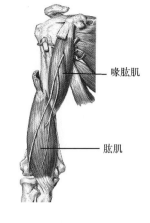

(a)前群浅层　　　　　　　　(b)后群深层

图 5-15　臂肌前群

喙突,二头合为一个肌腹,止于桡骨粗隆。肱二头肌收缩时,主要屈肘关节,也可协助屈肩关节和使前臂旋后。

2. 喙肱肌　起于喙突,止于肱骨中部内侧。喙肱肌收缩时,协助肩关节前屈、内收。

3. 肱肌　起于肱骨下半部前面,止于尺骨粗隆。肱肌收缩时,屈肘关节。

4. 肱三头肌　位于臂后部,起端有三个头,长头起于肩胛骨关节盂下方,内、外侧头起于肱骨后面,三个头合为一个肌腹,止于尺骨鹰嘴(图5-16)。肱三头肌收缩时,主要作用是伸肘关节。

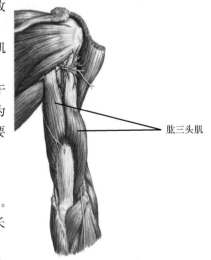

图 5-16　臂肌后群

(三) 前臂肌

前臂肌位于桡骨、尺骨周围,数目较多,分前、后两群。前群 9 块,后群 10 块。大多为长肌,肌腹位于近侧,细长的肌腱位于远侧,跨越数个关节,完成前臂和手的运动。

1. 前群　位于前臂的前面和内侧,分浅、深两层。主要作屈肘、屈腕、屈指和前臂旋前运动。浅层包括肱桡肌、旋前圆肌、桡侧腕屈肌、掌长肌、尺侧腕屈肌;深层包括指浅屈肌、指深屈肌、拇长屈肌、旋前方肌(图 5-17)。

2. 后群　位于前臂的后面,分浅、深两层。主要作伸腕、伸指和前臂旋后运动。浅层包括桡侧腕长伸肌、桡侧腕短伸肌、指伸肌、小指伸肌、尺侧腕伸肌;深层包括旋后肌、拇长展肌、拇短伸肌、拇长伸肌、示指伸肌(图 5-18)。

(四) 手肌

手肌位于手的掌侧,分为外侧群、中间群、内侧群。

1. 外侧群　在手掌桡侧形成一肌性隆起,称鱼际肌,收缩时,使拇指内收、外展、屈和对掌运动。

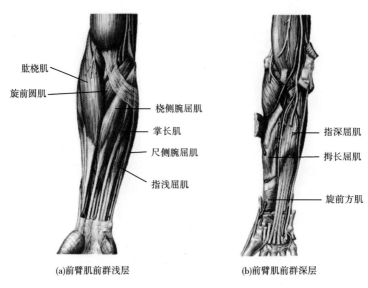

(a)前臂肌前群浅层   (b)前臂肌前群深层

图 5-17　前臂肌前群

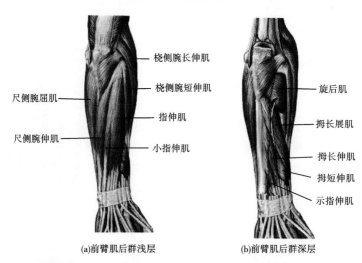

(a)前臂肌后群浅层   (b)前臂肌后群深层

图 5-18　前臂肌后群

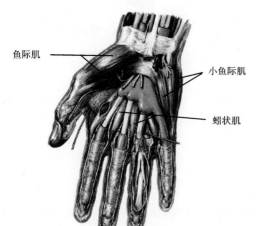

图 5-19　手掌浅层

2. 中间群　位于手掌中部，包括 4 块蚓状肌、3 块骨间掌侧肌、4 块骨间背侧肌。蚓状肌收缩时，屈掌指关节、伸手指关节；骨间肌收缩时，使手指内收和外展。

3. 内侧群　在手掌尺侧形成一肌性隆起，称小鱼际肌，收缩时，使小指屈、外展和对掌运动（图 5-19）。

二、下肢肌

下肢肌按其部位分，包括髋肌、大腿肌、小腿肌和足肌。

（一）髋肌

髋肌位于髋关节的周围，起于骨盆，止于股骨上部，分前、后两群。

1. 前群　主要有髂腰肌和阔筋膜张肌（图 5-20）。髂腰肌由髂肌和腰大肌结合而成。髂肌起于髂窝，腰大肌起于腰椎，肌腹汇合后，止于股骨小转子。髂腰肌收缩时，可使髋关节前屈并旋外，下肢固定时，可使躯干和骨盆前屈。

2. 后群　主要有臀大肌、臀中肌、臀小肌及梨状肌等。

（1）臀大肌　位于臀部浅层，略呈四边形，大而肥厚。起于髂骨上部的外侧面和骶骨背面，主要止于股骨上部的后面，收缩时，可使髋关节后伸、旋外（图 5-21）。

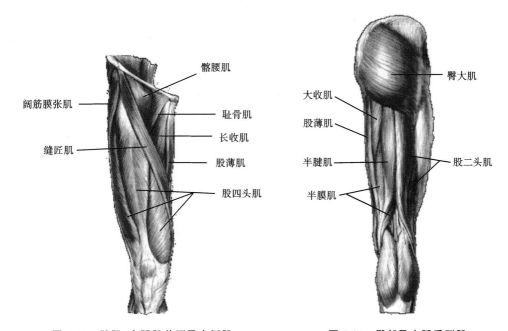

图 5-20　髋肌、大腿肌前群及内侧肌　　　图 5-21　臀部及大腿后群肌

护理应用解剖

臀大肌肌质肥厚、位置表浅，其臀部外上 1/4 区血管和神经较少，故临床肌内注射应选择臀部外上 1/4 部。

（2）臀中肌和臀小肌　位于臀大肌深层，起于髂骨的外面，止于股骨大转子，收缩时，使髋关节外展、旋外。

（3）梨状肌　位于臀大肌深层，起于骶骨的前面，穿坐骨大孔，将坐骨大孔分成梨状肌上、下孔，出骨盆后，止于股骨大转子。梨状肌收缩时，使髋关节外展、外旋。

（二）大腿肌

大腿肌位于股骨周围，分前群、内侧群和后群。

1. 前群

（1）缝匠肌　是全身最长的肌，起于髂前上棘，止于胫骨上端内侧面。缝匠肌收缩时，可屈髋关节和膝关节。

（2）股四头肌　是全身体积最大的肌肉,有四个头,分别为股直肌、股内侧肌、股外侧肌和股中间肌。股直肌起于髂骨,其余均起于股骨。股四头肌肌腱自髌骨下延续成髌韧带,止于胫骨粗隆。股四头肌收缩时,伸膝关节,股直肌还可屈髋关节。

2. 内侧群　位于大腿内侧,又称内收肌群,包括耻骨肌、长收肌、股薄肌、短收肌、大收肌（图 5-20）。内收肌群收缩时,使大腿内收和外旋。

3. 后群　位于股骨后方,包括股二头肌、半腱肌和半膜肌（图 5-21）。后群肌主要作用为伸骨宽关节、屈膝关节。

（1）股二头肌　位于股后外侧,有两个头,短头起于股骨后面,长头起于坐骨结节,两头汇合后,以长腱止于腓骨头。

（2）半腱肌和半膜肌　半腱肌位于股后内侧,肌腱细长,约占肌的一半,起于坐骨结节,止于胫骨上端内侧面。半膜肌位于半腱肌深面,起点与止点与半腱肌相同。

（三）小腿肌

小腿肌位于胫骨、腓骨周围,可分为前群、外侧群和后群。

1. 前群　位于小腿骨的前方,从内侧向外侧依次为胫骨前肌、拇长伸肌、趾长伸肌（图 5-22）。三肌主要起于胫骨、腓骨上端,止于跗骨、跖骨和趾骨。小腿前群肌都能伸踝关节（背屈）,此外,胫骨前肌可使足内翻,拇长伸肌、趾长伸肌可伸拇趾和第 2～5 趾。

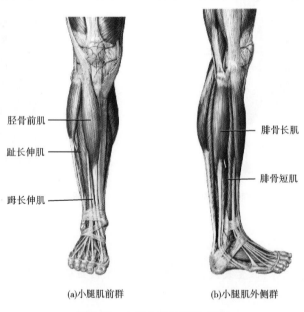

胫骨前肌

趾长伸肌

拇长伸肌

腓骨长肌

腓骨短肌

(a)小腿肌前群　　　　(b)小腿肌外侧群

图 5-22　小腿肌前群和外侧群

2. 外侧群　位于腓骨的外侧,浅层为腓骨长肌、深层为腓骨短肌,两肌均起于腓骨外侧面,止于跖骨（图 5-22）。腓骨长肌、腓骨短肌主要使足外翻、屈踝关节（跖屈）、维持足弓。

3. 后群　位于小腿骨的后方,浅层为小腿三头肌,由腓肠肌和比目鱼肌合成,主要作用为屈踝关节（跖屈）、屈膝关节。深层包括趾长屈肌、胫骨后肌和拇长屈肌,三肌都能使足跖屈,此外,胫骨后肌可使足内翻,拇长屈肌、趾长屈肌可屈拇趾和第 2～5 趾（图 5-23）。

（四）足肌

足肌分布于足背和足底,主要是足底。

1. 足背肌　包括拇短伸肌、趾短伸肌,主要作用为伸拇趾和伸展第 2～4 趾。

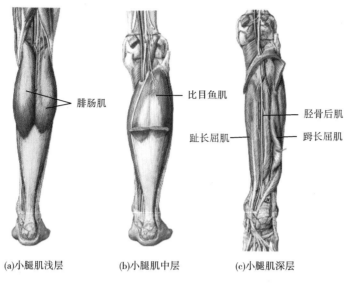

腓肠肌

比目鱼肌

胫骨后肌

趾长屈肌

姆长屈肌

(a)小腿肌浅层　　　(b)小腿肌中层　　　(c)小腿肌深层

图 5-23　小腿肌后群

2. 足底肌　较多,分为内侧群、中间群和外侧群,主要作用为协助屈趾、维持足弓。

第五节　全身重要的肌性标志

一、头颈肌重要的肌性标志

咬肌、胸锁乳突肌。

二、躯干肌重要的肌性标志

胸大肌、斜方肌、背阔肌、竖脊肌、腹直肌、腹股沟韧带。

三、四肢肌重要的肌性标志

三角肌、肱二头肌、臀大肌、股四头肌、髌韧带、小腿三头肌。

思考与练习

扫码看答案

一、单项选择题

1. 胸锁乳突肌(　　)。

A. 在体表不能显示　　　　　　B. 起于胸骨　　　　　　C. 两侧收缩使头前屈

D. 一侧收缩头向同侧倾斜,脸转向对侧　　　　　　E. 上述全错

2. 前斜角肌(　　)。

A. 起于颈椎体的前方　　　　　　　　　　　B. 止于第 1、2 肋

C. 止点后方有锁骨下动脉通过　　　　　　　D. 止点后方有锁骨下静脉通过

E. 上述全错

3. 胸大肌（　　）。

A. 起自胸骨，第 1~6 肋软骨和锁骨内侧半　　B. 止于肱骨外科颈

C. 收缩时肩关节后伸　　　　　　　　　　　D. 收缩时肩关节旋外

E. 上述全错

4. 主要引起腹式呼吸的肌是（　　）。

A. 腹肌　　　　　　　　B. 肋间肌　　　　　　　C. 胸大肌

D. 胸小肌　　　　　　　E. 膈

5. 常被选为肌内注射的肌是（　　）。

A. 三角肌和臀大肌　　　　　　　　　　　　B. 臀大肌和臀小肌

C. 臀大肌和臀中肌　　　　　　　　　　　　D. 肩肌和臂肌

E. 臀部肌和肩部肌

6. 不参与呼吸运动的肌是（　　）。

A. 腹肌　　　　　　　　B. 膈　　　　　　　　　C. 胸大肌

D. 肋间肌　　　　　　　E. 斜方肌

7. 腹股沟韧带（　　）。

A. 位于两侧髂前上棘之间　　　　　　　　　B. 由腹内斜肌腱膜构成

C. 为腹股沟管的前壁　　　　　　　　　　　D. 由腹外斜肌腱膜构成

E. 以上都不对

8. 膈（　　）。

A. 收缩时穹隆下降助呼气　　　　　　　　　B. 松弛时穹隆上升助吸气

C. 收缩时穹隆上升助呼气　　　　　　　　　D. 松弛时穹隆下降助呼气

E. 收缩时穹隆下降助吸气

9. 既可屈髋关节又可屈膝关节的肌是（　　）。

A. 股二头肌　　　　　　B. 缝匠肌　　　　　　　C. 股直肌

D. 髂腰肌　　　　　　　E. 以上都不是

10. 肱二头肌（　　）。

A. 位于臂前部深面　　　　　　　　　　　　B. 长头起于喙突

C. 短头起自关节盂上方　　　　　　　　　　D. 下端止于尺骨粗隆

E. 可屈肩、屈肘，使前臂旋后

二、名词解释

起点、止点、腹直肌鞘、腹股沟韧带、斜角肌间隙。

三、思考题

1. 肱二头肌的起点、止点及作用是什么？

2. 大腿肌前群和后群各有哪些肌？

3. 临床上，选择作为肌内注射最为常见的两块肌肉名称、位置及特点是什么？

（杨小四）

第三篇

内脏学

NEIZANGXUE

　　内脏是指在体腔内,借管道直接或间接与外界相通的器官的总称。内脏包括消化、呼吸、泌尿和生殖四个系统,大部分位于胸腔、腹腔和盆腔内。研究内脏各器官形态结构和位置的科学,称为内脏学。某些与内脏密切相关的结构,如胸膜、腹膜和会阴等,也归于内脏学范畴。内脏各器官在形态结构、位置和功能上,都有着密切联系和相似之处。

第六章 消化系统

学习目标

1. **掌握**：消化系统组成，上、下消化道的概念，咽峡的组成，牙的种类和排列，咽的位置及分部，腭扁桃体的位置，食管的长度、三个狭窄，胃的形态、位置和分部，小肠的位置、分布及各部的形态结构特点，大肠的分部，阑尾的位置及根部体表投影，肛管的结构，肝、胆囊及胰腺的位置，肝外胆道的组成。

2. **熟悉**：口腔腺的位置及开口，肝的形态及肝小叶与门管区的结构，肝门的位置，胰的形态结构，腹膜的组成和腹膜腔的概念，消化管壁的一般结构。

3. **了解**：舌的形态和黏膜特征，食管的位置及分部，腹膜所形成的结构。

第一节 概 述

一、消化系统的组成

消化系统包括消化管和消化腺两大部分(图 6-1)。

消化管是指从口腔到肛门的管道，依次分为口腔、咽、食管、胃、小肠(十二指肠、空肠和回肠)和大肠(盲肠、阑尾、结肠、直肠和肛管)。临床上通常把从口腔到十二指肠的这部分消化管称为上消化道，十二指肠以下的部分称为下消化道。

> **重点提示** 消化系统的组成及上、下消化道的概念。

消化腺按体积的大小和位置的不同，可分为大消化腺(肉眼可见的大唾液腺、肝、胰)和小消化腺(消化管壁内的食管腺、胃腺和肠腺等)两种。

消化系统的基本功能是摄取食物，并通过研磨或咀嚼对食物进行物理和化学性消化，吸收其营养物质和排出食物残渣。消化管的口腔和咽，还与呼吸、发音和语言活动有关。

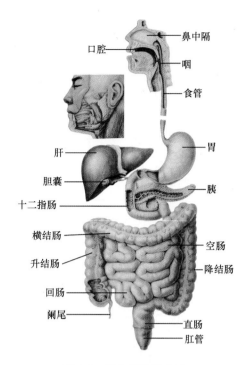

图 6-1　消化系统模式图

二、胸部标志线及腹部分区

内脏大部分器官在胸、腹、盆腔内占据相对固定的位置,而掌握内脏器官的正常位置,对于临床的诊断检查有着重要的实用意义。为了描述胸、腹部各器官的位置及体表投影,通常在胸、腹部体表确定若干标志线和分区(图 6-2)。

(一)胸部的标志线

1. 前正中线　沿身体前面正中所做的垂直线。

2. 胸骨线　沿胸骨外侧缘所做的垂直线。

3. 锁骨中线　通过锁骨中点所做的垂直线。

4. 胸骨旁线　在胸骨线与锁骨中线之间的中点所做的垂直线。

5. 腋前线　经腋前襞所做的垂直线。

6. 腋后线　经腋后襞所做的垂直线。

7. 腋中线　经腋前、后线之间中点所做的垂直线。

8. 肩胛线　经肩胛骨下角所做的垂直线。

9. 后正中线　沿身体后面正中所做的垂直线。

(二)腹部的分区

腹部的分区有九分法和四分法。前者借两条横线(左、右肋弓最低点连线和左右髂结节的连线)和两条竖线(过左、右腹股沟韧带中点向上做的两条垂直线),把腹部分为九个区域(左季肋区、腹上区、右季肋区、左腹外侧区、脐区、右腹外侧区、左腹股沟区、腹下区、右腹股沟区)(图 6-3);后者借前后正中线和过脐的水平线将腹部分为四个区域(左上腹、右上腹、左下腹和右下腹)。

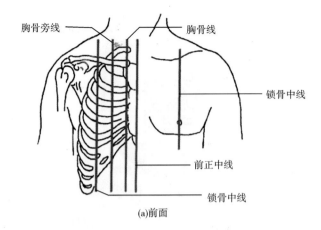

(a)前面

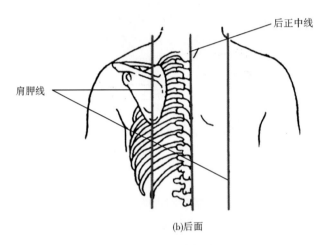

(b)后面

图 6-2 胸部标志线

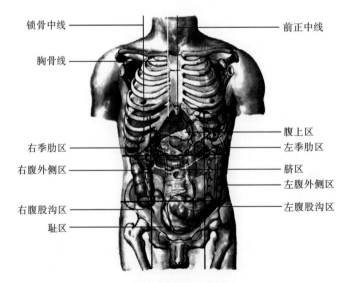

图 6-3 腹部分区

第二节 消 化 管

一、口腔

口腔是消化管的起始部,向前经口裂通外界,向后经咽峡与咽交通。口腔前壁为口唇,侧壁为颊,上壁为腭,下壁为口腔底。口腔内有牙、舌等器官。口腔借上、下牙槽弓分为口腔前庭和固有口腔两部分(图 6-4)。

(一)口唇与颊

口唇与颊由皮肤、皮下组织、肌(口轮匝肌、颊肌等)及黏膜组成。口唇的游离缘是皮肤与黏膜的移行部,称唇红。上唇两侧以弧形的鼻唇沟与颊部分界,在上唇外面正中线处有一纵行浅沟,称人中。

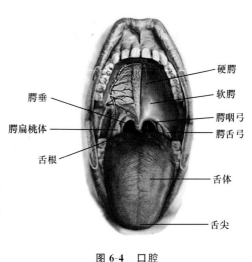

图 6-4 口腔

（硬腭、软腭、腭咽弓、腭舌弓、舌体、舌尖、腭垂、腭扁桃体、舌根）

知识链接

　　唇是体表毛细血管最丰富的部位之一,呈红色,通常缺氧时呈绛紫色,临床称为发绀。

　　人中:昏迷患者急救时常在此处进行按压或针刺。主治癫狂痫、中风昏迷、小儿惊风等症。

(二)腭

腭构成口腔的上壁,腭分前 2/3 的硬腭及后 1/3 的软腭。软腭后缘游离,中央有一向下的乳头状突起,称腭垂(悬雍垂),其两侧有前后两对向下的黏膜皱襞,前方的称腭舌弓,后方的称腭咽弓,两皱襞间的凹陷称腭扁桃体窝,内有腭扁桃体。软腭后缘、腭垂、腭舌弓和舌根共同围成咽峡,是口腔通向咽的门户。

 重点提示　　**咽峡的组成。**

(三)牙

牙嵌于上、下颌骨的牙槽内,是人体最坚硬的器官。

1. 牙的形态　　牙在外观上可分为牙冠、牙根和牙颈三部分(图 6-5)。牙冠和牙颈内部的腔隙称牙冠腔,牙根内的细管称牙根管,牙根管与牙冠腔合称牙腔或髓腔。

2. 牙的构造　　牙主要由牙质构成,牙质致密坚硬,构成牙的主体,在牙冠表面覆盖有牙釉

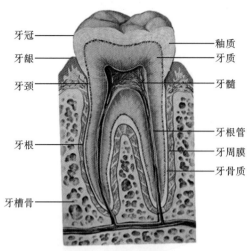

牙冠
牙龈
牙颈
牙根
牙槽骨

釉质
牙质
牙髓
牙根管
牙周膜
牙骨质

图 6-5 牙的构造模式图(纵切)

质,在牙颈和牙根表面包有一层牙骨质(图 6-5)。牙腔内有牙髓,由结缔组织、神经、血管和淋巴管共同组成。

3. 牙周组织 由牙槽骨、牙周膜和牙龈共同组成。对牙有支持、保护和固定的作用。

4. 牙的分类 牙是对食物进行机械加工的器官,并有协助发音等作用。人的一生有两套牙。第一套牙为乳牙,一般在出生后 6～7 个月开始萌出,3 岁左右出全,共 20 个,可分为乳切牙、乳尖牙和乳磨牙(图 6-6)。第二套牙为恒牙,6～7 岁时,乳牙开始脱落,12～14 岁逐步出全并替换全部乳牙。恒牙 28～32 个,分为切牙、尖牙、前磨牙和磨牙(图 6-6)。成人的第三磨牙又称迟牙或智牙。

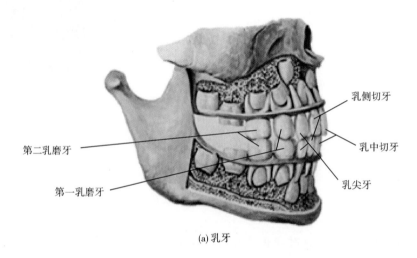

第二乳磨牙
第一乳磨牙
乳侧切牙
乳中切牙
乳尖牙

(a)乳牙

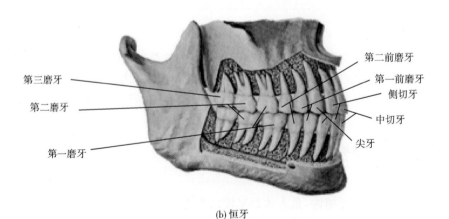

第三磨牙
第二磨牙
第一磨牙
第二前磨牙
第一前磨牙
侧切牙
中切牙
尖牙

(b)恒牙

图 6-6 牙的分类

5. 牙的记录方式 通常用罗马数字表示乳牙,阿拉伯数字表示恒牙,用横线表示上、下颌牙的分界,以纵线表示左、右侧牙的分界(图6-7)。

第三磨牙	第二磨牙	第一磨牙	第二前磨牙	第一前磨牙	尖牙	侧切牙	中切牙	乳中切牙	乳侧切牙	乳尖牙	侧切牙	中切牙
8	7	6	5	4	3	2	1	I	II	III	IV	V

图6-7 牙的排列

(四)舌

舌位于口腔底部,是柔软的肌性器官,运动灵活,有搅拌食物、帮助吞咽、辅助发音和感受味觉等功能(图6-8)。

1. 舌的形态 舌分为舌尖、舌体和舌根。舌有上、下两面,上面称舌背,其后部被一“人”字形的界沟分为前2/3的舌体和后1/3的舌根。舌体的前端为舌尖。

2. 舌黏膜 淡红色,覆于舌的表面。在舌背黏膜上有许多小突起,称舌乳头,主要有丝状乳头、菌状乳头和轮廓乳头,前者感受触觉,后两者感受味觉。舌下面正中线处有一黏膜皱襞称舌系

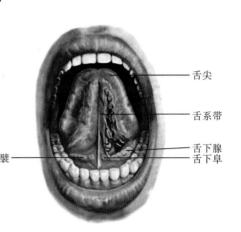

图6-8 口腔底和舌下面

带,连于口腔底,舌系带两侧有一对隆起称舌下阜,为下颌下腺和舌下腺的共同开口;舌下阜向后延伸的黏膜隆起称舌下襞,其深面有舌下腺及开口。

3. 舌肌 为骨骼肌,可分舌内肌和舌外肌两种。舌内肌纤维呈纵、横、垂直排列,收缩时改变舌的形态;舌外肌(主要为颏舌肌)起自舌周围的结构,止于舌内,收缩时可改变舌的位置。两侧颏舌肌同时收缩,拉舌向前下方,即伸舌。单侧颏舌肌收缩使舌尖伸向对侧。当一侧颏舌肌瘫痪时,舌尖偏向患侧。

二、咽

1. 形态与位置 咽是一个前后略扁的漏斗形肌性管道,位于第1~6颈椎的前方和鼻、口、喉的后方,上至颅底,下达第6颈椎下缘与食管相续,全长约12 cm(图6-9)。

2. 分部与结构 咽腔自上而下可分为鼻咽、口咽和喉咽三个部分。

(1)鼻咽 位于鼻腔的后方,向前经鼻后孔与鼻腔相通,在其两侧壁上各有一个咽鼓管咽口。该口的前、上和后方有明显的半环形隆起,称咽鼓管圆枕。咽鼓管圆枕的后方与咽后壁之间的纵形深窝,称咽隐窝,它是鼻咽癌的好发部位。

(2)口咽 位于软腭后缘与会厌之间,向上通鼻咽,向下通喉咽,向前经咽峡通口腔,其侧壁上有腭扁桃体窝和腭扁桃体。

(3)喉腔 位于喉的后方,会厌上缘与第6颈椎下缘之间,向前经喉口通喉腔,向下续食管。在喉口两侧有一对较深的梨状隐窝,常为食物滞留的部位。

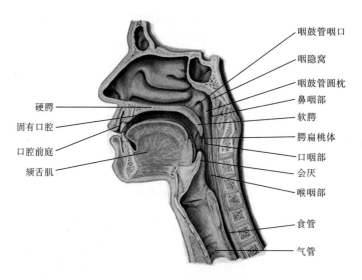

咽鼓管咽口
咽隐窝
咽鼓管圆枕
鼻咽部
软腭
腭扁桃体
口咽部
会厌
喉咽部
食管
气管

硬腭
固有口腔
口腔前庭
颏舌肌

图6-9　咽(正中矢状切面)

三、食管

1. 形态与位置　食管为前后略扁的肌性管道,上端平第 6 颈椎下缘处与喉咽相续,沿脊柱前方下行,经胸廓上口入胸腔,穿膈的食管裂孔入腹腔,末端与胃的贲门连接,全长约 25 cm(图 6-10)。

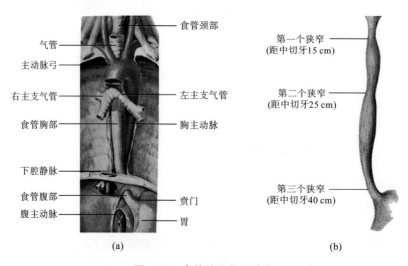

气管
主动脉弓
右主支气管
食管胸部
下腔静脉
食管腹部
腹主动脉

食管颈部
左主支气管
胸主动脉
贲门
胃

第一个狭窄
(距中切牙15 cm)

第二个狭窄
(距中切牙25 cm)

第三个狭窄
(距中切牙40 cm)

(a)　　　　　　　　　　　　　(b)

图6-10　食管的位置及狭窄

2. 食管的狭窄　食管全长有三处生理性狭窄,依次在食管的起始处、与左主支气管交叉处和穿膈处,分别距中切牙 15 cm、25 cm 和 40 cm。这些狭窄尤其是第二个狭窄部常为异物滞留和食管癌的好发部位。

重点提示　**食管的长度、三个生理性狭窄。**

四、胃

胃是消化管中最膨大的部分,上接食管,下续十二指肠。胃有容纳食物、分泌胃液和初步消化食物的功能。成人胃容量约 1500 mL，新生儿的胃容量约 30 mL。

1. 形态与分部　胃的形态受充盈度、体位等多种因素的影响。胃有两壁（前壁和后壁）、两口（贲门和幽门）和两缘（胃小弯和胃大弯）。胃小弯的最低点称角切迹。胃可分为贲门部、胃底部、胃体部和幽门部四部分，幽门部是指角切迹到幽门之间的部分，临床上常称此部为"胃窦"。幽门部又可分为左侧的幽门窦和右侧的幽门管。胃的幽门窦近胃小弯处是胃溃疡和胃癌的好发部位（图 6-11）。

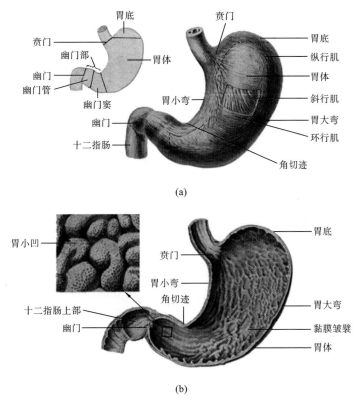

(a)

(b)

图 6-11　胃的形态与分部

重点提示　　**胃的形态和分部。**

2. 位置与毗邻　在中等充盈时，胃大部分位于左季肋区，小部分在腹上区。贲门位于第 11 胸椎体左侧，幽门在第 1 腰椎体右侧。胃前壁右侧与肝左叶靠近，左侧与膈相邻，在剑突下直接与腹前壁相贴，该处为临床触诊胃的部位；胃后壁与左肾、左肾上腺、胰、脾等相邻；胃底与膈、脾相贴。

护理应用解剖

胃插管术

　　胃插管术是将胃导管经鼻腔或口腔插入胃内的一项诊疗技术。用于管饲食物或给药、各种目的的洗胃、抽取胃液检查、胃肠减压等。

　　胃管插入长度一般为前额发际至胸骨剑突处或由鼻尖经耳垂到剑突的距离，一般成人插入长度为 50～55 cm。

五、小肠

小肠是消化管中最长的一段,也是消化吸收的主要部位。成人全长 5～7 m,盘曲在腹腔中下部,上接幽门,下续盲肠,可分为十二指肠、空肠和回肠。

(一)十二指肠

十二指肠是小肠的起始,成人长约 25 cm,呈"C"形包绕胰头,按其位置不同可分上部、降部、水平部和升部 4 部(图 6-11,图 6-12)。

1. 上部 起自胃的幽门,行向右后方,至肝门下方、胆囊颈附近急转向下,移行为十二指肠降部。十二指肠上部左侧与幽门连接的一段肠管,长约 2.5 cm,肠壁薄,管径大,黏膜光滑无皱襞,称十二指肠球,是十二指肠溃疡及其穿孔的好发部位。

2. 降部 在第 1～3 腰椎的右侧下降。降部黏膜形成发达的环状襞,其中份后内侧壁上有一纵行的皱襞称十二指肠纵襞,其下端的圆形隆起称十二指肠大乳头,是胆总管和胰管的共同开口。

3. 水平部 向左横行越过下腔静脉和主动脉的前方续于升部。

4. 升部 起自水平部末端,斜向左上方,至第 2 腰椎的左侧转向下,移行为空肠。十二指肠和空肠间转折处形成的弯曲,称十二指肠空肠曲,被十二指肠悬肌(又称 Tritz 韧带)固定于腹后壁。十二指肠悬肌和包绕其表面的腹膜皱襞共同构成十二指肠悬韧带,是确定空肠起始的重要标志。

(二)空肠和回肠

空肠和回肠迂回盘曲于腹腔中下部,二者之间无明显分界。近端 2/5 为空肠,位于左上腹,管径较大,管壁较厚,内面的黏膜皱襞高而密,只见孤立淋巴滤泡,血供丰富,色较红;远端 3/5 为回肠,位于右下腹,管径略小,管壁略薄,内面的黏膜皱襞低而疏,可见集合淋巴滤泡和孤立淋巴滤泡,血管不如空肠丰富,色较暗淡(图 6-13)。

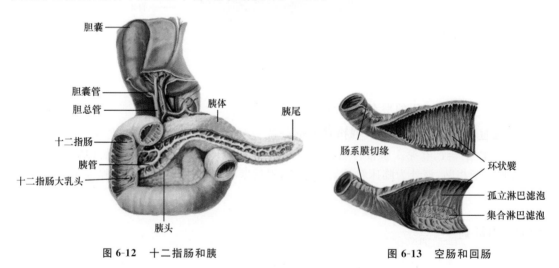

图 6-12 十二指肠和胰   图 6-13 空肠和回肠

六、大肠

大肠是消化管的末段,在右髂窝处接回肠末端,止于肛门。全长约 1.5m,围绕在空回肠周围,可分为盲肠、阑尾、结肠、直肠和肛管。盲肠和结肠的表面有三种特征性的结构:结肠带(3条)、结肠袋和肠脂垂(图 6-14)。

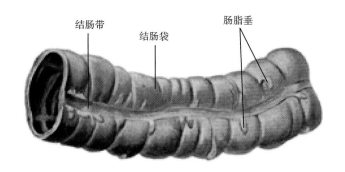

图 6-14　结肠(外面观)

1. 盲肠与阑尾　盲肠是大肠的起始部分,位于右髂窝内,长 6～8 cm,左接回肠,向上连于升结肠(图 6-15)。回肠末端进入盲肠的开口称回盲口,口的上、下缘形成突向盲肠的两片半月形的皱襞称回盲瓣,可阻止小肠内容物过快地流入大肠,并防止盲肠内容物逆流回小肠。阑尾为一蚓状突起,位于右髂窝内,根部连于盲肠的后内侧壁,为 3 条结肠带的汇合处,远端游离。阑尾根部的体表投影称麦氏点,约在脐与右髂前上棘连线的中、外 1/3 交点处。急性阑尾炎时此点附近有明显压痛。

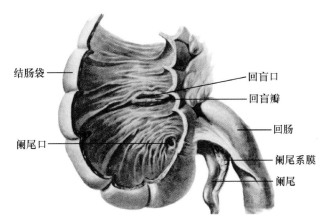

图 6-15　盲肠和阑尾

重点提示　**阑尾根部的体表投影**。

2. 结肠　结肠围绕在小肠周围,始于盲肠,终于直肠。可分为升结肠、横结肠、降结肠和乙状结肠。升结肠起于盲肠,沿腹后壁右侧上升,至肝右叶下面转向左形成结肠右曲(肝曲),移行于横结肠;横结肠向左至脾下方转折向下形成结肠左曲(脾曲),移行于降结肠;降结肠沿腹后壁左侧下降,至左髂嵴平面移行于乙状结肠;乙状结肠在左髂窝内呈乙字形弯曲,向下入盆腔,至第 3 骶椎平面续于直肠。

3. 直肠和肛管　直肠位于盆腔内,长 10～14 cm,沿骶骨和尾骨前面下降至盆膈处续于肛管。直肠并非笔直,在矢状面上有两个弯曲,即上面的骶曲和下面的会阴曲,前者凸向后,后者凸向前。直肠下端肠腔膨大称直肠壶腹,其内面常有 3 条直肠横襞。肛管长 3～4 cm,上续直肠,末端终于肛门。其内面的黏膜形成 6～10 条纵行的肛柱,各肛柱下端间有半月形的肛瓣,相邻肛柱下端与肛瓣围成袋状的肛窦,粪屑易积存在窦内,如发生感染可引起肛窦炎。各肛瓣的游离缘和肛柱的下端共同连成一锯齿状的齿状线或肛皮线,是皮肤与黏膜的分界线。在齿状线周围的黏膜下层和肛梳的皮下组织中有丰富的静脉丛,病理情况下静脉丛淤血曲张则形成痔。通常把齿状线以上的痔称内痔,以下的则称外痔。齿状线以下有一宽约 1 cm 的光滑环状带称肛梳,也称痔环;肛梳的下缘有一环状浅沟称白线,此线是肛门内、外括约肌的交界处。肛门周围有内、外括约肌围绕。肛门内括约肌是直肠壁环形平滑肌增厚而成,可协助排便;肛门外括约肌由骨骼肌构成,受意识支配,有括约肛门、控制排便的作用(图 6-16)。

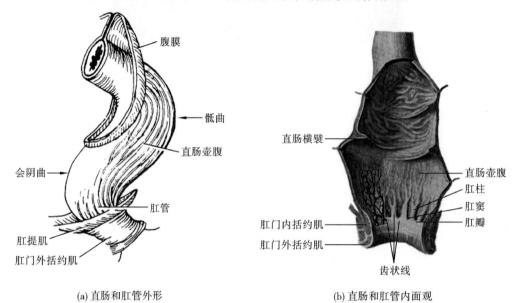

(a) 直肠和肛管外形　　(b) 直肠和肛管内面观

图 6-16　直肠和肛管

知识链接

痔好发于便秘、长期饮酒、进食大量刺激性食物和久坐久立的人群。关于痔的病因主要有两种学说:静脉曲张学说和肛垫下移学说。痔按发生部位的不同可分为内痔、外痔、混合痔。常见症状有便血、坠胀感、肿胀、疼痛等。

护理应用解剖

灌 肠 术

灌肠术是将一定量的溶液由肛门经直肠灌入结肠,以帮助患者清洁肠道排便、排气或由肠道供给药物或营养,达到确定诊断和进行治疗目的的技术。

七、消化管的微细结构

(一) 消化管壁的一般结构

除口腔与咽外,消化管壁一般分为 4 层,由内至外依次为黏膜层、黏膜下层、肌层和外膜(图 6-17)。

1. 黏膜层　黏膜位于管壁的最内层,自内向外由上皮、固有层和黏膜肌层组成。

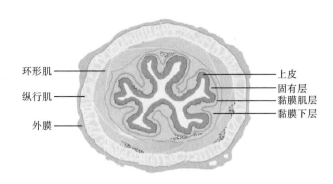

图 6-17 消化管的微细结构

（1）上皮 上皮衬在消化管腔的内表面。胃肠道的上皮为单层柱状上皮，具有消化吸收功能。

（2）固有层 固有层由疏松结缔组织构成，内含小腺体、血管、神经和淋巴组织。

（3）黏膜肌层 为1～2层平滑肌，呈内环外纵排列。

2. 黏膜下层 黏膜下层为疏松结缔组织，内含血管、淋巴管、神经丛和小消化腺。黏膜和黏膜下层共同突向管腔形成皱襞，从而扩大了黏膜的表面积，有利于营养的吸收。

3. 肌层 肌层除口腔、咽、食管上段和肛门外括约肌为骨骼肌外，其余部分均为平滑肌。一般分为内环行、外纵行两层。某些部位局部环形肌增厚形成括约肌，可控制管腔内容物的进出。

4. 外膜 外膜在咽、食管及直肠下段的为纤维膜，胃、小肠及大肠的为浆膜。

（二）食管壁的微细结构

食管壁由内向外分为黏膜层、黏膜下层、肌层和外膜4层。

食管的黏膜上皮为复层扁平上皮，具有保护作用。黏膜下层含有大量的食管腺，可分泌黏液起润滑作用。食管壁的肌层上1/3段为骨骼肌，中1/3段为骨骼肌与平滑肌混合，下1/3段为平滑肌。食管的外膜为纤维膜。

（三）胃壁的微细结构

胃壁可分为黏膜层、黏膜下层、肌层和外膜4层（图6-18）。

1. 黏膜层 较厚，橘红色有光泽，表面有许多胃小凹。空虚时胃黏膜形成皱襞，充盈时皱襞消失。上皮为单层柱状上皮，能分泌黏液保护胃黏膜；固有层为结缔组织，内有许多胃腺，包括贲门腺、幽门腺和胃底腺。胃底腺位于胃体和胃底，由颈黏液细胞、主细胞和壁细胞等组成。颈黏液细胞分泌黏液；主细胞也称胃酶细胞，分泌胃蛋白酶原；壁细胞又称盐酸细胞，可分泌盐酸和内因子，盐酸有杀菌、激活胃蛋白酶原、消化蛋白质等功能。内因子能促进维生素 B_{12} 的吸收。黏膜肌层由两薄层平滑肌组成。

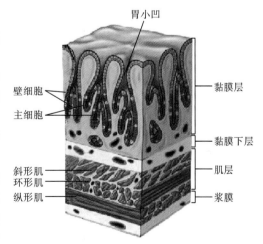

图 6-18 胃壁的微细结构

2. 黏膜下层 为疏松结缔组织，内含较粗的血管、淋巴和神经。

3. 肌层 较厚，由内斜、中环、外纵三层平滑肌构成。环形平滑肌在幽门处增厚形成幽门括约肌,有调节胃排空速度及防止小肠内容物反流入胃的作用。

4. 外膜　为浆膜,能分泌浆液,润滑胃壁。

(四)小肠的微细结构

小肠壁的组织结构也分四层,由内到外为黏膜层、黏膜下层、肌层和外膜(图6-19)。其主要特点是黏膜层在肠腔面形成许多环状皱襞和肠绒毛,固有层中有大量肠腺和淋巴组织。

1. 黏膜层　小肠的腔面有环状皱襞。在距幽门3～5 cm处开始出现,在十二指肠末段和空肠头段极发达,向下逐渐减少、变矮,至回肠中段以下基本消失。黏膜表面还有许多细小的肠绒毛,是由上皮和固有层向肠腔突起而成。绒毛的上皮主要由柱状细胞和杯状细胞构成,其游离面还有微绒毛。固有层形成绒毛的中轴,内含毛细血管网、毛细淋巴管(中央乳糜管)和散在的平滑肌纤维。小肠的皱襞、绒毛和微绒毛等结构可扩大小肠的吸收面积约600倍,使小肠的总吸收面积达到200～500 m²,有利于营养物质的吸收。

(1)上皮　为单层柱状上皮(图6-20)。绒毛部上皮由吸收细胞、杯状细胞和少量内分泌细胞组成;小肠腺除上述细胞外,还有潘氏细胞和干细胞。

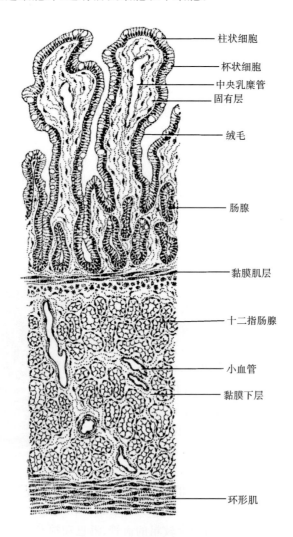

图6-19　小肠壁的微细结构

（2）固有层 在结缔组织中除有大量小肠腺外，还有丰富的淋巴细胞、浆细胞、巨噬细胞、嗜酸性粒细胞和肥大细胞。绒毛中央有1～2条纵行毛细淋巴管，称中央乳糜管，与脂肪性营养物质的吸收和运输有关。此管周围有丰富的有孔毛细血管，氨基酸、单糖等营养物质主要经过此吸收入血。固有层除有大量分散的淋巴细胞外，尚有淋巴滤泡，是重要的防御结构，有产生抗体和消灭细菌的作用。

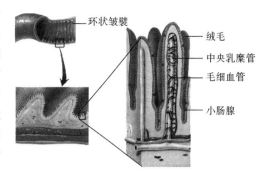

图6-20 小肠上皮

（3）黏膜肌层 由内环行和外纵行两薄层平滑肌组成。

2. 黏膜下层 由结缔组织构成，内含有较多血管、淋巴管和大量的十二指肠腺。

3. 肌层 由两薄层平滑肌组成。

4. 外膜 除部分十二指肠壁为纤维膜外，其余均为浆膜。

（王 阁）

第三节 消 化 腺

一、大唾液腺

大唾液腺包括腮腺、下颌下腺和舌下腺3对（图6-21）。其分泌物是唾液的主要成分，具有清洁口腔、湿润黏膜和帮助食物初步消化的功能。

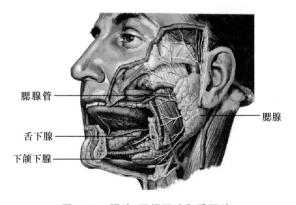

图6-21 腮腺、下颌下腺和舌下腺

 唾液腺的分布及开口部位。

1. 腮腺 呈不规则的三角形，位于外耳道前下方。腮腺管自腮腺前缘穿出，在颧弓下一横指处越过咬肌表面,穿颊肌,开口于上颌第2磨牙牙冠平对的颊黏膜处。

2. 下颌下腺 呈卵圆形,位于下颌体内面的下颌下腺窝内,导管开口于舌下阜。

3. 舌下腺 位于口腔底舌下襞深面。导管有大、小两种,小管开口于舌下襞黏膜表面,大管与下颌下腺管共同开口于舌下阜。

二、肝

肝是人体最大的消化腺,红褐色,质软而脆,肝的主要功能是分泌胆汁、参与代谢、贮存糖原、解毒及吞噬防御等,在胚胎时期还有造血功能。

重点提示 **肝的形态、结构、位置。**

(一) 肝的形态

肝呈不规则楔形,可分为上、下2面和前、后、左、右4缘,前缘锐薄,后缘圆钝。肝的上面隆凸,与膈相接触,称膈面。膈面被镰状韧带分为大而厚的右叶和小而薄的左叶。肝下面邻近腹腔脏器,称脏面。脏面中部有一近似"H"形的沟,即2条矢状位的左、右纵沟和1条冠状位的横沟。左纵沟的前部有肝圆韧带,后部有静脉韧带。右纵沟的前部为一浅窝,称胆囊窝,容纳胆囊;后部为腔静脉沟,有下腔静脉通过。横沟即肝门,是肝固有动脉,肝门静脉,肝左、右管、神经和淋巴管等进出肝的门户。出入肝门的这些结构被结缔组织包绕形成肝蒂。肝的脏面借上述的沟分为4个叶,即右纵沟右侧的右叶、左纵沟左侧的左叶、横沟前的方叶和横沟后的尾状叶(图6-22)。

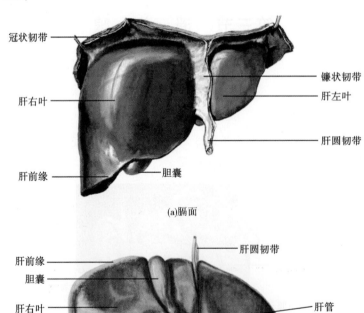

(a)膈面

(b)脏面

图6-22 肝

(二)肝的位置

肝大部分位于右季肋区和腹上区,小部分位于左季肋区。肝的前面大部分被肋所覆盖,仅在腹上区左、右肋弓间的部分直接与腹前壁接触。肝上界与膈穹隆一致。肝的下界在右侧大致与右肋弓一致,故体检时在右肋弓下不能触及肝,但在剑突下方约 3 cm 处可触及。幼儿的肝下界位置较低,7 岁前可低于肋弓下缘 1~2 cm。

(三)肝外胆道系统

肝外胆道系统包括肝左管、肝右管、肝总管、胆囊和胆总管。

1. 胆囊 位于肝下面的胆囊窝内,有贮存和浓缩胆汁的功能,容量 40~60 mL。胆囊呈梨形,分为胆囊底、胆囊体、胆囊颈和胆囊管 4 部分。胆囊底是胆囊前端的膨大部分,其体表投影在右锁骨中线与右肋弓交点处附近。当胆囊病变时,此点有明显的压痛。

2. 肝总管 长约 3 cm,由肝左管和肝右管汇合而成,行于肝十二指肠韧带内,下端与胆囊管汇合成胆总管。

3. 胆总管 长 4~8 cm,直径 6~8 mm,由肝总管和胆囊管汇合而成,在肝十二指肠韧带内下行,经十二指肠上部的后方,至胰头与十二指肠降部之间与胰管汇合,形成略膨大的共同管道,称肝胰壶腹,开口于十二指肠大乳头。肝胰壶腹周围有肝胰壶腹括约肌(Oddi 括约肌)包绕。

🔲 **重点提示**   **胆汁的生成部位及排出途径**。

未进食时,肝胰壶腹括约肌保持收缩状态,肝细胞分泌的胆汁经肝左、右管,肝总管及胆囊管进入胆囊内贮存和浓缩。进食后,在神经体液因素的调节下,肝胰壶腹括约肌舒张,胆囊收缩,使胆囊内的胆汁经胆囊管、胆总管、肝胰壶腹、十二指肠大乳头,排入十二指肠内。

三、胰

胰由外分泌部和内分泌部组成。外分泌部分泌胰液,内含多种消化酶,有分解消化蛋白质、糖类和脂肪的作用。内分泌部即胰岛,分泌的激素参与调节糖代谢。

(一)胰的位置和形态

胰是位于腹后壁的一个狭长腺体,呈三棱形,质软,灰红色,长 17~20 cm。胰横向位于腹上区和左季肋区,平对第 1~2 腰椎体。

(二)胰的分部

胰分头、颈、体和尾 4 部。胰头较膨大,位于第 2 腰椎右侧,被十二指肠环绕;胰颈后方有肠系膜上静脉通过,并与脾静脉汇合成肝门静脉;胰体居第 1 腰椎平面;胰尾较细,紧贴脾门。胰实质内有贯穿胰全长的排泄管,称胰管,从胰尾至胰头沿途有许多小排泄管汇入,最后与胆总管汇合,共同开口于十二指肠大乳头。

四、消化腺的微细结构

(一)肝的微细结构

肝表面大部分覆以浆膜,肝门处的结缔组织随肝门的结构伸入肝实质内,将肝实质分隔成许多的肝小叶,肝小叶之间有门管区。

1. 肝小叶 肝小叶为多面棱柱体,是肝结构和功能的基本单位,由中央静脉、肝板、肝血窦、窦周隙及胆小管组成(图 6-23)。

(1)中央静脉 中央静脉位于肝小叶中央,接受肝血窦的血液。管壁薄而不完整,有肝血窦开口。

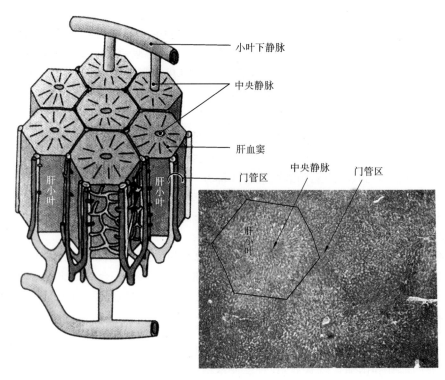

图 6-23 肝小叶

（2）肝板 是由肝细胞单行排列而形成凹凸不平的板状结构，相邻肝板彼此吻合成网，切面上呈条索状，称肝索，它以中央静脉为中心向四周呈放射状排列（图 6-24）。

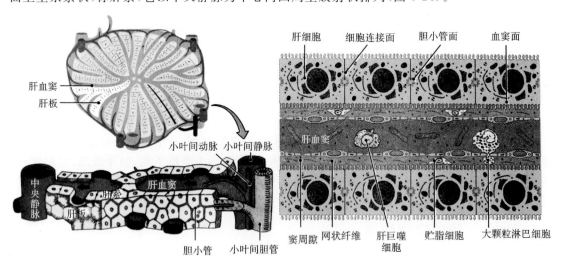

图 6-24 肝板与肝血窦模式图

（3）肝细胞 呈多边形，体积较大，核大而圆，位于细胞中央，核仁明显，有时可见双核。电镜下，肝细胞内富含各种细胞器及多种内含物。大量的线粒体为肝细胞的活动提供能量。胞质内较多的溶酶体参与肝细胞的细胞内消化、胆红素运输和铁的贮存。发达的高尔基复合体和丰富的粗面内质网可合成多种血浆蛋白、凝血酶原和补体蛋白等。滑面内质网多呈管状和泡状，主要参与合成胆汁、脂类代谢、糖代谢以及解毒等功能。微体呈椭圆形，内含过氧化氢酶等多种氧化酶,可水解过氧化氢等代谢产物。

(4) 胆小管 是位于相邻肝细胞之间由质膜局部凹陷形成的微细管道。以盲端起于中央静脉周围的肝板内,互相吻合成网,其腔内有微绒毛。肝细胞分泌的胆汁直接释放入胆小管,胆小管出肝小叶后汇入小叶间胆管。

(5) 肝血窦 位于相邻肝板间的不规则腔隙,其内的血液来自肝固有动脉和肝门静脉,经肝血窦汇入中央静脉(图 6-24)。窦壁由一层扁平内皮细胞围成,电镜下,内皮细胞上有大小不等的窗孔,孔上无膜。细胞连接松散,无基膜,有少量网状纤维。窦腔内有一种不规则形的细胞,称肝巨噬细胞,又称库普弗细胞(Kupffer cell),有较强的吞噬功能,可吞噬清除血液中的异物、细菌和衰老死亡的红细胞等。肝血窦内还有较多的 NK 细胞,称大颗粒淋巴细胞,有重要的免疫作用。

(6) 窦周隙 又称 Disse 间隙,宽约 0.4 μm,是血窦内皮细胞与肝细胞之间的狭小间隙(图 6-24)。间隙内充满由肝血窦渗出的血浆。窦周隙是肝细胞与血液间进行物质交换的场所。窦周隙内还有少量网状纤维和形态不规则的贮脂细胞。贮脂细胞具有贮存脂肪、维生素 A 和合成网状纤维等功能。慢性肝炎时,窦周隙内网状纤维和贮脂细胞增多,导致肝硬化。

2. 门管区 门管区为相邻肝小叶之间的区域,结缔组织较多,一般呈三角形或多边形,内有小叶间静脉、小叶间动脉和小叶间胆管等(图 6-24)。小叶间静脉是肝门静脉的分支,管腔大而不规则,壁薄。小叶间动脉是肝固有动脉的分支,管腔小而规则,管壁厚。小叶间胆管由胆小管汇集而成,是肝管的属支,其管壁由单层立方或低柱状上皮组成,小叶间胆管最后形成左、右肝管出肝。

3. 胆汁的排出途径 胆汁由肝细胞生成,进入胆小管,胆小管合成小叶间胆管,再汇合成肝左管、肝右管,出肝后合成肝总管。肝总管与胆囊管合成胆总管,下行至胰头与十二指肠降部之间与胰管汇合,形成膨大的肝胰壶腹,开口于十二指肠大乳头。胆汁的排出途径如下:

肝细胞——胆小管——小叶间胆管——肝左、右管——肝总管 ──进食──→ 胆总管——十二指肠
分泌胆汁
　　　　　　　　　　　　　　　　　　　　　　　　未进食↓　　　　　　　　↗
　　　　　　　　　　　　　　　　　　　　　胆囊⇌胆囊管

4. 肝的血液循环 肝的血液供应丰富,有两套血管:肝门静脉属于肝的功能性血管;肝固有动脉属于肝的营养性血管。二者在肝门处入肝,入肝后反复分支为小叶间静脉和小叶间动脉,二者都汇入肝血窦,再进入中央静脉,中央静脉汇合成小叶下静脉,最后汇合成 2~3 条肝静脉,肝静脉从肝的后缘出肝汇入下腔静脉。肝的血液循环途径如下:

功能性血管:肝门静脉→小叶间静脉
　　　　　　　　　　　↓
　　　　肝血窦→中央静脉→小叶下静脉→肝静脉→下腔静脉
　　　　　　　　　　　↑
营养性血管:肝固有动脉→小叶间动脉

(二)胰的微细结构

胰外包薄层结缔组织被膜,被膜伸入实质将胰分为许多小叶。胰实质由外分泌部和内分泌部组成(图 6-25)。外分泌部分泌胰液,胰液含多种消化酶,包括胰蛋白酶原、胰糜蛋白酶原、胰淀粉酶、胰脂肪酶等,胰液经胰管排入十二指肠,参与糖、蛋白质和脂肪的消化。

内分泌部又称胰岛,分泌激素进入血液,主要参与糖代谢的调节。

1. 外分泌部 外分泌部为复管泡状腺,由腺泡和导管组成。

(1) 腺泡 为浆液性腺泡。腺细胞呈锥体形,核圆,位于基部,顶部胞质内含有许多嗜酸

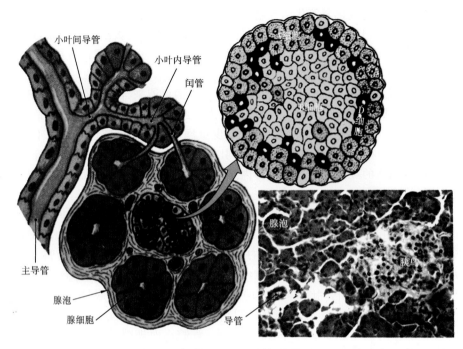

图 6-25　胰的微细结构

性酶原颗粒,颗粒多少常随细胞的功能状态而变化。腺泡腔内常有着色浅淡的扁平细胞,称泡心细胞,是闰管起始部上皮细胞伸入腺泡腔内所致。

（2）导管　由闰管、小叶内导管、小叶间导管和主导管构成。闰管细而长,由单层扁平上皮构成,一端伸入腺泡腔形成泡心细胞,另一端汇合成单层立方上皮组成小叶内导管。小叶内导管出小叶后汇合成小叶间导管。导管管径不断增粗,管壁也由单层立方上皮逐渐移行为单层柱状上皮,最后汇合成主导管（胰管）。

2. 内分泌部　内分泌部又称胰岛,是内分泌细胞组成的球形细胞团。胰岛散在于腺泡之间,胰尾部较多。用特殊染色法染色,可见胰岛主要由 3 种细胞构成。

（1）A 细胞　数量较少,约占胰岛细胞总数的 20%,多分布于胰岛外周部。A 细胞分泌胰高血糖素,使血糖浓度升高。

（2）B 细胞　数量最多,约占胰岛细胞总数的 75%,多位于胰岛中央。B 细胞分泌胰岛素,降低血糖浓度。

（3）D 细胞　数量较少,约占胰岛细胞总数的 5%。D 细胞分泌生长抑素,可抑制 A、B 细胞的分泌活动。

知识链接

糖　尿　病

　　糖尿病是由遗传和环境因素共同作用而引起的常见病,是因胰岛素绝对或相对分泌不足以及靶组织细胞对胰岛素敏感性降低,引起蛋白质、脂肪、水和电解质等一系列代谢紊乱的综合征。临床以高血糖为主要标志,常见症状有多饮、多尿、多食和消瘦（"三多一少"）等,可引起身体多系统的损害。目前糖尿病的治疗以饮食控制、药物和注射胰岛素为主。随着分子生物学技术的发展,干细胞定向分化成胰岛素分泌细胞已成为现实,并将其应用于临床取得了一定的成果。

第四节 腹　　膜

一、腹膜与腹膜腔

腹膜是覆盖于腹、盆壁内表面及腹、盆腔器官表面的薄而光滑的半透明浆膜。衬于腹、盆壁内表面的腹膜,称壁腹膜;贴覆于腹、盆腔器官表面的腹膜,称脏腹膜,其构成器官的浆膜。

重点提示 **腹膜的概念及功能,腹膜与腹盆腔脏器的关系。**

脏、壁腹膜之间相互移行和延续,共同围成不规则的潜在性腔隙称腹膜腔,是人体最大的浆膜腔。男性腹膜腔是封闭的,而女性腹膜腔通过输卵管、子宫、阴道和外界相通,正常情况下子宫颈管被其上皮分泌的黏液堵塞,空气和细菌不能通过。

腹腔与腹膜腔在解剖学上是两个不同而又相关的概念。腹腔是指骨盆上口以上,腹前壁和腹后壁与膈围成的腔;骨盆上口以下、盆膈以上的腔为盆腔。实际上腹腔内的器官均位于腹膜腔之外(图 6-26)。

腹膜主要有分泌、吸收、支持、固定、保护、修复和防御等功能。正常情况下,腹膜可以分泌少量浆液,可润滑脏器表面、减少活动时脏器之间的摩擦。病理情况下,腹膜渗出液增加,可形成腹腔积液。腹膜吸收能力较强,能吸收腹膜腔内的液体和空气等,特别是上腹部的腹膜吸收能力更强,故腹腔炎症或术后患者应多采取半卧位,使有害液体流至下腹部,以减缓腹膜对有害液体的吸收。腹膜所形成的韧带、系膜等结构对腹腔脏器起支持和固定作用。

知识链接

腹膜透析

急、慢性肾衰等疾病可以利用腹膜的半透膜特性行腹膜透析治疗。其原理是透析液经导管灌入患者的腹膜腔后,腹膜两侧存在溶质的浓度差,高浓度一侧的溶质通过弥散作用向低浓度一侧移动,水分则通过渗透作用从低渗一侧向高渗一侧移动。通过腹腔透析液不断地更换,以达到清除体内代谢产物、毒性物质及纠正水、电解质平衡紊乱的目的。

二、腹膜与器官的关系

根据腹、盆腔脏器被腹膜覆盖的范围情况不同,可以将腹、盆腔脏器分为三类,即腹膜内位器官、腹膜间位器官和腹膜外位器官(图 6-27)。

1. 腹膜内位器官 器官表面几乎完全被腹膜包被,突入在腹腔中,如胃、空肠、回肠、盲肠、阑尾、横结肠、乙状结肠、脾、卵巢和输卵管等。这些器官借系膜或韧带连于腹后壁,有较大活动性。

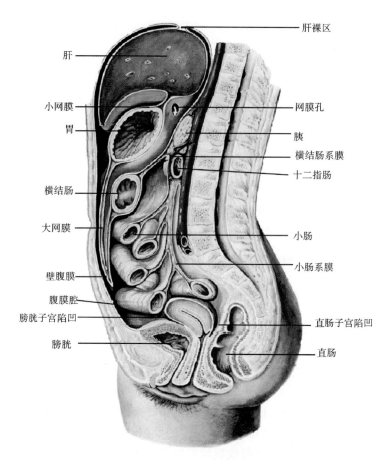

图 6-26 腹膜与腹膜腔

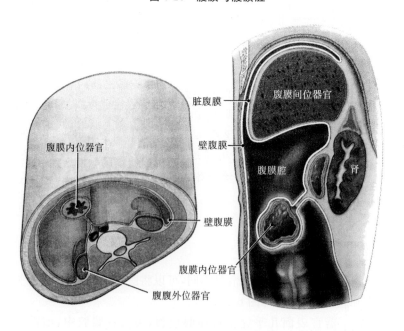

图 6-27 腹膜与脏器的关系

2. 腹膜间位器官 器官表面大部分被腹膜包被,如肝、胆囊、升结肠、降结肠、充盈的膀胱、子宫和直肠上段等。

3. 腹膜外位器官 器官仅有一面有腹膜覆盖,如胰、肾、输尿管及十二指肠降部、水平部和升部,还有直肠下段。这些器官固定于腹膜后方的腹、盆腔后壁上。

部分腹膜外位器官(如肾、输尿管等)手术,可通过腹后壁入路,不进入腹膜腔而在腹膜外进行,从而避免腹膜腔感染和粘连的发生。

三、腹膜形成的主要结构

脏、壁腹膜相互移行而形成网膜、系膜、韧带、皱襞和隐窝等结构。

重点提示 **小网膜的位置、分部和网膜囊的位置。**

(一)网膜

网膜是与胃小弯和胃大弯相连的双层腹膜皱襞,内有血管、淋巴管和结缔组织等,分为小网膜和大网膜(图 6-28)。

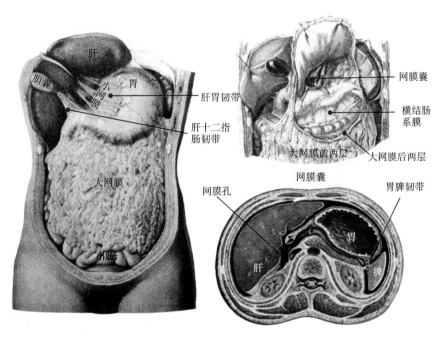

图 6-28 网膜及网膜囊

1. 小网膜 小网膜是连于肝门与胃小弯及十二指肠上部间的双层腹膜结构。肝门与胃小弯间的部分,称肝胃韧带,其间有胃左、右血管,神经和淋巴结等;肝门与十二指肠上部间的部分,称肝十二指肠韧带,其内有胆总管、肝固有动脉、肝门静脉、淋巴管、淋巴结和神经等。

2. 大网膜 大网膜是连于胃大弯与横结肠之间的四层腹膜结构,形似围裙覆盖于横结肠和空、回肠的前面。构成小网膜的两层腹膜包被胃和十二指肠上部的前、后两面,至胃大弯处会合,形成大网膜前两层,降至脐平面稍下方,返折向上形成大网膜后两层,并向上包裹横结肠前、后壁,移行为横结肠系膜,与腹后壁的腹膜相续。随着年龄的增长,大网膜前、后两层常粘连愈合。大网膜面积大,血运丰富,吸收力强,具有强大的防御功能,可移动至腹腔病灶处,形成粘连,限制炎症扩散。小儿大网膜较成人短,故阑尾穿孔或下腹部炎症时不易被大网膜包裹,易蔓延成弥漫性腹膜炎。

3. 网膜囊 网膜囊是位于小网膜和胃后方与腹后壁腹膜间的扁窄间隙,属于腹膜腔的一部分,又称小腹膜腔。网膜囊通过网膜孔与腹膜腔相通。

网膜孔又称 Winslow 孔,位于肝十二指肠韧带游离缘的后方,为网膜囊和腹膜腔的唯一通道,成人可容 1～2 个手指通过。当胃后壁穿孔时,胃内容物首先流入网膜囊,继而经网膜孔至腹膜腔,引起炎症蔓延。

(二)系膜

系膜是脏、壁腹膜相互移行延续形成的将器官连至腹后壁的双层腹膜结构,两层间含有进出器官的血管、神经、淋巴结、淋巴管等。主要有肠系膜、阑尾系膜、横结肠系膜和乙状结肠系膜等(图 6-29)。

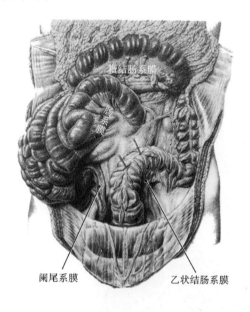
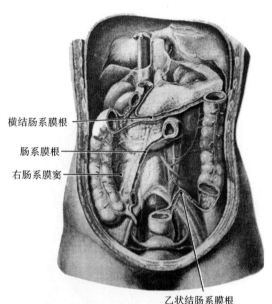

图 6-29 系膜

1. 肠系膜 肠系膜是将空、回肠连于腹后壁的双层扇形腹膜结构。肠系膜根自第 2 腰椎体左侧起,斜向右下方,至右侧骶髂关节前方。肠系膜内有肠系膜上血管及其分支、淋巴管、淋巴结和神经等。肠系膜较长,空、回肠活动性大,有助于食物的消化和吸收,但也易发生肠扭转,甚至缺血坏死。

2. 阑尾系膜 阑尾系膜是阑尾与回肠末端间的三角形双层腹膜结构,其游离缘内有阑尾血管走行。该系膜可因阑尾的位置和长度不同而有形态和大小的差异。盲肠后位的阑尾可无系膜。

3. 横结肠系膜 横结肠系膜是连于横结肠与腹后壁之间的双层腹膜结构。系膜内含有中结肠血管及其分支、淋巴管、淋巴结和神经等。

4. 乙状结肠系膜 乙状结肠系膜是将乙状结肠系于左髂窝和骨盆左、右壁的双层腹膜结构。

（三）韧带

韧带是连于腹壁与器官间或连接相邻器官间的腹膜结构。仅少数为单层,多数为双层,对脏器有固定作用。

1. 肝的韧带 主要有肝胃韧带、肝十二指肠韧带、镰状韧带、冠状韧带和三角韧带。镰状韧带是腹膜从肝的膈面移行于膈和腹前壁上部之间的双层腹膜结构,大致呈矢状位,其游离缘含肝圆韧带。冠状韧带是肝与膈呈冠状位的双层腹膜结构,两层间为肝裸区。冠状韧带被镰状韧带分为左、右两部分。在冠状韧带左、右端,其前后两层贴合增厚形成左、右三角韧带。左三角韧带将左半肝紧密连于膈,右三角韧带不如左三角韧带明显。

2. 脾的韧带 主要有胃脾韧带、脾肾韧带和膈脾韧带。胃脾韧带为胃底与脾门间的双层腹膜结构,其间有胃短血管和胃网膜左血管通过。脾肾韧带是脾门连至左肾前面的双层腹膜结构,其内含脾血管,有时胰尾可伸入脾肾韧带达脾门。膈脾韧带为脾肾韧带的上部,自脾上极连至膈下,实际上是一腹膜皱襞。

四、腹膜皱襞、隐窝与陷凹

腹膜皱襞是腹、盆壁与脏器之间或脏器与脏器之间的腹膜形成的皱襞,其深部常有血管走行。腹膜隐窝是皱襞与皱襞之间或皱襞与腹、盆壁之间形成的腹膜凹陷,较大的隐窝称陷凹。

腹膜陷凹主要位于盆腔内,由腹膜在盆腔器官间移行返折而成。男性在膀胱与直肠间有直肠膀胱陷凹,凹底距肛门约 7.5 cm。女性在膀胱与子宫间有膀胱子宫陷凹,在直肠与子宫间有直肠子宫陷凹(图 6-30)。男性的直肠膀胱陷凹和女性的直肠子宫陷凹在站立和半卧位时是腹膜腔的最低部位,腹膜腔积液易聚积于此。女性的直肠子宫陷凹与阴道穹后部间仅隔以阴道后壁和腹膜,临床上可进行直肠穿刺或阴道穹后部穿刺抽吸液体或引流。

 男性、女性腹膜陷凹的位置及临床意义。

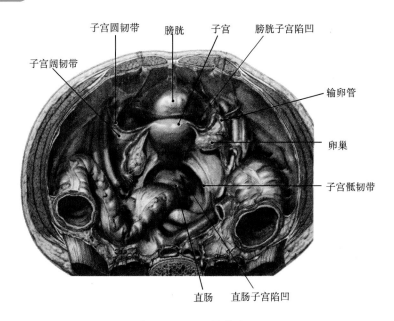

图 6-30 女性盆腔

> **知识链接**
>
> ### 经阴道穹后部穿刺引流术
>
> 直肠子宫陷凹是站立位或半卧位时女性腹膜腔最低处,出血、脓液或其他渗出液易积于此处,盆腔病变也易累及此处,经阴道穹后部穿刺获取标本,对标本进行肉眼观察、化验或病理检查,可以帮助诊断。

（佈仁托婭）

思考与练习

扫码看答案

一、单项选择题

1. 没有结肠带的肠管是（　　）。

A. 横结肠　　　　　　　　B. 直肠　　　　　　　　C. 盲肠

D. 乙状结肠　　　　　　　E. 升结肠

2. 胆总管和胰管经肝胰壶腹共同开口于（　　）。

A. 十二指肠上部　　　　　B. 十二指肠降部　　　　C. 十二指肠水平部

D. 十二指肠升部　　　　　E. 回盲瓣

3. 与导致维生素 B_{12} 吸收障碍有关的细胞为（　　）。

A. 柱状细胞　　　　　　　B. 主细胞　　　　　　　C. 黏液细胞

D. 潘式细胞　　　　　　　E. 壁细胞

4. 食管的第三个狭窄距中切牙（　　）。

A. 15 cm　　　　　　　　B. 25 cm　　　　　　　C. 40 cm

D. 50 cm　　　　　　　　E. 60 cm

5. 腮腺管开口于（　　）。

A. 平对上颌第2磨牙的颊黏膜　　　　　　　B. 平对上颌第2前磨牙的颊黏膜

C. 平对下颌第2前磨牙的颊黏膜　　　　　　D. 平对下颌第2磨牙的颊黏膜

E. 舌下阜

6. 关于肝的位置的描述,正确的是（　　）。

A. 大部分位于右季肋区,小部分位于腹上区

B. 位于左季肋区

C. 大部分位于右季肋区和腹上区,小部分位于左季肋区

D. 大部分位于腹上区,小部分位于左季肋区

E. 位于右季肋区

7. 不属于肝小叶的结构是（　　）。

A. 中央静脉　　　　　　　B. 肝板　　　　　　　　C. 肝血窦

D. 胆小管　　　　　　　　E. 门管区

8. 分泌胆汁的结构是（　　）。

A.胆囊　　　　　　　　B.胆小管　　　　　　　　C.小叶间胆管

D.肝细胞　　　　　　　E.肝血窦

9.以下不属于门管区的结构是(　　)。

A.小叶间静脉　　　　　B.小叶间动脉　　　　　　C.小叶间结缔组织

D.小叶间胆管　　　　　E.小叶下静脉

10.肝外胆道不包括(　　)。

A.肝左管　　　　　　　B.肝右管　　　　　　　　C.胰管

D.肝总管　　　　　　　E.胆总管

11.分泌胰岛素的细胞是(　　)。

A.A 细胞　　　　　　　B.B 细胞　　　　　　　　C.D 细胞

D.A 细胞和 B 细胞　　　E.B 细胞和 D 细胞

12.关于腹膜功能的说法,错误的是(　　)。

A.固定脏器　　　　　　B.分泌、吸收功能　　　　C.修复功能

D.防御功能　　　　　　E.运动胃肠道

13.腹膜外位器官是(　　)。

A.胃　　　　　　　　　B.脾　　　　　　　　　　C.肾

D.肝　　　　　　　　　E.阑尾

二、名词解释

上消化道、咽峡、齿状线、麦氏点、肝小叶、腹膜腔、大网膜。

三、思考题

1.食管的三个狭窄在何处? 分别距中切牙多少距离?

2.简述肛管内面结构特点及临床诊断内外痔的区别依据。

3.说出胆汁的产生及排出途径。

4.大唾液腺包括哪些? 各位于何处? 其腺管各开口于何处?

5.大网膜是如何构成的? 有何临床意义?

6.腹膜形成哪些陷凹? 其中哪一个位置最低? 有何临床意义?

7.腹膜炎症或手术后的患者多采取半卧位,为什么?

(王阁　佈仁托娅)

第七章　呼吸系统

⊕ 学习目标

1. 掌握:呼吸系统组成及上、下呼吸道的概念,鼻旁窦位置及开口,喉的位置、喉软骨的名称及喉腔的分部,气管的位置、左右支气管的特点及临床意义,肺的形态、位置,壁胸膜的分部和肋膈隐窝的位置。

2. 熟悉:鼻腔的分部,呼吸道黏膜的结构特点,胸膜腔的组成及特点,肺的微细结构,胸膜和肺的体表投影。

3. 了解:鼻腔的分部,气管的形态结构和分部,纵隔的概念、位置、分部及内容。

呼吸系统由呼吸道和肺组成(图7-1)。呼吸系统的主要功能是从外界吸入氧,呼出二氧化碳,完成机体与外界的气体交换,此外,还有嗅觉、发音、协助静脉回流等功能。

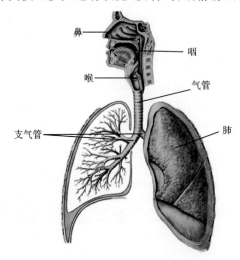

鼻
咽
喉
气管
支气管
肺

图 7-1　呼吸系统概况

第一节　呼　吸　道

呼吸道包括鼻、咽、喉、气管和主支气管及其分支。通常将鼻、咽、喉称上呼吸道;气管和主支气管及其分支称下呼吸道。

重点提示　　　　**上、下呼吸道的组成。**

一、鼻

鼻是呼吸道的起始部，又是重要的嗅觉器官，并有辅助发音的功能。鼻分为外鼻、鼻腔和鼻旁窦三部分。

（一）外鼻

外鼻位于颜面中央，以后上部的鼻骨和前下部鼻软骨为支架，外被皮肤，内覆黏膜。外鼻上窄下宽，上部位于两眶之间的狭窄部分为鼻根，其向下移行为鼻背，鼻背下端隆起称为鼻尖，鼻尖两侧的弧形隆起处称鼻翼。外鼻下方的一对开口称鼻孔，是气体出入的门户。外鼻表面皮肤含皮脂腺和汗腺，是痤疮、酒糟鼻和疖肿的好发部位。

知识链接

> 平静呼吸时鼻翼无明显运动，用力呼吸时，鼻肌收缩会牵动鼻翼扇动。所以在呼吸困难时，患者多有鼻翼扇动，在小儿呼吸困难时尤为明显。

（二）鼻腔

鼻腔被鼻中隔分为左、右两半。鼻中隔由筛骨垂直板、犁骨和鼻中隔软骨被覆黏膜而成。鼻腔向前下经鼻孔与外界相通，后经鼻后孔与鼻咽相通。每侧鼻腔分为鼻前庭和固有鼻腔两部分（图7-2）。两者以鼻阈为界，鼻阈为皮肤与黏膜的交界处。

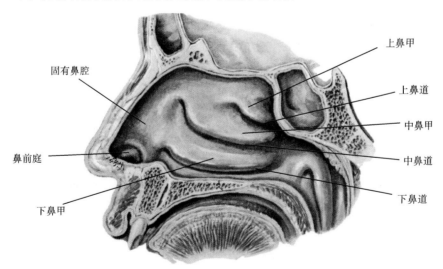

图 7-2　鼻腔

知识链接

> 正常成人鼻中隔多偏向左侧，若偏离过度则称为鼻中隔偏曲，从而引起鼻内畸形。临床上常表现为间歇性或持续性鼻塞，流涕，头晕或头痛，反复流鼻血等，须手术治疗。

1. 鼻前庭 大部为鼻翼所围成,位于鼻前下部,内衬皮肤,生有鼻毛,可阻挡异物进入呼吸道,起过滤和净化空气的作用。

2. 固有鼻腔 即通常所谓的鼻腔,为鼻腔的主要部分,主要由骨性鼻腔内衬黏膜构成。固有鼻腔内侧壁为鼻中隔,鼻中隔前下部黏膜较薄,毛细血管丰富,外伤与干燥刺激均易致血管破裂引起出血,称 Little 区,是鼻出血好发部位,90％左右的鼻出血均发生于此区。外侧壁自上而下有上、中、下三个鼻甲突向鼻腔,各鼻甲下方与鼻腔侧壁的间隙分别称上、中、下鼻道(图 7-2)。上鼻甲后上部有一凹陷,称蝶筛隐窝。

固有鼻腔的黏膜分嗅区和呼吸区两部分。上鼻甲以上及与之对应的鼻中隔黏膜称为嗅区,黏膜呈黄色,富含嗅细胞,可感受嗅觉刺激;嗅区以外的黏膜称为呼吸区,呈淡红色,内含丰富的血管和腺体,表层为假复层纤毛柱状上皮。呼吸区黏膜对吸入的空气有加温、湿润和净化的作用。

 鼻出血的好发部位。

护理应用解剖

鼻 饲 法

鼻饲法是将导管经鼻腔插入胃内,从管内灌注流质食物、水分和药物的方法。鼻饲法适用于不能由口进食的患者。

(三) 鼻旁窦

鼻旁窦是鼻腔周围含气颅骨内的腔,开口于鼻腔。由骨性鼻旁窦内覆黏膜构成,有温暖、湿润空气的作用,也可在发音时产生共鸣(图 7-3)。

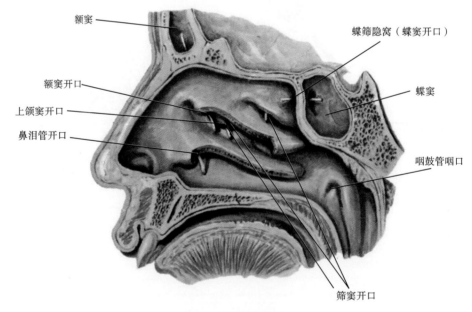

额窦
蝶筛隐窝(蝶窦开口)
额窦开口
上颌窦开口
鼻泪管开口
蝶窦
咽鼓管咽口
筛窦开口

图 7-3 鼻旁窦及其开口

鼻旁窦共四对,左右对称分布,包括上颌窦、额窦、筛窦和蝶窦,分别位于与之同名的颅骨内(图7-4)。其中筛窦按部位分为前筛窦、中筛窦和后筛窦。上颌窦、额窦和筛窦的前、中群均开口于中鼻道,筛窦后群开口于上鼻道,蝶窦开口于蝶筛隐窝。上颌窦位于上颌骨体内,开口于中鼻道。上颌窦因开口位置较高,分泌物不易排出,窦腔积液时,应采用体位引流。

重点提示 **鼻旁窦位置及开口,鼻窦炎好发部位及解剖特点。**

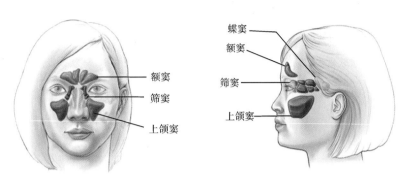

图 7-4 鼻旁窦体表投影模式图

知识链接

> 鼻旁窦黏膜发炎称为鼻窦炎,由于鼻旁窦黏膜与鼻腔黏膜相连续,因此,鼻腔发炎时,经常可迁入鼻旁窦内,引起鼻窦炎。在四对鼻旁窦中,以上颌窦窦腔为最大,且窦口开口又高于窦底,分泌物不易排出,故临床上以上颌窦的慢性炎症最为多见。

二、咽

见消化系统。

三、喉

喉既是呼吸通道,又是发音器官。正常成人喉的位置相当于第5～6颈椎的高度,女性与小儿略高。喉上部借喉口通喉咽,下接气管,前有皮肤及舌骨下肌群覆盖,后方邻咽。喉主要由数块喉软骨借关节和韧带连成支架,周围附有喉肌,内面衬以喉黏膜构成。

(一) 喉软骨

喉软骨是构成喉的支架,包括成对的杓状软骨和不成对的甲状软骨、会厌软骨和环状软骨等。

1. 甲状软骨 最大,位于舌骨的下方,构成喉的前外侧壁。由左、右两块略呈方形的软骨板构成,其愈合处上端凸向前方,称为喉结,成年男性较为明显。两软骨板后缘向上发出的一对突起,称上角,较长,借韧带与舌骨相连;向下的一对突起称下角,较短,与环状软骨相关节(图7-5)。

2. 环状软骨 位于甲状软骨下方,呈环状,是喉软骨中唯一完整的软骨环。其前部低而窄,称环状软骨弓;后部高而宽阔,称环状软骨板(图7-6)。环状软骨可支撑呼吸道,保持其通畅,损伤后常引起喉狭窄。

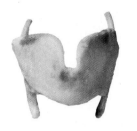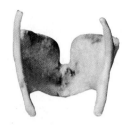 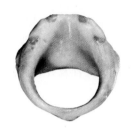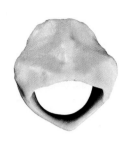

图 7-5　甲状软骨内、外面观　　　　　　　图 7-6　环状软骨内、外面观

3. 杓状软骨　成对,位于环状软骨板上缘两侧,呈三棱锥形。其尖向上,底朝下,底与环状软骨上缘构成环杓关节。底部向前的突起有声带附着,称声带突;向外侧的突起有喉肌附着,称肌突(图 7-7)。

4. 会厌软骨　位于舌骨体后方,上宽下窄,呈叶状,下端连于甲状软骨后面,会厌软骨表面被覆黏膜构成会厌,是喉口的活瓣。吞咽时喉随咽上提并向前移,会厌可盖住喉口,以防止食物误入喉腔(图 7-8)。呼吸时会厌正常开放。

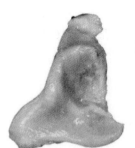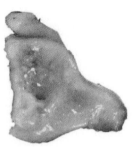 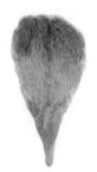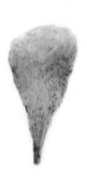

图 7-7　杓状软骨外面观　　　　　　　图 7-8　会厌软骨内、外面观

 重点提示　　**喉软骨的组成。**

(二) 喉的连结

喉的连结包括喉软骨之间的连结以及喉软骨与舌骨、气管间的连结,连结形式有关节连结和膜性连结两类。其中,关节连结包括环杓关节和环甲关节,膜性连结是指连于甲状软骨与舌骨之间的甲状舌骨膜(图 7-9)。

1. 环甲关节　由环状软骨板外侧部关节面和甲状软骨下角构成。甲状软骨在冠状轴上可作前倾和复位运动,使声带紧张或松弛。

2. 环杓关节　由环状软骨板上缘和杓状软骨底构成。杓状软骨在该关节上沿垂直轴可向内、外侧旋转,因此能缩小或开大声门。环杓关节还可作前、后、内、外等方向上的滑动。

3. 甲状舌骨膜　是位于舌骨与甲状软骨上缘之间的结缔组织膜。其中部增厚称甲状舌骨正中韧带。

4. 弹性圆锥　为圆锥形的弹性纤维膜。起自甲状软骨前角的后面,呈扇形向下、向后止于杓状软骨声带突和环状软骨上缘。其上缘游离增厚,紧张于甲状软骨至声带突之间,称声韧带。声韧带连同声带肌及覆盖于其表面的喉黏膜,称为声带,是发声的主要结构。

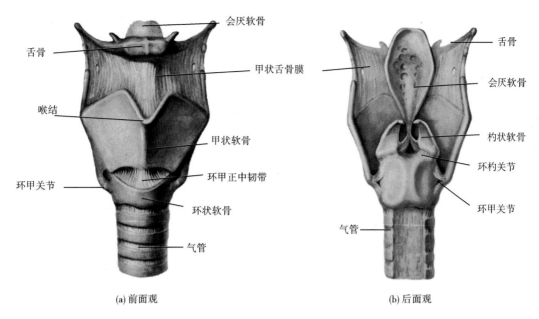

会厌软骨

舌骨

甲状舌骨膜

喉结

甲状软骨

环甲关节

环甲正中韧带

环状软骨

气管

(a) 前面观

舌骨

会厌软骨

杓状软骨

环杓关节

环甲关节

气管

(b) 后面观

图 7-9　喉的连结

弹性圆锥前部较厚,紧张于甲状软骨下缘与环状软骨弓上缘之间,称环甲正中韧带。急性喉阻塞来不及进行气管切开术时,为抢救患者生命可在此进行穿刺或切开,以建立暂时的通气道。

护理应用解剖

环甲膜(环甲正中韧带)穿刺术

环甲膜(环甲正中韧带)穿刺术是直接将药物注入气管内,以治疗下呼吸道肺部疾病的方法,也适用于急性喉梗死的抢救,以建立暂时性的呼吸通道。

穿刺部位:常取颈前正中线,甲状软骨下方与环状软骨上缘的凹陷处。

穿经结构:依次经过皮肤、浅筋膜、深筋膜、环甲膜、黏膜下层及黏膜层,最后进入声门下腔。

（三）喉肌

喉肌为附着于喉软骨表面的骨骼肌,小而多,具有紧张或松弛声带、缩小或开大声门裂的作用,按其部位分内、外两群,依其功能分声门开大肌和声门括约肌。

1. 环甲肌　环甲肌是唯一的一对外群喉肌。起于环状软骨弓前外侧面,止于甲状软骨下角和下缘。收缩时紧张声带。

2. 环杓后肌　成对,起自环状软骨板后面,止于同侧杓状软骨的肌突。收缩时开大声门裂并紧张声带。

（四）喉腔

喉腔是以喉软骨为支架,内覆黏膜而形成的腔隙,向上借喉口通咽,向下连于气管。

喉腔的侧壁上、下分别有一对突入腔内的黏膜皱襞,即上方的一对前庭襞和下方的一对声襞。前庭襞连于甲状软骨前角与杓状软骨声带突上部,是呈矢状位粉红色的黏膜皱襞。两侧前庭襞之间的裂隙称前庭裂,较声门裂宽。声襞张于甲状软骨前角后面与杓状软骨声带突之间,它较前庭襞更突向喉腔,两侧声襞之间的裂隙称声门裂,是喉腔最狭窄处(图7-10)。

　　喉腔以前庭襞和声襞为界分为三部分:①自喉口至前庭襞之间的部分称为喉前庭。②前庭襞至声襞间的部分称为喉中间腔,是喉腔中容积最小的。喉中间腔向两侧突出的隐窝称喉室。③声襞至环状软骨下缘之间的部分称为声门下腔。声门下腔的黏膜下组织较疏松,炎症时易引起水肿,常可致急性喉水肿,引起呼吸困难,以婴幼儿多见。

 重点提示 　　**喉腔的分部及临床解剖意义。**

四、气管与支气管

(一) 气管

　　1. 气管的位置和结构　气管为后壁略扁的圆筒状管道,位于食管前方(图7-11)。气管上端起于环状软骨下缘(平第6颈椎体下缘),向下至胸骨角平面分为左、右主支气管,分叉处称气管杈(平第4胸椎下缘)。在气管杈内面有一向上凸的半月状嵴,称气管隆嵴,位于喉与左、右主支气管分叉处的气管杈之间,是支气管镜检查的重要标志。气管由气管软骨、平滑肌和结缔组织构成。气管软骨由14～17个缺口向后、呈"C"字形的透明软骨环构成。气管后壁缺口由平滑肌和结缔组织形成的膜壁封闭,有利于食管的吞咽动作。

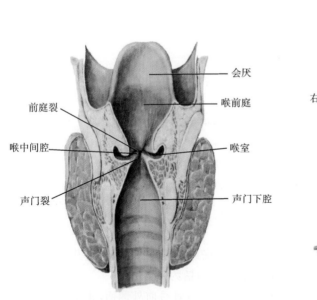

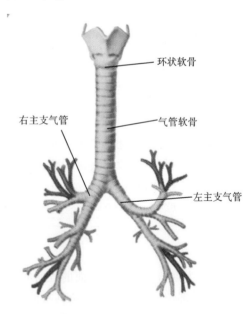

图 7-10　喉的冠状切面　　　　　图 7-11　气管与主支气管

　　2. 气管的分部　根据气管的行程和位置,可将气管分为颈部和胸部两部分。颈部较短,由6～8个气管软骨组成,位于颈部正中,位置表浅,上接环状软骨下缘,下至胸骨颈静脉切迹移行为气管胸部,在胸骨颈静脉切迹上方触及。在第2～4气管软骨前方有甲状腺峡,两侧为颈部大血管及甲状腺侧叶,后方与食管相贴。临床上气管切开常选第3～4或第4～5气管软骨处施行。胸部较长,位于上纵隔内,两侧胸膜腔之间。前面与胸骨柄之间有胸腺、左头臂静脉和主动脉弓,后面有食管相邻。

护理应用解剖

气管切开术

气管切开术是切开气管颈部的前壁,将特制的气管导管,通过口腔或鼻腔插入患者气管内,从而解除窒息,保持呼吸道通畅的一种急救技术。

切开部位选择在环状软骨下方 2~3 cm 处,沿正中线切开第 3~4 或第 4~5 气管软骨环,插入套管并固定。

(二)支气管

支气管是由气管分出的各级分支,其中一级分为左、右主支气管。主支气管上起自气管权,向下分别经左、右肺门入左、右肺。左主支气管细而长,斜行,通常有 7~8 个软骨环,长 4~5 cm;右主支气管粗而短,走行较直,通常有 3~4 个软骨环,长 2~3 cm。加之气管隆嵴略偏左侧,因此,误入气管的异物,常易坠入右主支气管内(图 7-11)。

重点提示 **左、右支气管的区别。**

五、呼吸道的微细结构

气管与主支气管管壁由内向外分为黏膜、黏膜下层和外膜三层(图 7-12),各层无截然分界。管壁的结构特点是有骨或软骨作支架,以保证管腔通畅;管径随分支越变越小,管壁也相应变薄。

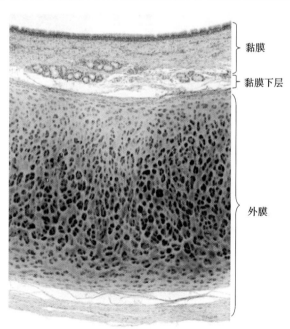

黏膜

黏膜下层

外膜

图 7-12 气管壁的微细结构

(一)黏膜

由上皮和固有层组成。上皮为假复层纤毛柱状上皮,由大量杯状细胞、纤毛细胞构成;固有层由结缔组织构成,富含弹性纤维。

（二）黏膜下层

由疏松结缔组织构成，与固有层及外膜间无明显界限，含较多的混合腺，称气管腺。

（三）外膜

较厚，由透明软骨环及结缔组织构成，软骨环之间有韧带相连接。气管软骨后方缺口处由韧带和平滑肌封闭。

第二节　肺

肺是气体交换场所，是呼吸系统重要的器官。

一、肺的位置和形态

肺位于胸腔内，纵隔两侧，左、右各一（图7-13）。幼儿时肺呈淡红色，随着年龄的增长，由于吸入空气中的灰尘在肺内不断沉积，使肺的颜色变为灰暗，甚至呈蓝黑色。肺质地柔软，富有弹性，似海绵状。

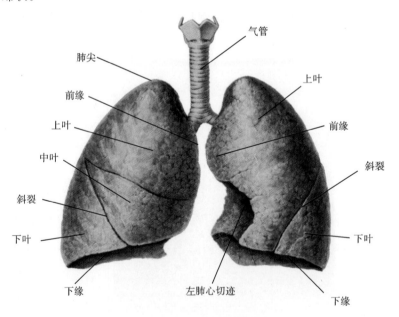

图 7-13　气管、主支气管和肺

肺呈圆锥形，有一尖、一底、两面、三缘，右肺由于受肝影响，宽而短，左肺由于受心的影响，较狭长。肺尖较圆钝，经胸廓上口突至颈根，可达锁骨内、中 1/3 交界处上方 2.5 cm；肺底又称膈面，稍向上凹；外侧面又称肋面，与肋及肋间肌相邻；内侧面又称纵隔面，贴于纵隔，中部有一圆形凹陷处，称为肺门，为主支气管、肺动脉、肺静脉、淋巴管、神经等出入肺的部位，出入肺门的结构被结缔组织包绕后称为肺根（图7-14）；肺前缘较锐利，其中左肺前缘下部有一弧形切迹，称心切迹；下缘较锐，伸入肋膈隐窝之中；后缘较钝圆，位于脊柱两侧。

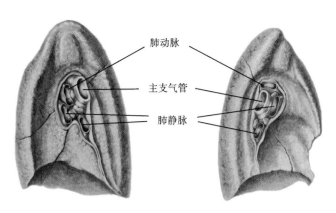

图 7-14　肺的内侧面

左肺被自后上斜向前下的斜裂分为上、下两叶；右肺除有一斜裂外，另有一水平裂，将右肺分为上、中、下三叶，其发炎时称为大叶性肺炎。

重点提示　　**左、右肺分叶。**

二、肺段支气管和支气管肺段

左、右主支气管进入肺门后，分支进入肺叶称为肺叶支气管。肺叶支气管在肺叶内的直接分支称为肺段支气管，肺段支气管逐级分支，最终连于肺泡，其分支多而细，呈树状分支，故称为支气管树。每一肺段支气管及所属的肺组织共同构成一个支气管肺段，简称为肺段。相邻肺段间以结缔组织相隔。由于每一肺段结构和功能相对独立，故临床上常将肺段作为病变的定位诊断与手术切除的依据。

三、肺的血管

肺有两套血管，即功能性血管和营养性血管。

肺的功能性血管由肺动脉和肺静脉组成。肺动脉入肺后逐级分支，在肺泡周围形成毛细血管网，完成气体交换后，逐级汇合形成肺静脉出肺。

肺的营养性血管由支气管动脉和支气管静脉组成。支气管动脉入肺后与支气管伴行，不断分支形成毛细血管网，为支气管及周围肺组织提供营养，最后汇集形成支气管静脉出肺。

四、肺的微细结构

肺由实质和间质两部分组成。肺内各级支气管及其终末的肺泡构成肺实质，肺内血管、淋巴管、神经及结缔组织等构成肺间质。

主支气管入肺后逐级分支，形成叶支气管、段支气管、小支气管、细支气管、终末细支气管、呼吸性细支气管等，直至与肺泡相连。一般情况下，从叶支气管至终末细支气管为导气部，呼吸性细支气管以下至肺泡为呼吸部。

每一细支气管连同其分支与肺泡，组成一个肺小叶（图 7-15）。肺小叶呈锥形，顶部朝肺门，底部朝向

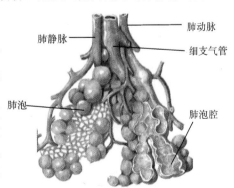

图 7-15　肺小叶模式图

肺表面，在肺表面可见其底部轮廓。各肺小叶之间以结缔组织相隔，故临床上常将累及数个肺

小叶的肺内炎症称为小叶性肺炎。

（一）导气部

导气部包含肺叶支气管的各级分支与终末细支气管，各级支气管的结构与主支气管基本相似，但随着逐级分支、变细，管壁逐级变薄，并发生一定的变化：①上皮层逐渐变薄，由复层纤毛柱状上皮逐渐变为单层纤毛柱状上皮，杯状细胞和腺体逐渐减少，直至消失；②外膜中软骨逐渐变为片状软骨，直至消失；③平滑肌逐渐增多，并形成完整的环状肌束，其舒张或收缩可以调节进入肺泡的气体量。

知识链接

> 细支气管的平滑肌在某些因素的作用下，一旦发生痉挛性收缩，会使支气管腔持续狭窄，造成呼吸困难，临床称之为支气管哮喘。

（二）呼吸部

呼吸部是进行气体交换的部位，主要包括呼吸性细支气管、肺泡管、肺泡囊和肺泡（图 7-16）。

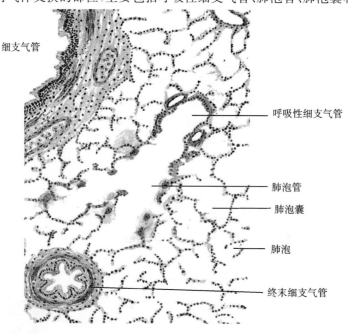

图 7-16 肺组织结构模式图

1. 呼吸性细支气管 管壁上有少量肺泡，使其具有换气功能。管壁上皮为单层立方上皮，上皮下有少量结缔组织和平滑肌。

2. 肺泡管 管壁上有许多肺泡，因此，管壁自身结构很少。

3. 肺泡囊 是若干肺泡的共同开口处。

4. 肺泡 为半球形小囊，由肺泡上皮与基膜构成，壁薄，一侧开口于肺泡囊、肺泡管或呼吸性细支气管。肺泡是进行气体交换的场所。

（1）肺泡上皮 由Ⅰ型肺泡细胞和Ⅱ型肺泡细胞组成（图 7-17）。

Ⅰ型肺泡细胞，扁平，覆盖了约 97% 的肺泡表面积，是进行气体交换的部位。Ⅰ型肺泡细胞无增殖能力，损伤后可由Ⅱ型肺泡细胞经增殖后分化替代。

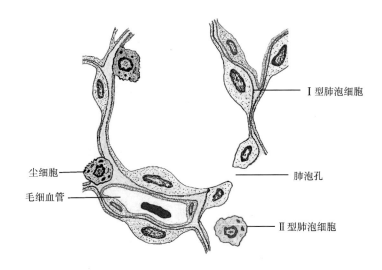

图 7-17　肺泡结构模式图

Ⅱ型肺泡细胞，立方形或圆形，仅覆盖约 3% 的肺泡表面积。Ⅱ型肺泡细胞散在分布于Ⅰ型肺泡细胞之间，可分泌肺泡表面活性物质，以降低肺泡表面张力，防止呼气终末时肺泡塌陷。

知识链接

　　临床上常见某些早产儿因Ⅱ型肺泡细胞发育不够完善，以致肺泡表面活性物质不能分泌，从而引起呼吸困难。

　　（2）肺泡隔　相邻肺泡间的薄层结缔组织，含有大量的弹性纤维、毛细血管网和肺巨噬细胞等。其中，弹性纤维对肺泡起回缩作用，可使扩张的肺泡在呼气时迅速回缩；毛细血管网紧贴于肺泡上皮；肺泡巨噬细胞体积较大，可吞噬细菌和异物，起免疫防御作用。吞噬了灰尘颗粒的肺巨噬细胞称为尘细胞。

　　（3）气-血屏障　是肺泡内气体与血液内气体进行交换所通过的结构，包括肺泡表面液体层、Ⅰ型肺泡细胞与基膜、薄层结缔组织、毛细血管基膜与内皮等结构。有的部位无结缔组织，两层基膜融合。气-血屏障很薄，总厚度为 $0.2 \sim 0.5~\mu m$，有利于气体交换。

重点提示　　**肺呼吸部组成，肺泡上皮细胞的分类及作用。**

第三节　胸膜和纵隔

一、胸膜

（一）胸膜与胸膜腔

1. 胸膜　是衬覆于胸壁内面、膈上面和肺表面的一层浆膜。分为脏胸膜和壁胸膜两部分,脏胸膜与壁胸膜在肺根下方相移行。被覆于胸腔各壁内面的称壁胸膜,覆盖于肺表面的称脏胸膜,两层胸膜之间密闭、狭窄、呈负压的腔隙称胸膜腔(图 7-18)。

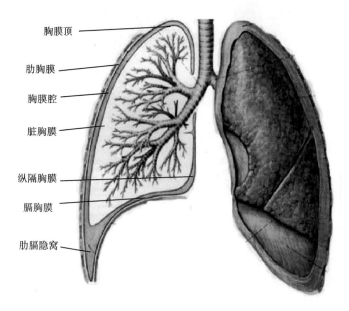

图 7-18　胸膜与胸膜腔

（1）脏胸膜　又称肺胸膜,紧贴在肺表面,并伸入斜裂、水平裂内。

（2）壁胸膜　衬贴在胸壁的内面、膈的上面及纵隔的两侧面,按其贴附部位的不同,分别称肋胸膜、膈胸膜和纵隔胸膜。壁胸膜覆盖在肺尖上方的部分称胸膜顶,是肋胸膜和纵隔胸膜向上的延续,伸向颈根部,高出锁骨内侧 1/3 部分的上方 2～3 cm 处。在经锁骨上臂丛麻醉或针刺时,应注意胸膜顶的位置,勿穿刺胸膜顶引起气胸。

2. 胸膜腔　同侧的壁胸膜与脏胸膜在肺根处相互移行,形成完全密闭的腔隙称胸膜腔,腔内呈负压,有少量滑液,可减少呼吸时的摩擦。由于纵隔的分隔,左、右两侧的胸膜腔互不相通。肋胸膜与膈胸膜在其移行处返折形成一间隙,称肋膈隐窝(或肋膈窦),是胸膜腔最低处,故胸膜炎时渗出物或损伤出血常积于此处,临床胸膜腔穿刺和引流多选该处施行。

 胸膜腔组成,壁胸膜分部;肋膈隐窝的临床意义。

护理应用解剖

胸膜腔穿刺术

　　胸膜腔穿刺术是将穿刺针经胸壁的肋间结构刺入胸膜腔的技术,目的是抽出胸膜腔内的积液进行检查或向胸膜腔内注射药物。

　　穿刺部位:常选在肩胛线上第 7～9 肋间隙或腋后线第 5～7 肋间隙。

　　穿经结构:依次经过皮肤、浅筋膜、深筋膜、肌层、肋间组织、胸内筋膜及壁胸膜进入胸膜腔。

（二）胸膜与肺的体表投影

　　胸膜的体表投影是指壁胸膜各部之间移行处形成的返折线在体表的投影位置。肋胸膜与纵隔胸膜前缘的返折线是胸膜前界；肋胸膜与纵隔胸膜后缘的返折线是胸膜后界；肋胸膜与膈胸膜的返折线则是胸膜下界。胸膜下界左侧起自第 6 肋软骨的后方，右侧起自第 6 胸肋关节处，斜向外下，在锁骨中线处与第 8 肋相交，在腋中线处与第 10 肋相交，在肩胛线处与第 11 肋相交，在后正中线处约平第 12 胸椎棘突高度。

　　肺的体表投影以上界和下界临床应用较多，所以主要介绍肺上界和肺下界的体表投影。肺上界即肺尖的高度，高出锁骨内侧 1/3 处 2～3 cm，相当于第 7 颈椎的高度。两肺下界的体表投影相同，在平静呼吸时，各沿第 6 肋向外侧走行，在锁骨中线处与第 6 肋相交，在腋中线处与第 8 肋相交，在肩胛线处与第 10 肋相交，继续向内侧，最后终于第 10 胸椎棘突的外侧（图 7-19、图 7-20）。肺下界及胸膜下界的体表投影在临床实践中有重要意义（表 7-1）。

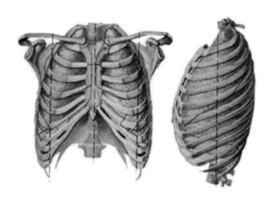 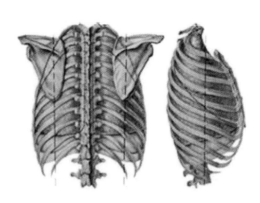

图 7-19　肺及胸膜的体表投影（前面观及左侧面观）　　图 7-20　肺及胸膜的体表投影（后面观及右侧面观）

表 7-1　肺下界及胸膜下界对照表

	锁骨中线	腋中线	肩胛线	后正中线处
肺下界	第 6 肋	第 8 肋	第 10 肋	第 10 胸椎棘突
胸膜下界	第 8 肋	第 10 肋	第 11 肋	第 12 胸椎棘突

 肺及胸膜下界的体表投影。

二、纵隔

　　纵隔为左、右纵隔胸膜间全部器官和组织的总称。纵隔的界限，上达胸廓上口，下至膈肌，前界至胸骨后壁，后界到脊柱胸段，两侧以纵隔胸膜为界（图 7-21）。

　　纵隔以胸骨角平面为界分为上纵隔和下纵隔。上纵隔有胸腺、出入心的大血管、迷走神经、膈神经、食管、气管、胸导管等结构；下纵隔以心包为界，又分为前纵隔、中纵隔和后纵隔，前纵隔是指胸骨与心包前方之间的结构，中纵隔是指心包及其包裹的心脏，后纵隔是指心包后方与脊柱之间的结构。

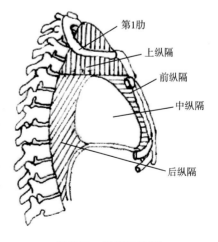

图 7-21　纵隔的分部

思考与练习

扫码看答案

一、单项选择题

1. 鼻出血的好发部位是（　　　）。

A.鼻腔顶部　　　　　　　B.鼻腔后部　　　　　　　C.鼻腔外侧壁

D.鼻中隔后上部　　　　　E.鼻中隔前下部

2. 呼吸道异物容易嵌顿的部位是（　　　）。

A.鼻孔　　　　　　　　　B.鼻后孔　　　　　　　　C.喉口

D.前庭裂　　　　　　　　E.声门裂

3. 喉腔炎症易发生水肿的部位是（　　　）。

A.喉口黏膜　　　　　　　B.喉前庭黏膜　　　　　　C.喉中间腔黏膜

D.喉室黏膜　　　　　　　E.声门下腔黏膜

4. 关于右主支气管，错误的是（　　　）。

A.较左主支气管垂直　　　B.较左主支气管短　　　　C.较左主支气管粗

D.在肺门处分为二个肺叶支气管　　　　　　　　　　E.气管异物多坠入右主支气管

5. 胸膜腔位于（　　　）。

A.胸壁和膈之间　　　　　B.胸膜和肺之间　　　　　C.胸壁和纵隔之间

D.肋胸膜和纵隔胸膜之间　　　　　　　　　　　　　E.壁胸膜和脏胸膜之间

6. 不属于气-血屏障的结构有（　　　）。

A.液体层　　　　　　　　B.肺泡表面活性物质　　　C.Ⅰ型肺泡细胞

D.Ⅱ型肺泡细胞　　　　　E.毛细血管内皮细胞及其基膜

7. 对肺泡描述正确的是（　　　）。

A.肺泡上皮中最多的为Ⅱ型肺泡细胞　　　　　　　　B.肺泡上皮为单层立方上皮

C.Ⅱ型肺泡上皮细胞可产生表面活性物质　　　　　　D.相邻肺泡间不连通

E.肺泡上皮细胞吞噬尘粒后即称尘细胞。

8. 不能进行气体交换的部位是（　　　）。

A.呼吸性细支气管　　　　B.终末细支气管　　　　　C.肺泡管

D.肺泡囊　　　　　　　　E.肺泡

二、名词解释

上呼吸道、鼻旁窦、肺根、肺段、气-血屏障、胸膜腔。

三、思考题

1. 简述鼻旁窦的位置和开口部位。

2. 简述左、右主支气管的特点。

3. 简述肺的位置、形态及分叶。

4. 简述气体进入肺泡所经过的各段结构名称。

（史　杰）

第八章　泌尿系统

![学习目标]

1. 掌握：泌尿系统的组成和功能，肾的位置及冠状切面上的主要结构，膀胱三角的位置、黏膜特点，女性尿道的特点及尿道外口的位置。

2. 熟悉：肾的被膜，输尿管的狭窄和临床意义，膀胱的位置。

3. 了解：肾的血液循环特点。

泌尿系统由肾、输尿管、膀胱和尿道四部分组成(图 8-1)。泌尿系统的主要功能是排泄，排出机体代谢过程中所产生的各种废物和多余的水分等，调节体液和电解质的平衡，从而保持内环境相对稳定。肾是产生尿液的器官。输尿管是输送尿液到膀胱的管道。膀胱是贮尿器官，当尿液在膀胱内达到一定量时，经尿道排出体外。

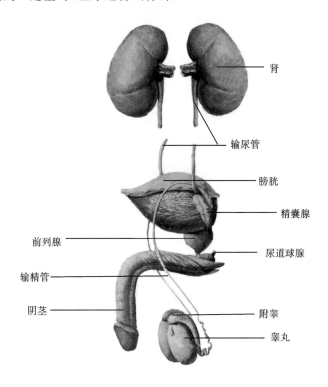

图 8-1　男性泌尿生殖系统全貌

第一节　肾

一、肾的形态

肾是暗红色实质性器官，似蚕豆状，左、右各一，新鲜时呈红褐色（图 8-2）。成人一侧肾重量为 130～150g，男性肾略大于女性。肾质地柔软而表面光滑，分上、下两端，前、后两面，内、外侧两缘。肾的上、下两端均钝圆，上端较宽而薄，下端较窄而厚，前面凸向前外侧，后面紧贴腹后壁，内侧缘中部凹陷，称肾门，为肾的血管、神经和淋巴管及肾盂出入的部位。出入肾门的结构被结缔组织包裹称肾蒂。肾门伸入肾实质内的凹陷，形成一个较大的腔隙，称肾窦。肾窦内容纳肾血管、神经、淋巴管、肾盂、肾小盏、肾大盏及脂肪组织等。

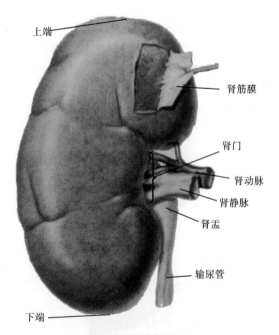

图 8-2　右肾前面观

二、肾的位置与毗邻

（一）肾的位置

肾位于脊柱的两侧，紧贴腹后壁，位于腹膜后间隙内，是腹膜外位器官。由于受肝脏的影响，右肾比左肾低 1～2 cm。左肾上端平第 11 胸椎体的下缘，下端平第 2～3 腰椎间的椎间盘；右肾上端平第 12 胸椎体的上缘，下端平第 3 腰椎体上缘（图 8-3）。成人肾门约平第 1 腰椎体，距正中线约 5 cm，肾门在腰背部的体表投影相当于竖脊肌外侧缘与第 12 肋之间形成的夹角区,称为肾区,又称肋脊角。当肾脏有病变时,叩击或触压该区,常可引起疼痛。

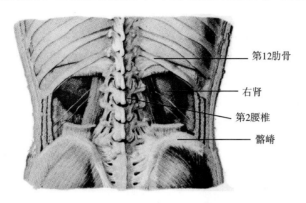

图 8-3　肾与肋骨和椎骨的位置关系

知识链接

　　正常时肾区无叩击痛。当有肾炎、肾盂肾炎、肾结石及肾周围炎时,肾区有不同程度的叩击痛。不同程度的叩击痛代表不同的病征。

(二) 肾的毗邻

　　两肾的上方为肾上腺。左肾前方自上而下与胃后壁、胰尾、空肠和结肠左曲相邻,右肾前上部与肝、下部与结肠右曲、内侧缘与十二指肠降部相邻。两肾的后方上部与膈相邻,下部自内侧向外侧分别与腰大肌、腰方肌、腹横肌相邻(图 8-4)。

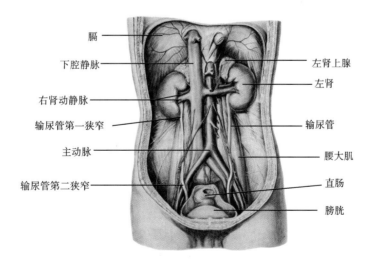

图 8-4　肾与输尿管

三、肾的被膜

　　肾的表面自内向外有三层被膜包绕,依次为纤维囊、脂肪囊和肾筋膜(图 8-5)。

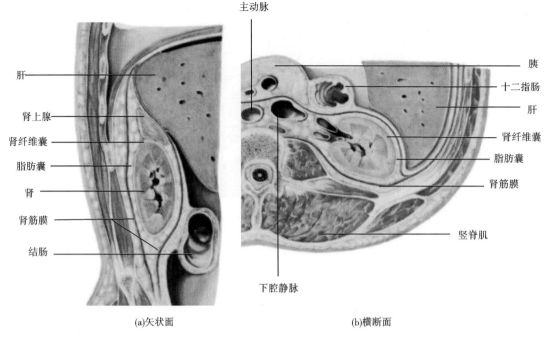

(a)矢状面　　　　　　　　　(b)横断面

图 8-5　肾的被膜

（一）纤维囊

纤维囊由致密结缔组织和弹性纤维构成,紧贴在肾实质的表面。该膜与肾实质连接疏松,易于剥离,如剥离困难即为病理现象。肾破裂或部分切除时应缝合此膜。

（二）脂肪囊

脂肪囊又称肾床,是紧密包裹在纤维囊外周的脂肪组织层,对肾起支持和保护作用。临床上的肾囊封闭,就是将药物注入肾脂肪囊内。

（三）肾筋膜

肾筋膜由致密结缔组织构成,在肾脂肪囊的外面,分前、后两层包被肾和肾上腺周围。两层在肾上腺的上方和肾外侧缘均互相融合;在肾的下方,前、后两层互相分离,其间有输尿管通过;在内侧,肾筋膜的前层与对侧肾筋膜前层相移行,筋膜的后层与腰大肌筋膜相融合。肾筋膜是肾的主要固定结构。

> **知识链接**
>
> 　　肾的正常位置除依赖于肾的被膜外,邻近器官的承托、肾血管、腹膜、腹内压对肾也有固定作用。当这些因素不健全时,可造成肾向下移位形成肾下垂或游走肾。肾下垂后可牵拉肾血管,甚至造成肾血管扭曲、肾供血障碍,进一步引起肾绞痛、血尿、蛋白尿,甚至无尿。

四、肾的内部结构

肾的冠状切面上,可见肾实质分为肾皮质和肾髓质两部分(图 8-6)。

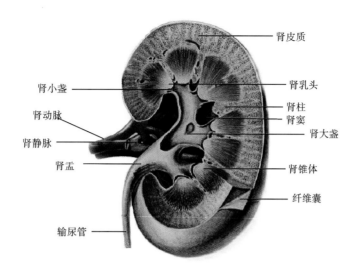

图 8-6　右肾冠状切面(后面观)

（一）肾皮质

肾皮质位于浅层,富含血管,新鲜标本呈红褐色,由肾小体和肾小管组成。肾皮质伸入肾锥体之间的部分称肾柱。

（二）肾髓质

肾髓质位于肾皮质的深层,血流量少,颜色淡红。髓质由 15～20 个肾锥体组成,肾锥体呈圆锥形,底朝皮质,尖朝肾窦。肾锥体的尖端钝圆称肾乳头,其顶部有许多小孔,称乳头孔。

围绕在肾乳头周围的漏斗状的结构为肾小盏,肾形成的尿液由乳头孔流入肾小盏内。在肾窦内有 7～8 个肾小盏,2～3 个肾小盏合成一个肾大盏,2～3 个肾大盏再汇成一个前后略扁呈漏斗状的肾盂。肾盂出肾门后向下弯行,逐渐变细移行为输尿管。

知识链接

正常状态下,肾血流量中,肾皮质占 95%,肾髓质占 5%。青霉素过敏性休克等原因致机体有效循环血量急剧减少时,肾血流量减少,同时肾内血液重分布,即肾皮质血流明显减少,较多血流转入髓质,导致肾皮质缺血,肾小球滤过率降低,尿量明显减少,严重时肾小管变性坏死,发生急性肾功能衰竭,危及生命,可见肾是休克时最早受累且易被损害的器官之一。

五、肾的微细结构

肾表面为结缔组织被膜,肾实质由大量肾单位和集合管构成。每个肾单位由一个肾小体和与它相连的肾小管组成,是尿液形成的结构和功能单位。肾小管汇入集合管,它们都是单层上皮性管道,又统称泌尿小管(图 8-7)。肾内的少量结缔组织、血管和神经等构成肾间质。

（一）肾单位

肾单位是肾结构和功能的基本单位,由肾小体和肾小管两部分构成。每个肾有 100 万以上个肾单位。肾小管起始端膨大,向内凹陷形成双层膜结构的肾小囊,肾小囊包绕着血管球组成肾小体,是产生原尿的基本结构(图8-8)。原尿经肾小管的重吸收和分泌,排入集合管。

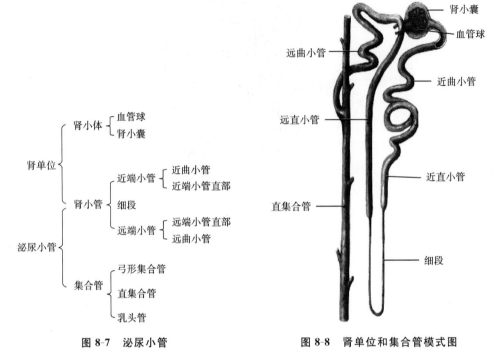

图 8-7　泌尿小管　　　　　　　　　　图 8-8　肾单位和集合管模式图

　　根据肾小体在皮质中的位置不同,可将肾单位分为浅表肾单位和髓旁肾单位。浅表肾单位的肾小体位于皮质浅部,数量较多,体积较小,髓袢及其细段较短,在尿液形成中起重要作用;髓旁肾单位的肾小体位于皮质深部,数量较少,体积较大,髓袢及其细段较长,对尿液浓缩具有重要的生理意义。

　　1. 肾小体　肾小体为球状,又称肾小球,由肾小囊和血管球组成。

　　(1)血管球　血管球是肾小囊包裹的一团盘曲成球形的毛细血管。介于入球微动脉和出球微动脉之间,是一种独特的动脉性毛细血管网。血管球的毛细血管内皮细胞为有孔型,孔径为50~100 μm,有利于血液中的小分子物质滤出。血管球内皮表面覆有基膜,质地较厚,在血液滤过中起关键作用。入球微动脉管径较出球微动脉粗,由此可形成较高的毛细血管内压,以利于原尿的产生(图8-9)。

　　(2)肾小囊　肾小囊为肾小管起始端膨大、向内凹陷形成双层膜结构,囊内有血管球。肾小囊分为脏、壁两层,外层为壁层,内层为脏层,两层之间的腔隙为肾小囊腔。壁层为单层扁平上皮。脏层细胞有许多突起,紧贴血管球有孔内皮的基膜,称足细胞。足细胞体积较大,电镜下可见胞体上伸出几个较大的初级突起,初级突起上再分出许多次级突起。足细胞突起之间的裂隙称为裂孔,其上覆盖有裂孔膜。血液流经肾小球时,除大分子蛋白质外,血浆中其余成分均可由血管球毛细血管滤过进入肾小囊腔,形成原尿。血浆内物质滤入肾小囊腔须经过的结构有毛细血管的有孔内皮、基膜和足细胞裂孔膜,此三层结构称为滤过屏障,又称为血尿屏障(图8-10)。滤过屏障受损会出现蛋白尿或血尿。

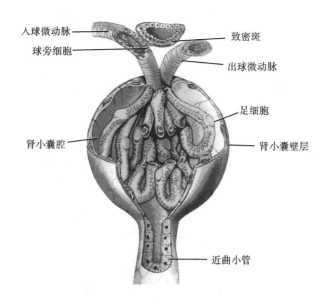

入球微动脉
球旁细胞
致密斑
出球微动脉
足细胞
肾小囊腔
肾小囊壁层
近曲小管

图 8-9　肾小体和球旁复合体立体模式图

知识链接

蛋　白　尿

　　蛋白尿是肾损伤的一个重要标识。常见的肾性蛋白尿是肾小球性蛋白尿和肾小管性蛋白尿。前者起因于滤过屏障的破坏，使血管中各种分子量蛋白质无选择性地滤出，又称为非选择性蛋白尿；后者是近端小管重吸收蛋白质功能障碍而产生的含小分子蛋白质的蛋白尿。值得注意的是，并不是所有的蛋白尿都由肾损伤产生，高热、剧烈运动、直立体位及各种原因所致的血中低分子量异常蛋白产生时，都可出现蛋白尿。

　　2. 肾小管　肾小管是单层上皮性小管，有重吸收原尿中某些成分和排泄等作用。肾小管全长包括近端小管、细段和远端小管三部分(图 8-8)。

　　(1) 近端小管　近端小管是肾小管的起始段，与肾小囊相连，约占肾小管总长度的一半，是肾小管中最长最粗的一段，也是重吸收原尿的主要场所。近端小管分为曲部和直部。

　　近端小管曲部也称近曲小管，是肾小管起始段在肾小球旁盘曲走行的一段。管壁由单层立方或锥形细胞构成，细胞分界不清，胞体较大，胞质呈嗜酸性，核圆近基底部。上皮细胞腔面有刷状缘，电镜下可见刷状缘由大量微绒毛整齐排列构成，使细胞游离面表面积扩大，有利于重吸收。

　　近端小管直部也称近直小管，结构与曲部相似，但上皮细胞较矮，微绒毛等不如曲部发达。

　　(2) 细段　细段连接着近端小管的直部和远端小管的直部，管径最细，管壁为单层扁平上皮，腔面无刷状缘，由于细段上皮薄，有利于水和离子通透。

　　(3) 远端小管　远端小管也分为直部和曲部。远端小管直部连于细段和曲部之间，管壁为单层立方上皮，腔面无刷状缘，电镜下微绒毛短而小。远端小管曲部又称远曲小管，结构与直部相似，此段是离子交换的重要部位，对维持体液酸碱平衡发挥着重要作用。

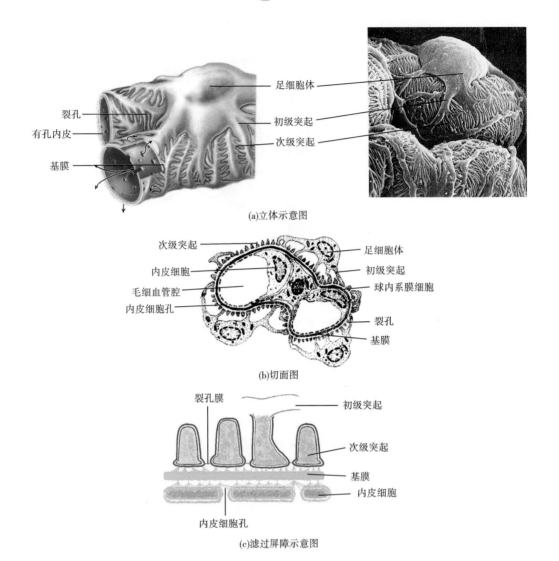

图 8-10　肾血管球、基膜和足细胞超微结构模式图

近端小管直部、细段、远端小管直部共同构成"U"形的结构，称肾单位袢，又称髓袢。肾单位袢能有效减慢原尿的流速，促进原尿的水分和部分无机盐的重吸收，且有助于肾实质内浓度梯度的形成。

（二）集合管

集合管分为弓形集合管、直集合管和乳头管三段。弓形集合管续于远端小管曲部，呈弓形行走于皮质，进入髓质改称直集合管，直集合管肾锥体内下行至肾乳头，改称乳头管。直集合管下行时沿途有许多弓形集合管汇入，直集合管管径由细逐渐变粗，管壁上皮由单层立方上皮逐渐变为单层柱状上皮，至乳头管处呈高柱状。集合管一步重吸收水和无机盐，使原尿进一步浓缩。

（三）球旁复合体

球旁复合体又称肾小球旁器，包括球旁细胞、致密斑和球外系膜细胞（图 8-9）。

1. 球旁细胞　球旁细胞是入球微动脉管壁中的平滑肌细胞在近肾小球处转变形成的上

皮样细胞。细胞体积较大,呈立方形,核大而圆,胞质呈弱嗜碱性,有较多分泌颗粒。球旁细胞能分泌肾素,使血管收缩,血容量增大,血压升高。

2. 致密斑　致密斑是远端小管曲部近肾小体侧增高的管壁上皮形成的椭圆形斑。此处上皮细胞呈柱状,排列紧密。致密斑是离子感受器,能感受远端小管中的钠离子浓度,从而调节肾素的分泌和远端小管与集合管对钠离子的重吸收。

六、肾的血液循环

肾动脉由肾门入肾后分为数支叶间动脉,在皮质和髓质交界处横向分支为弓形动脉,弓形动脉分出若干小叶间动脉,小叶间动脉沿途发出许多入球微动脉进入肾小体,形成血管球,继而汇合成出球微动脉,出球微动脉离开肾小体后又分支形成球后毛细血管网,分布在肾小管的周围。毛细血管网依次汇合成小叶间静脉、弓形静脉、叶间静脉,最后汇成肾静脉出肾。

肾的血液循环与肾功能密切相关,其特点是:①肾血流量大,流速快。肾动脉直接发自腹主动脉,短而粗,每分钟有全身循环血量的20%~25%流经肾脏,利于尿的生成和代谢产物的排泄。②两次形成毛细血管网:第一次是血管球,入球微动脉比出球微动脉粗,血管球内压力高,有利于滤过;第二次是球后毛细血管网,分布在肾小管周围,由于血液流经血管球时大量水分被滤出,球后毛细血管内血液的胶体渗透压较高,有利于肾小管上皮细胞重吸收的物质进入血液。③髓质内的直小血管与髓袢相伴行,有利于肾小管和集合管的重吸收和尿液浓缩。

第二节　输　尿　管

输尿管是输送尿液的肌性管道(图8-1),为腹膜外位器官,起于肾盂,终于膀胱,左、右各一,全长20~30 cm,管径0.5~0.7 cm。

一、输尿管的行程与分部

输尿管依其行程,可分为腹部、盆部和壁内部。输尿管腹部起自肾盂,经腹后壁沿腰大肌的前面下行至小骨盆入口处。在此处,左侧输尿管越过左髂总动脉末端的前方,右侧输尿管越过右髂外动脉起始端的前方,向下进入盆腔而移行为输尿管盆部。在盆腔内,男性输尿管与输精管交叉,从膀胱底外上角斜穿膀胱壁;女性输尿管在距子宫颈外侧约2 cm处,从子宫动脉后下方绕过,至膀胱底斜穿膀胱壁内。子宫手术时注意不要误伤输尿管。输尿管壁内部是输尿管斜穿膀胱壁的部分,长约1.5 cm,开口于膀胱底内面的输尿管口。

二、输尿管的狭窄

输尿管全长粗细不均,有三处生理性狭窄,分别位于输尿管起始处、跨越小骨盆上口处(与髂血管交叉处)和输尿管的壁内部(图8-4)。以上三处狭窄是结石易嵌顿的部位。

第三节 膀 胱

膀胱是一个储存尿液的肌性囊状器官,其形状、大小和位置随尿充盈程度而异。正常容量成年人为 300~500 mL,新生儿膀胱容量约为成年人的 1/10。

一、膀胱的形态

空虚的膀胱呈三棱锥状,分尖、底、体和颈四部分(图 8-11)。膀胱尖朝向前上方。膀胱底呈三角形,朝向后下方。膀胱尖与膀胱底之间的部分为膀胱体。膀胱的最下部,称膀胱颈,其内腔与尿道内口相通。膀胱充盈时呈卵圆形。

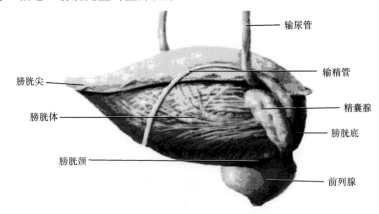

图 8-11 膀胱(男性,侧面观)

二、膀胱的位置和毗邻

成人的膀胱位于骨盆腔内、耻骨联合的后方。空虚时,其尖不超过耻骨联合上缘,充盈时,膀胱尖高出耻骨联合而膨入腹腔。膀胱的前方为耻骨联合;后方在男性与精囊腺、输精管壶腹和直肠毗邻(图 8-11),在女性则与子宫颈和阴道相邻;膀胱的下方在男性为前列腺,在女性为尿生殖膈。

护理应用解剖

膀胱穿刺术

尿潴留时,膀胱充满尿液升入腹腔,此时由腹前壁折向膀胱上面的腹膜也随之上移,在耻骨联合上缘正中部穿刺,可不进入腹膜腔,从而避免腹膜损伤和腹膜腔感染。

穿刺层次:皮肤、浅筋膜、腹白线、腹横筋膜、膀胱前下壁、膀胱腔。

三、膀胱的结构

膀胱壁由黏膜、肌层和外膜构成。黏膜为变移上皮,在膀胱空虚时有许多皱襞,充盈时皱襞消失。在膀胱底的内面,两侧输尿管口与尿道内口之间的三角形区域,称膀胱三角。无论膀胱空虚或充盈,膀胱三角的黏膜都光滑无皱襞,是肿瘤、结核和炎症的好发部位。两输尿管口之间的皱襞称输尿管间襞,在膀胱镜下为一苍白带,是临床寻找输尿管口的标志(图 8-12)。肌层由三层平滑肌构成,合称逼尿肌,其中环形平滑肌在尿道内口形成膀胱括约肌,该肌功能失调可导致尿潴留或尿失禁;外膜仅膀胱上部是浆膜,其余为纤维膜。

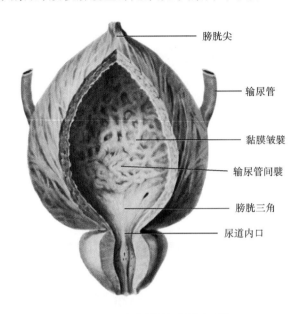

图 8-12 膀胱(男性,冠状切面)

第四节 尿 道

男性尿道见男性生殖系统。女性尿道长 3～5 cm,起自尿道内口,开口于阴道前庭的尿道外口,尿道外口位于阴道口的前方(图 8-13)。与男性尿道相比,女性尿道具有短、宽、直的特点,加之与阴道相邻,故易引起泌尿系统逆行性感染。

护理应用解剖

导 尿 术

导尿术是在无菌技术操作下,将导尿管由尿道插入膀胱引出尿液的方法。女性尿道外口较小,位于阴道口的前方。

导尿术常用于尿潴留,留尿作细菌培养,准确记录尿量,了解少尿或无尿原因,测定残余尿量、膀胱容量及膀胱测压,注入造影剂,膀胱冲洗,探测尿道有无狭窄及盆腔器官术前准备等。

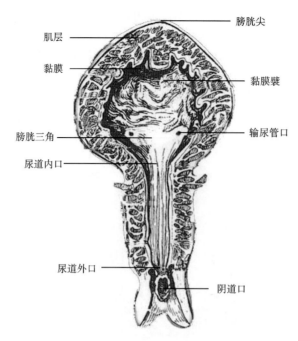

图 8-13　女性膀胱与尿道（冠状切面）

 思考与练习

扫码看答案

一、单项选择题

1. 关于肾位置的描述,错误的是(　　)。

A. 位于腹膜后脊柱两侧

B. 左肾上端平第 12 胸椎体的上缘

C. 左肾下端平下端平第 3 腰椎体上缘

D. 左肾比右肾低半个椎体

E. 右肾比左肾低半个椎体

2. 肾门约平(　　)。

A. 第 12 胸椎　　　　　　B. 第 1 腰椎　　　　　　C. 第 2 腰椎

D. 第 3 腰椎　　　　　　E. 第 11 胸椎

3. 呈扁漏斗状,出肾门后渐变细而移行为输尿管的是(　　)。

A. 肾窦　　　　　　　　B. 肾盂　　　　　　　　C. 肾小盏

D. 肾大盏　　　　　　　E. 输尿管

4. 出入肾门的结构中不包括(　　)。

A. 肾的血管　　　　　　B. 肾盂　　　　　　　　C. 输尿管

D. 神经　　　　　　　　E. 淋巴管

5. 在肾的剖面上可见到的结构不包括(　　)。

A. 肾小体　　　　　　　B. 肾柱　　　　　　　　C. 肾乳头

D. 肾小盏　　　　　　　E. 肾锥体

6. 肾囊封闭是将药物注入(　　　)。

A. 纤维囊　　　　　　　　B. 脂肪囊　　　　　C. 肾盂

D. 肾窦　　　　　　　　　E. 肾筋膜

7. 肾柱(　　　)。

A. 位于肾皮质内　　　　　　　　　　　B. 呈锥体形

C. 是肾髓质　　　　　　　　　　　　　D. 是皮质伸入髓质的部分

E. 顶部有乳头管的开口

8. 有关膀胱的描述,正确的是(　　　)。

A. 属于腹膜内位器官　　　　　　　　　B. 空虚时全部在小骨盆腔内

C. 膀胱底的下端有尿道内口　　　　　　D. 膀胱颈的后方有前列腺

E. 输尿管开口于膀胱颈

9. 输尿管(　　　)。

A. 起于肾盂,开口于膀胱体内面

B. 全程分腹、盆两部

C. 腹部沿腰大肌后面下行

D. 男性输尿管与输精管交叉后穿膀胱壁

E. 第三处生理性狭窄穿膀胱壁处

二、名词解释

肾门、肾窦、膀胱三角。

三、思考题

1. 简述肾的形态、位置。

2. 何谓肾区？有何临床意义？

3. 肾的剖面结构上可以看到哪些结构？

4. 说出输尿管的三个生理狭窄及临床意义。

（刘予梅）

第九章 生殖系统

📋 **学习目标**

1. **掌握**：男、女性生殖系统的组成，输精管的分部及结扎部位，男性尿道的分部及形态特点，输卵管的形态、分部及结扎部位，子宫的形态、分部、位置以及固定装置。

2. **熟悉**：卵巢、子宫的微细结构以及子宫内膜的周期性变化，卵巢的形态、位置及固定装置，乳房的结构特点及临床意义，会阴的概念。

3. **了解**：射精管的合成及其开口部位，阴囊的位置和结构特点，阴茎的分部、构成，阴道的形态结构和毗邻，女性外生殖器的组成。

第一节 男性生殖系统

男性生殖系统的组成见图 9-1。

男性生殖器 ｛ 内生殖器 ｛ 生殖腺：睾丸（产生精子、分泌男性激素）

输送管道：附睾、输精管、射精管、男性尿道（储存、运输、排精）

附属腺体：精囊腺、前列腺、尿道球腺（分泌精液）

外生殖器：阴囊、阴茎

一、男性内生殖器

（一）睾丸

睾丸是男性生殖腺，具有产生精子和分泌雄性激素的功能。

1. 位置和形态 睾丸位于阴囊内，左、右各一。睾丸呈扁椭圆形，表面光滑，分内、外两面，上、下两端，前、后两缘。其内面较为平坦，外面较为凸起；前缘游离，后缘有系膜连附睾，又称系膜缘，有血管、神经、淋巴管出入；上端有附睾头附着，下端游离（图 9-2）。

2. 结构 睾丸表面有一层坚厚的纤维膜，称为白膜，在睾丸后缘增厚，凸入睾丸内形成睾

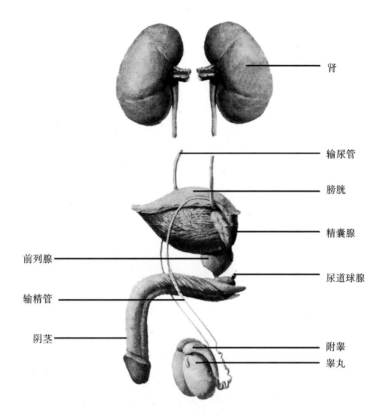

肾

输尿管

膀胱

精囊腺

前列腺

尿道球腺

输精管

阴茎

附睾

睾丸

图 9-1　男性生殖系统的组成

丸纵隔,纵隔向睾丸实质内发出小隔,将睾丸分为许多睾丸小叶,睾丸小叶内有精曲小管,是产生精子的部位。精曲小管逐渐汇合成精直小管,进入睾丸纵隔形成睾丸网,从睾丸网发出15～20条睾丸输出小管进入附睾(图9-2)。

(二) 附睾

附睾附着于睾丸上端和后缘,呈新月形,其功能是储存精子,分泌物营养精子,并促进精子成熟。附睾包括三个部分:附睾头、附睾体和附睾尾(图9-2)。

1. 附睾头　上端膨大的部分,由睾丸输出小管弯曲盘绕形成,末端汇合成一条附睾管。

2. 附睾体　占中部大部分,内有附睾管盘曲。

3. 附睾尾　下部变细的部分,向内上弯曲移行为输精管。

(三) 输精管和射精管

1. 输精管　输精管长 35～45 cm,是附睾管的延续,壁厚、管腔小,活体检查时,可摸到硬的条索状结构,输精管全长分 4 部(图9-1、图9-3)。

(1) 睾丸部　在睾丸后缘附睾内侧上行,至睾丸上端。

(2) 精索部　睾丸上端至腹股沟管皮下环之间,为输精管结扎部位。

(3) 腹股沟部　位于腹股沟管内的一段。

(4) 盆部　最长,位于盆腔内,沿盆侧壁向后下,经输尿管末端前方至膀胱底的后面,在此处膨大形成输精管壶腹。

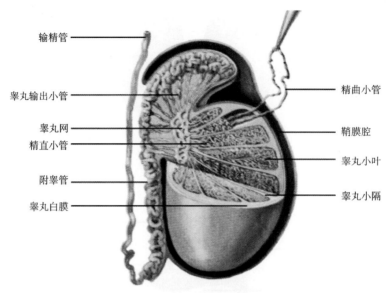

输精管

睾丸输出小管

睾丸网

精直小管

附睾管

睾丸白膜

精曲小管

鞘膜腔

睾丸小叶

睾丸小隔

(a)睾丸内部结构模式图

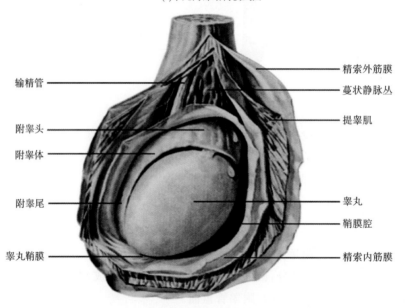

输精管

附睾头

附睾体

附睾尾

睾丸鞘膜

精索外筋膜

蔓状静脉丛

提睾肌

睾丸

鞘膜腔

精索内筋膜

(b)睾丸及附睾（右侧）

图 9-2　睾丸与附睾

知识链接

输精管结扎术

　　输精管结扎术是一种男性的永久性节育措施,通过切断、结扎输精管,或采用电凝、栓堵、化学药物等闭塞输精管的内腔,从而阻断精子的输出而达到避孕的目的。临床上常在阴囊根部进行此手术。由于该手术不妨碍睾丸的内分泌功能,术后男性的性功能和第二性征均不受影响。

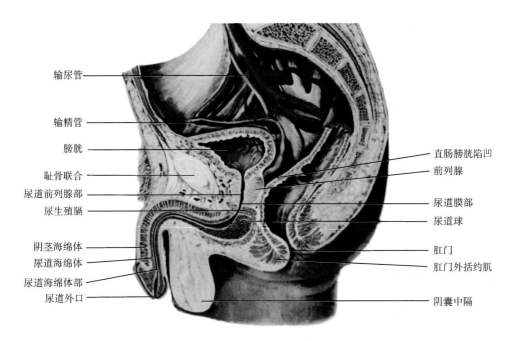

图 9-3　男性盆腔(正中矢状切面)

2. 射精管　输精管末端变细与精囊腺的排泄管合并形成射精管,长约 2 cm,穿前列腺实质,开口于尿道前列腺部(图 9-1、图 9-3)。

3. 精索　由腹股沟管腹环至睾丸上端的圆索状结构。主要内容物有:输精管、睾丸动脉、蔓状静脉丛、输精管动脉、输精管静脉、神经、淋巴管和腹膜鞘突及 3 层被膜。其被膜从内向外为精索内筋膜、提睾肌和精索外筋膜。

 输精管结扎部位。

(四)附属腺

1. 精囊腺　又称精囊,为成对椭圆形的囊状器官,位于膀胱底后方,输精管壶腹外侧,排泄管与输精管末端合成射精管(图 9-3、图 9-4)。其分泌的液体参与精液的组成。

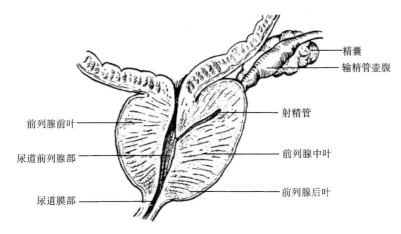

图 9-4　前列腺纵切面

2. 前列腺 前列腺位于膀胱与尿生殖膈之间,呈前后略扁的栗子形。前列腺是由腺组织和肌组织构成,为不成对实质性器官,外面有筋膜包绕,称前列腺囊。囊与前列腺之间有静脉丛,前列腺可分为前叶、中叶、后叶和两个侧叶,前叶和中叶之间有尿道穿过(图 9-3、图 9-4)。当前列腺增生肥大时,可压迫尿道引起排尿困难或尿潴留。前列腺后面正中有一纵行浅沟,称前列腺沟,直肠指检可触及。患前列腺炎或前列腺肥大时,此沟可变浅或消失。前列腺的分泌物是精液的主要组成部分,其排泄管开口于尿道前列腺部后壁。

3. 尿道球腺 尿道球腺是一对豌豆大小的球形器官,位于会阴深横肌内,排泄管开口于尿道球部,分泌物参与精液的组成(图 9-3)。

二、男性外生殖器

(一)阴囊

阴囊是位于阴茎根部后下方的皮肤囊袋,其结构是:皮肤、浅筋膜(肉膜)、精索外筋膜、提睾肌、精索内筋膜、睾丸鞘膜(脏、壁层间有鞘膜腔)。阴囊被中隔(肉膜形成)分为左、右两侧囊腔,分别容纳睾丸和附睾(图 9-2)。

(二)阴茎

阴茎由两个阴茎海绵体和一个尿道海绵体构成,外包以皮肤和筋膜,可分为头、体、根三部分,尿道海绵体位于阴茎海绵体腹侧,尿道贯穿全长,前端膨大为阴茎头,后端膨大称尿道球(图 9-5)。

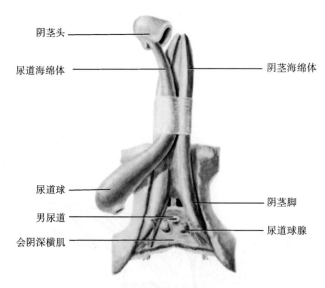

图 9-5 阴茎的构造

阴茎皮肤薄而柔软,有伸展性,皮下无脂肪组织,在阴茎颈处反折游离,形成包绕阴茎头的双层皮肤皱襞,称阴茎包皮。在阴茎头腹侧,连于尿道外口下端与包皮之间的皮肤皱襞,称为包皮系带。

(三)男性尿道

男性尿道起自膀胱的尿道内口,止于阴茎头的尿道外口,长 16～22 cm,管径 0.5～0.7 cm,具有排尿和排精的功能。

1. 分部 男性尿道分为前列腺部、膜部、海绵体部(图9-3)。

(1) 前列腺部 为尿道穿过前列腺的部分,长约2.5 cm,管腔宽大,在后壁上有尿道嵴、精阜、前列腺小囊、射精管开口及前列腺排泄管的开口。

(2) 膜部 为尿道穿过尿生殖膈的部分,最短,约1.2 cm,管腔狭窄,在周围环绕有尿道外括约肌,属随意肌。

(3) 海绵体部 为尿道穿过尿道海绵体的部分,是最长的一段。在尿道球内的尿道,管腔宽,称为尿道球部,尿道球腺导管开口于此。在阴茎头内的尿道扩大成舟状窝,称尿道舟状窝。

临床上把尿道海绵体部称为前尿道,把尿道膜部和尿道前列腺部称为后尿道。

重点提示 **男性尿道的分部及形态特点**。

2. 形态特点 尿道全长有三处狭窄、三处扩大和两个弯曲。

(1) 三处狭窄 尿道内口、尿道膜部、尿道外口(图9-3)。

(2) 三处扩大 尿道前列腺部、尿道球部、尿道舟状窝(图9-3)。

(3) 两个弯曲 ①耻骨下弯:在耻骨联合下方,凹面向上,固定不变。②耻骨前弯:在耻骨联合前下方,凹面向下,将阴茎头上提,此弯曲消失。

护理应用解剖

男性导尿术

男性导尿术时应结合男性尿道的解剖学特点,操作时需提起阴茎,与腹前壁成60°角,使耻骨前弯消失以便顺利插入导尿管,动作宜轻柔,否则会引起尿道损伤。膜部为尿道狭窄部,尿道球部后壁凹陷,导尿管前端到达此凹处而不能进入膜部,这时可轻轻转动导尿管便可顺利通过。当导尿管通过尿道膜部或尿道内口时,因刺激而使括约肌痉挛,导致插管困难,此时切勿强行插入,可稍待片刻,让患者做深呼吸,使腹部和会阴部放松,再缓慢插入。老年患者因前列腺增生可使尿道前列腺部狭窄,造成插管困难,应予注意。

三、睾丸的微细结构

(一) 一般结构

睾丸表面覆以浆膜,深部为致密结缔组织构成的白膜,白膜在睾丸后缘增厚形成睾丸纵隔。纵隔的结缔组织呈放射状伸入睾丸实质,将睾丸实质分为约250个锥形小叶,每个小叶内有1～4条弯曲细长的生精小管,生精小管在近睾丸纵隔处变为短而直的精直小管。精直小管进入睾丸纵隔相互吻合形成睾丸网。生精小管之间的疏松结缔组织称睾丸间质。

(二) 生精小管与精子的发生

生精小管上皮由特殊生精上皮组成,包括生精细胞和支持细胞,上皮外有基膜(图9-6)。基膜外有肌样细胞,收缩有助于精子的排出。

1. 生精细胞 排列成数层,镶嵌在支持细胞之间或表面。从青春期开始,生精细胞不断地增殖分化形成精子,从基膜处渐向管腔面移动,其过程可分五个阶段(图9-7)。

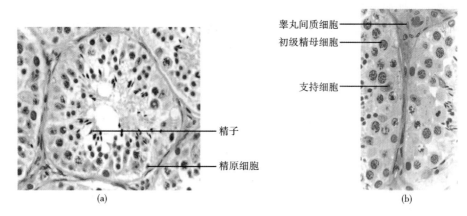

图 9-6　睾丸的微细结构

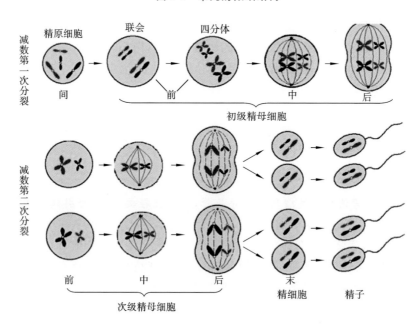

图 9-7　精子的产生过程

（1）精原细胞　最幼稚。位于基膜上，呈圆形或卵圆形，体积较小，直径 12 μm，胞质染色较浅，核圆形，染色浅。从青春期开始不断分裂，一部分形成初级精母细胞，另一部分继续作为干细胞。

（2）初级精母细胞　体积较大，直径 18 μm。位于精原细胞内面，常有数层。特征是处于分裂期，染色体粗大，故核呈丝球状，易辨认。初级精母细胞完成第一次成熟分裂后，产生 2 个次级精母细胞。

（3）次级精母细胞　体积较小，直径约 12 μm，更靠近管腔，核圆形，染色较深。由于其很快完成第二次成熟分裂，所以在切片上不易找到。一个次级精母细胞完成第二次成熟分裂后，产生 2 个精子。一个初级精母细胞经连续两次成熟分裂，使细胞的染色体数目减半，所以精子细胞为单倍体（23，X 或 23，Y）。

（4）精子细胞　位于曲精小管近腔面，数量较多。细胞形态不一致，早期精子细胞较小，直径约 8 μm，细胞圆形，核圆染色深。精子细胞不再分裂，变形为精子。

（5）精子 形似蝌蚪，全长约 60 μm，分头、尾两部（图 9-8）。头部主要为染色质高度浓缩的细胞核，头的前部有顶体覆盖。顶体内含有多种水解酶，在受精时精子释放顶体酶，分解卵子周围的放射冠和透明带，进入卵内。尾部是精子的运动装置，又称鞭毛，可使精子向前快速运动。

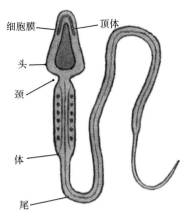

图 9-8 精子

重点提示 **精子的产生部位。**

2. 支持细胞 支持细胞呈不规则的高锥体形，细胞基部附着在基膜上，顶部伸至曲精小管腔面。光镜下轮廓不清，核呈椭圆形、三角形或不规则形，染色浅，核仁明显。电镜下细胞侧面和顶部形成许多陷窝，其内可见各级生精细胞。胞质内有丰富的滑面内质网，较多的线粒体、溶酶体、微丝和微管。相邻支持细胞以侧突形成紧密连接，此连接位于精原细胞上方，因此精原细胞与其他生精细胞处在不同的微环境中。支持细胞具有保护、营养各级生精细胞，参与构成血睾屏障，分泌雄激素等作用。

（三）睾丸间质

睾丸间质是指位于曲精小管之间的疏松结缔组织。

间质细胞：胞体大，直径约 20 μm，呈圆形、椭圆形或不规则形，胞质呈嗜酸性。细胞核为圆形或卵圆形，常位于中央，染色较淡，有 1～2 个核仁。功能为合成与分泌雄激素。

知识链接

血睾屏障

血睾屏障，位于间质毛细血管腔和曲细精管腔之间，两腔之间有毛细血管、淋巴管的内皮细胞和基底膜、肌样细胞、曲细精管基底膜和支持细胞等结构。

血睾屏障主要有以下作用：①形成免疫屏障。因为精子是一种抗原，血睾屏障能够阻挡精子的抗原性，不让身体产生抗精子的抗体，避免发生自身免疫反应。②防止有害物质干扰精子发生和损害已形成的精子。③为精子产生创造良好环境，保证精子的发生有一个正常的微环境。

第二节 女性生殖系统

女性生殖系统见图 9-9。

女性生殖器 内生殖器 生殖腺：卵巢
输送管道：输卵管、子宫、阴道
外生殖器：女阴

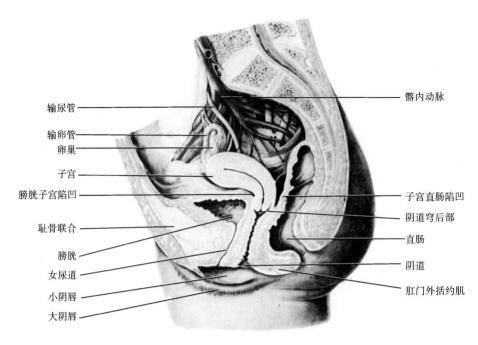

图 9-9　女性盆腔（正中矢状切面）

一、女性内生殖器

（一）卵巢

卵巢是女性的生殖腺，左右各一，位于骨盆腔侧壁的卵巢窝内，是产生卵子和分泌女性激素的器官（图 9-9）。

1. 年龄变化　幼女时期卵巢小，表面光滑，性成熟期最大，由于排卵表面出现瘢痕，凹凸不平，30～40 岁开始缩小，50 岁左右随月经停止逐渐萎缩。

2. 形态　卵巢呈扁卵圆形，分两面、两缘、两端。内侧面稍凸朝向盆腔，外侧面平坦贴盆壁。前缘有系膜连阔韧带，称系膜缘；中部有血管、神经等出入，称卵巢门；后缘游离，称独立缘。上端与输卵管末端接触，又称输卵管端，下端称子宫端，有韧带连于子宫。

3. 卵巢的固定装置　卵巢悬韧带由腹膜形成，起自盆壁，止于卵巢上端，内含卵巢血管、淋巴、神经等，又称骨盆漏斗韧带，是手术寻找卵巢血管的标志。卵巢固有韧带由结缔组织和平滑肌构成，起自卵巢下端，止于输卵管与子宫交界处的下方，又称卵巢子宫索。卵巢系膜连于卵巢前缘和子宫阔韧带之间，内有血管供给卵巢。

（二）输送管道

1. 输卵管　输卵管位于子宫阔韧带上缘内，连于子宫底两侧，长 10～12 cm。

输卵管分输卵管子宫部、输卵管峡部、输卵管壶腹部、输卵管漏斗部 4 个部分（图 9-10）。子宫部为穿子宫壁的一段，直径最细约 1 mm，有输卵管子宫口通子宫腔。输卵管峡部紧靠子宫壁外面的一段，短而狭窄，壁较厚，血管分布较少，水平向外移行为壶腹部，输卵管结扎术常在此处进行。输卵管壶腹部较粗而长，壁薄，管腔大及弯曲，血液供应丰富，占输卵管全长的 2/3，是受精部位。输卵管漏斗部（输卵管伞部）为末端膨大的部分，向后下弯曲覆盖卵巢，漏斗末端中央有输卵管腹腔口，开口于腹膜腔，在输卵管腹腔口周围，有许多细长的突起称输卵管伞，盖在卵巢表面，最大的一条称卵巢伞。

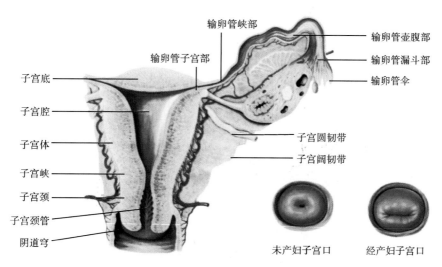

图 9-10　女性内生殖器

临床上将卵巢和输卵管合称为子宫附件。

知识链接

输卵管结扎术

输卵管结扎术是一种女性的永久性节育措施。通过切断、结扎输卵管峡的方法，阻断精子移向输卵管的通路，阻止精子与卵子结合从而达到避孕的目的。该手术不影响卵巢的排卵及内分泌功能，术后女性的性功能和第二性征均不受影响，能正常产生月经，周期规律不变。

重点提示　**输卵管结扎部位。**

2. 子宫　子宫是壁厚、腔小的肌性器官，是胎儿发育成长的部位(图 9-10)。

(1) 子宫的形态　成年人子宫呈前后稍扁、倒置梨形，长 7~8 cm，最大宽径约 4 cm，厚 2~3 cm。子宫可分为底、体、颈三个部分。子宫底是上端宽而圆凸的部分，在两侧输卵管子宫口平面以上。子宫体上接子宫底，下续子宫颈。子宫颈是下端狭窄的圆柱状部分，分子宫颈阴道上部和子宫颈阴道下部两个部分。子宫颈阴道上部占上 2/3，即阴道以上的部分；子宫颈阴道下部占下 1/3，即子宫颈突入阴道的部分，被阴道包绕。子宫颈与子宫体相连处较狭细的部分称子宫峡，长约 1 cm，非妊娠时不明显，在妊娠期可以逐渐伸展变长至 7~11 cm，壁变薄，产科常在此处进行剖宫术。

子宫的内腔较为狭窄，可分上、下两部。上部为子宫腔，在子宫体内，呈底在上的前后扁的三角形，两端通输卵管，向下通子宫颈管。下部为子宫颈管，在子宫颈内，呈梭形，下口通阴道，称子宫口。未产妇的子宫口为圆形，边缘光滑整齐，经产妇变为横裂状(图 9-10)。

重点提示　**剖宫产手术部位。**

(2) 子宫的位置　子宫位于盆腔中央，膀胱与直肠之间，下端接阴道，两侧有卵巢和输卵管，子宫底在骨盆上口平面以下，子宫颈下端在坐骨棘平面以上，当膀胱空虚时，成年女性的子宫是前倾前屈位。前倾：整个子宫向前倾斜，子宫的长轴与阴道的长轴形成向前开放的角度。前屈：子宫体和子宫颈之间形成一个向前开放的钝角，约为 170°。由于子宫与直肠紧密相连，临床上可经直肠检查子宫及其周围的结构。

（3）子宫的固定装置　子宫的固定装置除韧带（4 对）外，还有盆膈、尿生殖膈及阴道的承托，周围结缔组织牵拉等因素（图 9-11）。

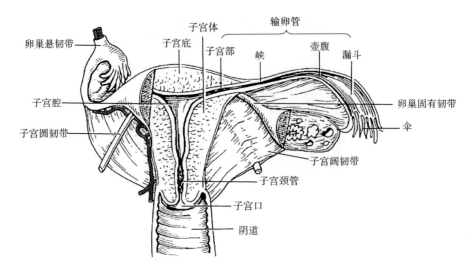

图 9-11　子宫的韧带

子宫阔韧带由子宫前后的双层腹膜向两侧延伸至盆壁构成，又分为输卵管系膜、卵巢系膜、子宫系膜，主要功能为限制子宫向两侧移动。

子宫圆韧带起自子宫与输卵管交界处下方，经腹股沟管，止于阴阜和大阴唇的皮下，可维持子宫前倾位。

子宫主韧带起自子宫颈两侧，止于骨盆侧壁，可防止子宫脱垂。

骶子宫韧带起自子宫颈后外侧，绕直肠止于骶前筋膜，可维持子宫前倾前屈位。

重点提示　　**固定子宫的 4 对韧带及其功能**。

（4）子宫的年龄变化　新生儿子宫高出骨盆腔上口，子宫颈较子宫体长而粗，性成熟前期，子宫发育迅速，壁增厚，性成熟期，子宫颈与子宫体长度相近，经产妇，各径与内腔都增大，重量比未产妇大一倍，绝经期后，子宫萎缩变小，壁变薄。

3. 阴道　阴道是前后扁的肌性管道，富有伸展性，是排出月经和娩出胎儿的通道。阴道位于盆腔中央，前邻膀胱和尿道，后邻直肠与肛管。阴道上部较宽阔，包绕子宫颈阴道部，两者之间的环形凹陷，称阴道穹，分前部、后部和侧部，以后部最深，称阴道穹后部。阴道穹后部与直肠子宫陷凹仅隔阴道后壁和一层腹膜。当该陷凹有积血或积液时，可经阴道穹后部进行穿刺或引流，以协助诊断和治疗。阴道下部较窄，以阴道口开口于阴道前庭。处女的阴道口周围有处女膜附着，处女膜呈环形、伞状或筛状，处女膜破裂后，阴道口周围留有处女膜痕。

知识链接

阴道的自净作用

成年女性阴道上皮在卵巢分泌的雌激素影响下增生变厚，富含糖原。上皮细胞脱落后，在阴道内乳酸杆菌作用下糖原分解为乳酸，使阴道处于酸性环境（pH 为 3.8～4.4），使适应于弱碱性环境中繁殖的病原菌受到抑制，这是女性的一种自然防御功能。幼年女性、老年女性由于雌激素水平低，阴道自净作用较弱，故容易罹患阴道炎。

二、女性外生殖器

女性外生殖器即女阴,包括阴阜、大阴唇、小阴唇、阴道前庭、阴蒂、前庭球和前庭大腺(图9-12)。

1. 阴阜　为耻骨联合前方的皮肤隆起,皮下有较多脂肪组织。性成熟后,表面生有阴毛。

2. 大阴唇　为一对纵行隆起的皮肤皱襞,表面生有阴毛。大阴唇皮下埋有前庭球。大阴唇的前后端左、右互相连合,形成唇前连合和唇后连合。

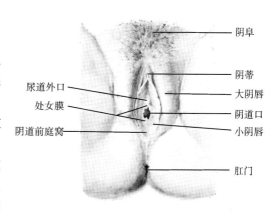

图9-12　女性外生殖器

3. 小阴唇　指位于大阴唇内侧的一对较薄的皮肤皱襞,表面光滑无毛。小阴唇向前包绕阴蒂,形成阴蒂包皮和阴蒂系带。

4. 阴道前庭　位于两侧小阴唇之间的裂隙,前部有较小的尿道外口,后部有较大的阴道口,在阴道口与小阴唇之间偏后方有前庭大腺导管开口。

5. 前庭大腺　位于阴道口的两侧,前庭球后端的深面,形如豌豆,导管向内开口于阴道前庭,如因炎症阻塞导管,可形成前庭大腺囊肿。

6. 阴蒂　在发生学上,相当于男性阴茎。有两条阴蒂海绵体构成,表面被有阴蒂包皮,分头、体和脚三部分。阴蒂头露于表面,富有感觉神经末梢,感觉敏感。

三、卵巢、子宫的微细结构

(一) 卵巢的微细结构

卵巢表面覆盖有单层扁平或立方上皮,上皮下为致密结缔组织构成的白膜,卵巢分为皮质和髓质,界限不明,皮质含不同发育阶段的卵泡、黄体和闭锁卵泡(图9-13)。

新生儿两侧卵巢皮质有70万~200万个原始卵泡,7~9岁时约有30万个,青春期开始时约有4万个,到40~50岁只剩下几百个。从青春期到更年期共30~40年的生育期内,卵巢在脑垂体周期性分泌的促性腺激素的影响下,每隔28天左右有15~20个卵泡生长发育,但通常只有1个卵泡发育成熟并排出1个卵细胞。女性一生中两侧卵巢共排卵400~500个,其余卵泡均在发育的不同阶段退化为闭锁卵泡。绝经期后,卵巢一般不再排卵,结缔组织增生,体积变小。

1. 卵泡的发育与成熟　卵泡是由中央的一个卵母细胞和外周的一层或多层卵泡细胞构成。一般将卵泡的发育过程分为4个阶段,即原始卵泡、初级卵泡、次级卵泡和成熟卵泡。其中,初级卵泡和次级卵泡又合称为生长卵泡(图9-13)。

(1) 原始卵泡　位于皮质的浅层,体积小数量多。原始卵泡中央是一个较大的初级卵母细胞,周围是一层小而扁平的卵泡细胞。卵泡细胞对卵母细胞起支持和营养作用。

(2) 生长卵泡　从青春期开始,原始卵泡开始生长发育。卵泡细胞由扁平变为立方形或柱状,并逐渐分裂增生,由单层变为多层;卵母细胞不断增大。在卵母细胞和卵泡细胞之间出现一层含糖蛋白的厚度均匀的嗜酸性膜,称透明带(由初级卵母细胞和卵泡细胞共同分泌形成)。随着卵泡细胞不断增殖,卵泡细胞间出现一些含有液体的腔隙,以后逐渐扩大融合成一个大腔,称卵泡腔,腔内的液体称卵泡液。随着卵泡的不断增长卵泡腔增大,卵泡液增多,卵母

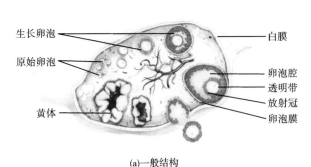

(a)一般结构

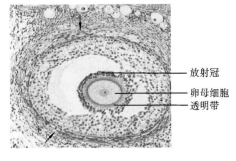

(b)生长卵泡

图 9-13　卵巢的微细结构及生长卵泡

细胞及其周围的卵泡细胞被推向一侧,突入卵泡腔中形成卵丘。靠近透明带的一层卵泡细胞增大变为柱状,呈放射状排列,称放射冠。位于卵泡腔外周的卵泡细胞构成卵泡壁,当卵泡继续生长时,其周围的结缔组织形成卵泡膜包围卵泡,卵泡膜富含细胞和血管。

（3）成熟卵泡　生长卵泡发育到最后阶段成为成熟卵泡。此时,卵泡细胞停止增殖,但卵泡液继续增多,卵泡壁越来越薄,并凸向卵巢表面,排卵前初级卵母细胞完成第一次成熟分裂,产生一个次级卵母细胞,待受精时完成第二次成熟分裂。从原始卵泡发育至成熟卵泡需 14 天左右。

生长卵泡和成熟卵泡具有内分泌功能,可分泌雌激素。

2. 排卵　由于卵泡液剧增,卵泡腔内压力增高,卵泡向卵巢表面突出,卵泡壁破裂,次级卵母细胞与周围的透明带、放射冠随同卵泡液一起,脱离卵巢,排入腹膜腔,这一过程称为排卵。生育年龄期,一般每隔 28 天排卵一次,通常是左右卵巢交替排卵。排卵后的卵巢表面裂口 2～4 天即可修复。

3. 黄体的形成及退化　排卵后,残留在卵巢内的卵泡壁塌陷,卵泡膜和血管也随之陷入。在黄体生成素作用下,发育成一个体积较大、富含毛细血管的内分泌细胞团,新鲜时呈黄色,称黄体。黄体可分泌雌激素和孕激素。黄体存在的时间长短,取决于排出的卵是否受精。如果

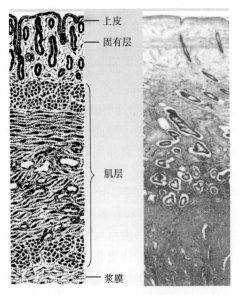

图 9-14　子宫壁的组织结构

没有受精,黄体发育到 2 周左右即萎缩退化,称月经黄体。如果排出的卵受精,黄体继续发育增大,直到妊娠 6 个月才逐渐开始退化,称妊娠黄体。黄体退化后为结缔组织所代替,称白体。

重点提示　**黄体的概念及功能**。

（二）子宫的微细结构

1. 子宫壁的组织结构　子宫为腔小壁厚的肌性器官,从内向外可分为子宫内膜、子宫肌层和子宫外膜三层(图 9-14)。

（1）内膜　即子宫黏膜,由上皮和固有层构成。上皮为单层柱状上皮。固有层较厚,含有管状子宫腺和丰富的血管。其动脉呈螺旋状,称螺旋动脉。子宫内膜的浅层(功能层),自青春期开始,在卵巢分泌激素的作用下,发生周期性脱落形成月经;子宫内膜的深层(基底层)不发生周期性脱落,

有增生并修复功能层的作用。

（2）肌层　由分层排列的平滑肌构成。

（3）外膜　大部分为浆膜,小部分为结缔组织膜。

2. 子宫内膜的周期性变化　自青春期到绝经期,在卵巢分泌的雌激素和孕激素的周期性作用下,子宫内膜呈现周期性变化,即每 28 天左右,发生一次子宫内膜剥脱、出血、修复、增生,称月经周期。在月经周期中,子宫内膜的变化分为月经期、增生期和分泌期（图9-15）。

重点提示　**月经周期的概念及分期**。

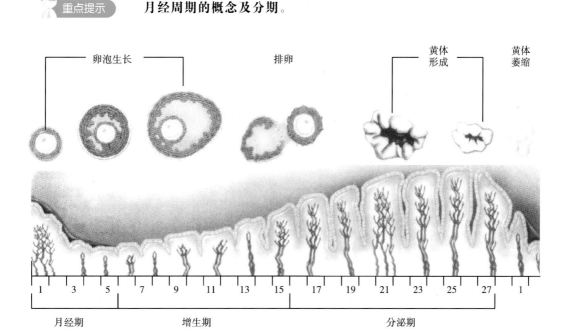

图 9-15　子宫内膜周期性变化示意图

（1）月经期　月经周期的第1～4天,此期月经黄体退化。雌、孕激素骤减,螺旋动脉持续收缩,导致子宫内膜缺血性坏死、脱落,继而螺旋动脉突然短暂扩张,致功能层血管破裂出血。脱落的子宫内膜随血液一起经阴道排出,形成月经。一般持续 3～5 天,出血量为 50～100 mL。月经期内,子宫内膜有创面形成,容易导致感染,应注意经期卫生。

（2）增生期　又称卵泡期,月经周期的第5～14天,此期一批卵泡正在迅速生长发育。在卵泡分泌的雌激素的作用下,子宫内膜的基底层增生修复,子宫腺和螺旋动脉增长弯曲,子宫内膜逐渐增厚并形成新的上皮和功能层。增生期末,卵泡成熟并排卵。

（3）分泌期　又称黄体期,月经周期的第15～28天。此期卵巢内黄体形成。在黄体分泌的雌激素和孕激素的作用下,子宫内膜进一步增厚。子宫腺极度弯曲,管壁变薄,管腔变大,充满腺细胞的分泌物,内有大量糖原。螺旋动脉增长,更加弯曲。卵如受精,内膜继续增厚,发育成蜕膜;如未受精,则黄体退化,子宫内膜开始脱落,进入下一个月经周期。

第三节　女性乳房和会阴

一、乳房

（一）女性乳房的位置、形态和结构

男性乳房不发育，女性乳房是哺乳器官（图9-16）。

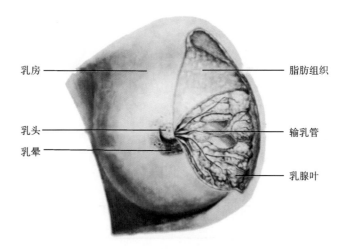

乳房 ——————　　　　　　————— 脂肪组织

乳头 ——————

乳晕 ——————　　　　　　————— 输乳管

　　　　　　　　　　　　　————— 乳腺叶

图 9-16　成年女性乳房的形态结构

1. 位置　乳房位于胸前部，胸大肌和胸肌筋膜浅面，上界平第 2～3 肋，下界平第 6～7 肋，内侧界至胸骨旁线，外侧界达腋中线，乳头平第 4 肋间隙或第 5 肋。

2. 形态　成年女性未产妇呈半球形，中央有乳头，其顶端有输乳管的开口，乳头周围有乳晕。

3. 结构　乳房由皮肤、纤维组织、脂肪组织和乳腺构成。每个乳房有 10～20 个乳腺叶，每个腺叶有一条输乳管开口于乳头，输乳管在近乳头处膨大，称输乳管窦，乳腺叶和输乳管是以乳头为中心呈放射状排列，乳房皮肤与乳腺深面胸筋膜之间，连有许多结缔组织小束，称乳房悬韧带或 Cooper 韧带，对乳房起支持作用（图 9-17）。

> **知识链接**
>
> **"酒窝征"与"橘皮样"变**
>
> 　　当乳腺癌侵犯乳房悬韧带时，纤维组织增生，韧带缩短，向内牵拉皮肤，导致皮肤表面出现凹陷，称"酒窝征"。在乳腺癌晚期，皮下淋巴管被癌细胞堵塞，引起淋巴回流受阻，出现皮肤水肿，皮肤呈"橘皮样"改变。

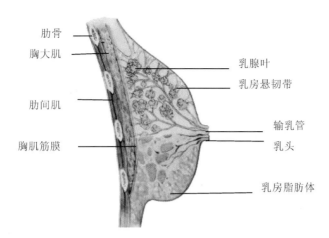

图 9-17 成年女性乳房矢状切面

肋骨
胸大肌
肋间肌
胸肌筋膜
乳腺叶
乳房悬韧带
输乳管
乳头
乳房脂肪体

二、会阴

会阴有广义和狭义之分。广义会阴是指盆膈以下封闭骨盆下口的全部软组织,包括尿生殖区(尿生殖三角)和肛区(肛门三角)。狭义会阴即产科会阴,是肛门和外生殖器之间的软组织,由于分娩时此区承受的压力较大,易发生撕裂(会阴撕裂),在分娩时应注意保护(图9-18)。

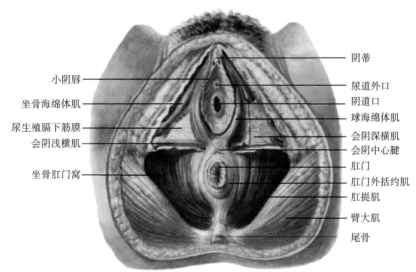

小阴唇
坐骨海绵体肌
尿生殖膈下筋膜
会阴浅横肌
坐骨肛门窝
阴蒂
尿道外口
阴道口
球海绵体肌
会阴深横肌
会阴中心腱
肛门
肛门外括约肌
肛提肌
臀大肌
尾骨

图 9-18 女性会阴肌

重点提示 **产科会阴的概念。**

知识链接

会 阴 撕 裂

分娩过程中,阴道口及周围组织由于受到胎头压迫发生水肿,或因会阴过紧、胎儿过大等原因,导致胎头即将娩出时,会发生会阴撕裂,严重者甚至会撕裂到肛门。因此助产时要注意保护会阴,临床上有时通过会阴切开术来防止会阴撕裂。

（一）尿生殖区的肌和尿生殖膈

尿生殖区的肌位于肛提肌前部的下方，分为浅、深两层。浅层肌包括会阴浅横肌、球海绵体肌和坐骨海绵体肌，深层肌包括会阴深横肌和尿道括约肌。

1. 会阴浅横肌　起自坐骨结节，止于会阴中心腱，有固定会阴中心腱的作用。

2. 球海绵体肌　起自会阴中心腱和尿道球下面的中缝，围绕尿道球和尿道海绵体后部，止于阴茎背面的筋膜。收缩时可使尿道缩短变细，协助排尿和射精，并参与阴茎勃起。在女性此肌覆盖于前庭球表面，称阴道括约肌，可缩小阴道口。

会阴中心腱又称会阴体，是狭义会阴深面的一个腱性结构，长约 1.3 cm，许多会阴肌附着于此，有加固盆底的作用。在女性此腱较大且具有韧性和弹性，分娩时有重要作用。

3. 坐骨海绵体肌　覆盖在阴茎脚的表面，起自坐骨结节，止于阴茎脚下面。收缩时压迫阴茎海绵体根部，阻止静脉血回流，参与阴茎勃起，又称阴茎勃起肌。此肌在女性较薄弱，称阴蒂勃起肌。

4. 会阴深横肌　位于两侧坐骨支之间，肌纤维在中线上互相交织，部分纤维止于会阴中心腱，收缩时可稳定会阴中心腱。男性此肌中埋有尿道球腺。

5. 尿道括约肌　位于会阴深横肌前方，肌束呈环形围绕尿道膜部，是随意的尿道外括约肌。在女性此肌还围绕阴道，称尿道阴道括约肌，可缩紧尿道和阴道。

尿生殖膈由会阴深横肌、尿道括约肌及覆盖于两肌表面的尿生殖膈上、下筋膜组成，封闭尿生殖区，具有加强盆底，协助承托盆腔脏器的作用。

（二）肛区的肌和盆膈

肛区肌群包括肛提肌、尾骨肌、肛门外括约肌。

盆膈由肛提肌、尾骨肌及覆盖于两肌上、下面的盆膈上筋膜和盆膈下筋膜构成，形成盆腔的底，中央有直肠通过。盆膈封闭骨盆下口，具有支持和固定盆内脏器的作用，并与排便、分娩等有关。

思考与练习

扫码看答案

一、单项选择题

1. 男性生殖腺是（　　　）。

A. 前列腺　　　　　　　　B. 睾丸　　　　　　　　C. 精囊

D. 尿道球腺　　　　　　　E. 附睾

2. 分泌雄性激素的细胞位于（　　　）。

A. 前列腺　　　　　　　　B. 尿道球腺　　　　　　C. 精曲小管

D. 睾丸间质　　　　　　　E. 附睾

3. 精子的产生部位是（　　　）。

A. 白膜　　　　　　　　　B. 睾丸网　　　　　　　C. 精曲小管

D. 睾丸间质　　　　　　　E. 附睾

4. 男性尿道最狭窄处为（　　　）。

A. 尿道内口　　　　　　　B. 尿道前列腺部　　　　C. 尿道膜部

D. 尿道海绵体部　　　　　　　E. 尿道外口

5. 卵巢属于（　　　）。

A. 外生殖器　　　　　　B. 生殖腺　　　　　　C. 生殖管道

D. 附属腺　　　　　　　E. 腹膜外位器官

6. 关于输卵管，错误的说法是（　　　）。

A. 是一对肌性管道　　　　　　　　　　　B. 由外侧向内侧分为 4 部分

C. 壶腹部为卵细胞受精部位　　　　　　　D. 子宫部为输卵管结扎部位

E. 漏斗部周缘有输卵管伞

7. 关于子宫，错误的说法是（　　　）。

A. 位于小骨盆的中央

B. 在膀胱与直肠之间

C. 呈前倾前屈位

D. 前屈是子宫体与子宫颈之间形成的钝角

E. 子宫分为底、体、颈和管 4 部分

8. 手术时，识别输卵管的标志是（　　　）。

A. 输卵管子宫部　　　　B. 输卵管峡　　　　　C. 输卵管壶腹

D. 输卵管漏斗　　　　　E. 输卵管伞

二、名词解释

精索、血睾屏障、输卵管峡、输卵管伞、子宫峡、子宫腔、阴道穹。

三、思考题

1. 男女生殖器官都包括哪些？

2. 男性导尿时应注意哪些问题？

3. 输卵管分几个部分？临床上识别输卵管的标志是什么？受精和结扎部位各在何处？

4. 简述子宫的位置、形态结构及固定装置。

（赛吉拉胡）

第四篇

脉管系统

MAIGUANXITONG

　　脉管系统包括心血管系统和淋巴系统，分布于人体各部，由一系列封闭和连续的管道构成。心血管系统由心、动脉、毛细血管和静脉组成。淋巴系统包括淋巴管道、淋巴器官和淋巴组织。在心血管系统内循环流动着血液，在淋巴系统内向心流动着淋巴液，淋巴液最后通过静脉流回血液。脉管系统的主要功能是将消化系统和呼吸系统吸收的营养物质和氧运送到全身器官的组织和细胞，同时将组织和细胞的代谢产物及二氧化碳运送到肾、肺及皮肤，排出体外。

第十章　心血管系统

![学习目标]

1. 掌握：脉管系统的组成，血液循环，心的位置、心腔的构造，全身动脉主干及其分支，全身静脉主干及其主要属支，临床常用的静脉穿刺部位。

2. 熟悉：心的传导系统、心的血管分布、心的体表投影，全身主要的压迫止血点，肝门静脉的组成、收集范围及与上、下腔静脉的吻合途径。

3. 了解：心包，血管壁的微细结构。

第一节　概　　述

一、心血管系统的组成

心血管系统由心、动脉、毛细血管和静脉组成，血液在其中循环流动(图10-1)。

1. 心　主要由心肌构成，是心血管系统的"动力泵"，是连接动、静脉的枢纽。心是中空的肌性器官，内部被心间隔分为互不相通的左、右两半，每半又各分为上方的心房和下方的心室，故心有4个腔：右心房、右心室、左心房和左心室，同侧心房和心室经房室口相通。心房连接静脉，心室发出动脉。在房室口和动脉口处均有瓣膜，顺血流而开启，逆血流而关闭，保证血液定向流动。

2. 动脉　动脉是运送血液离心的管道。动脉在行程中不断分支，分为大动脉、中动脉、小动脉和微动脉，越分越细，最后移行为毛细血管。动脉管壁较厚、管腔较小、压力高、富有弹性、血流速度快，随心的舒缩明显搏动。

3. 毛细血管　毛细血管是连接动、静脉末梢之间的管道。毛细血管彼此吻合成网，除软骨、角膜、晶状体、毛发、牙釉质和被覆上皮外，遍布全身各处。毛细血管数量多、管壁薄、通透性大、管内血流缓慢，是血液与组织液进行物质交换的场所。

4. 静脉　静脉是运送血液回心的管道。静脉由毛细血管汇合而成，在向心回流过程中不断接受属支，逐级汇合，由细变粗，最后注入心房。静脉可分为大静脉、中静脉、小静脉和微静

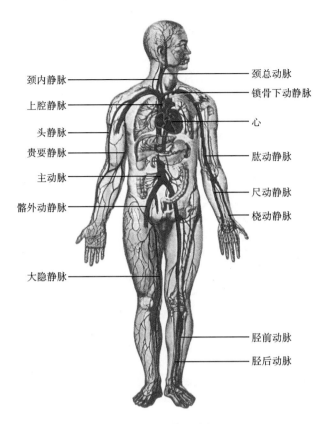

颈内静脉

上腔静脉

头静脉

贵要静脉

主动脉

髂外动静脉

大隐静脉

颈总动脉

锁骨下动静脉

心

肱动静脉

尺动静脉

桡动静脉

胫前动脉

胫后动脉

图 10-1　心血管系统概观

脉。静脉与伴行的动脉相比,静脉管壁薄、管腔大、压力低、弹性小、血流速度慢。

二、血液循环

血液由心室流经动脉、毛细血管和静脉后返回心房,这种周而复始的循环流动,称血液循环,包括体循环和肺循环,两者是相互连续和同时进行的(图 10-2)。

1. 体循环(大循环) 起于左心室(动脉血)→主动脉及其各级分支→全身毛细血管→各级静脉(静脉血)→上、下腔静脉→右心房。血液流经全身毛细血管时,与周围的组织、细胞进行物质交换,将氧和营养物质输送到全身各部,并将全身各部的代谢产物和二氧化碳运回心,血液由动脉血变为静脉血。体循环的特点是:行程长,流经范围广,压力相对较高。

2. 肺循环(小循环) 起于右心室(静脉血)→肺动脉干及其各级分支→肺泡毛细血管→肺内各级静脉(动脉血)→左、右肺静脉→左心房。血液流经肺泡毛细血管时,与肺泡进行气体交换,释放二氧化碳,同时吸入氧,血液由静脉血变为动脉血。肺循环的特点是:行程短,只通过肺,压力相对较低。

 体循环和肺循环的途径及特点。

三、血管壁的微细结构

(一)动脉

动脉按管径粗细分为大动脉、中动脉、小动脉和微动脉。动脉管壁分内膜、中膜和外膜三

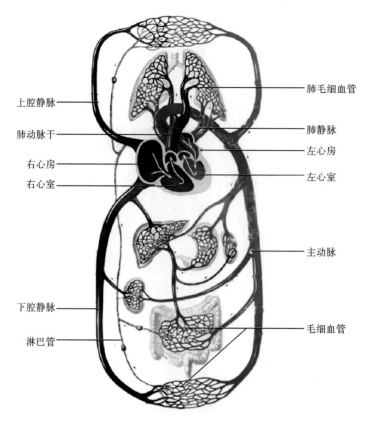

左侧标注（从上到下）：上腔静脉、肺动脉干、右心房、右心室、下腔静脉、淋巴管

右侧标注（从上到下）：肺毛细血管、肺静脉、左心房、左心室、主动脉、毛细血管

图 10-2　血液循环示意图

层,各层结构随动脉分支而变化,以中膜变化最明显。

1. 大动脉　包括主动脉、肺动脉干、头臂干、颈总动脉、锁骨下动脉和髂总动脉等。大动脉管壁含多层弹性膜和大量弹性纤维,故又称弹性动脉(图 10-3(a))。

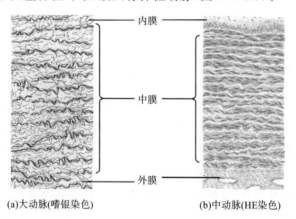

(a)大动脉(嗜银染色)　　(b)中动脉(HE染色)

图 10-3　大动脉、中动脉的结构

（1）内膜　由内皮和内皮下层组成。内皮下层为结缔组织,内含少量平滑肌纤维。

（2）中膜　最厚,主要由40～70层弹性膜组成,各弹性膜由弹性纤维相连,弹性膜之间有环行平滑肌纤维和少量的胶原纤维。在病理状态下,中膜内平滑肌纤维可迁入内膜增生,使内膜增厚,是动脉硬化发生过程的重要环节。

（3）外膜　由疏松结缔组织构成,较薄,内有血管壁的营养血管。

大动脉在心收缩时管壁扩张,心舒张时管壁回缩,使血液持续、均匀地向前流动,又称弹性贮器。

2. 中动脉 除大动脉外,凡解剖学上命名的动脉大多属中动脉,因中膜管壁的平滑肌相当丰富,又称肌性动脉(图 10-3(b))。

> **重点提示** **弹性动脉,肌性动脉。**

(1)内膜 由内皮、内皮下层和内弹性膜组成。内弹性膜是弹性蛋白构成的有孔均质薄膜,在血管横切面上常呈波浪状,可作为内膜与中膜的分界。

(2)中膜 较厚,主要由 10～40 层环行平滑肌组成,肌纤维间夹有弹性纤维和胶原纤维。

(3)外膜 外层为疏松结缔组织,含小的营养血管和神经纤维。多数中动脉的中膜和外膜交界处有明显的外弹性膜。

3. 小动脉 指管径在 0.3～1 mm 的动脉,属肌性动脉。结构与中动脉相似。

4. 微动脉 指管径在 0.3 mm 以下的动脉。内膜无内弹性膜,中膜有 1～2 层平滑肌,外膜较薄。

(二)毛细血管

毛细血管直径一般为 6～8 μm,表面积大,壁薄,是血液与组织内细胞进行物质交换的主要部位。

1. 结构 毛细血管管壁主要由一层内皮细胞和基膜组成。内皮的基膜只有基板。内皮和基膜间散在扁平有突起的周细胞。当组织受损伤后,周细胞可增殖、分化为内皮细胞和成纤维细胞,参与组织再生。

2. 分类 根据内皮细胞和基膜结构等特点,毛细血管分为以下三类(图 10-4)。

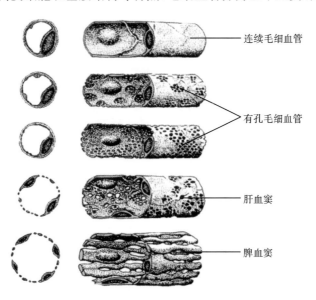

连续毛细血管

有孔毛细血管

肝血窦

脾血窦

图 10-4 毛细血管的分类模式图

(1)连续毛细血管 有连续的内皮细胞,细胞间有紧密连接,胞质含大量直径为 60～70 nm 的吞饮小泡,基膜完整。连续毛细血管主要以吞饮小泡方式进行物质交换。主要分布于结缔组织、肌组织、胸腺、肺和中枢神经系统等处。

(2)有孔毛细血管 内皮细胞不含核处极薄,有许多贯穿胞质的内皮窗孔,窗孔直径为

60～70 nm,窗孔一般由 4～6 nm 厚的隔膜封闭。细胞间有紧密连接,基膜完整。有孔毛细血管主要是通过窗孔进行物质交换,通透性较大。主要分布于胃肠黏膜、内分泌腺、肾血管球等处。

（3）血窦　也称窦状毛细血管,管腔大而不规则;内皮薄有孔,细胞间隙较大,无紧密连接,基膜不完整或缺如,窦腔中可有巨噬细胞。血窦通透性大,主要分布于肝、脾、骨髓和某些内分泌腺中。

（三）静脉

静脉根据管径大小分为微静脉、小静脉、中静脉和大静脉。静脉管壁也分内膜、中膜和外膜。与伴行动脉比较,静脉壁薄,腔大,弹性小,故在切片上,管腔常呈不规则塌陷,三层膜界限不清,管壁平滑肌和弹性组织不丰富,结缔组织较多。内弹性膜不明显或无;中膜不发达;外膜则较厚,尤其大静脉,外膜中有较多的纵行平滑肌束,无外弹性膜。管径在 2 mm 以上的静脉,腔内常有半月形静脉瓣,其根部与内膜相连,彼此相对,游离缘朝向血流方向,表面覆以内皮,中间为含弹性纤维的结缔组织。

（四）微循环

微循环是指微动脉与微静脉之间的血液循环,是血液循环的基本功能单位(图 10-5)。典型的微循环由微动脉、中间微动脉、真毛细血管、直捷通路、动静脉吻合和微静脉组成。微循环能调节血流量以实现物质交换,为组织和细胞提供营养物质并促进代谢产物的排出。通常情况下,血液由微动脉经中间微动脉和直捷通路直接流入微静脉,当组织功能活跃时,大部分血液流经真毛细血管网,血液和组织之间进行物质交换。

 血液循环的基本功能单位。

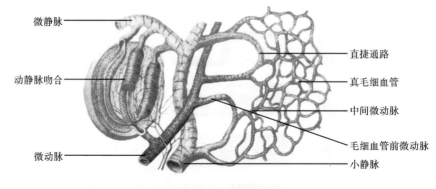

图 10-5　微循环模式图

第二节　心

一、心的位置和毗邻

心是一个中空的肌性器官,位于胸腔中纵隔内(图 10-6)。心约 2/3 位于正中线的左侧,约

1/3 位于正中线的右侧。心的前方对向胸骨体和第 2~6 肋软骨,大部分被胸膜和肺遮盖;后方平对第 5~8 胸椎,邻食管、胸主动脉等,上方连出入心的大血管,下方邻膈,两侧借纵隔胸膜与胸膜腔和肺相邻。心的位置可因体型或体位的不同而有所改变。

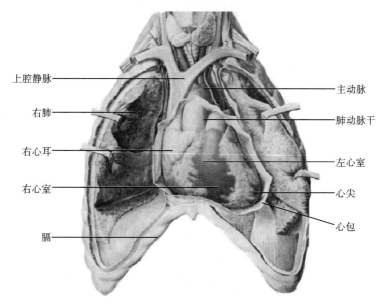

图 10-6 心的位置

二、心的体表投影

心的体表投影个体差异较大,也可因体位而有变化,通常采用四点连线法来确定(图 10-7)。了解心的体表投影对诊断心脏疾病具有重要的临床意义。

1. 左上点 位于左侧第 2 肋软骨的下缘、距胸骨左缘约 1.2 cm 处。

2. 右上点 位于右侧第 3 肋软骨上缘、距胸骨右缘约 1 cm 处。

3. 右下点 位于右侧第 6 胸肋关节处。

4. 左下点 位于左侧第 5 肋间隙、距前正中线 7~9 cm 处。

三、心的外形

心形似倒置的、前后略扁的圆锥体,大小约与本人拳头相近。心可分一尖、一底、两面、三缘,表面还有四条沟(图 10-8、图 10-9)。

1. 心尖 圆钝,由左心室构成,朝向左前下方,在左侧第 5 肋间隙、左锁骨中线内侧 1~2 cm处,可扪及心尖搏动。

2. 心底 朝向右后上方,主要由左心房和小部分右心房构成。上、下腔静脉分别从上、下注入右心房,左、右肺静脉分别从两侧注入左心房。

3. 两面 心的胸肋面(前面),朝向前上方,大部分由右心房和右心室构成,小部分由左心耳和左心室构成,该面大部分被胸膜和肺覆盖,小部分与胸骨及肋软骨相邻;膈面(下面)朝向下方略朝向后,大部分由左心室、小部分由右心室构成,与膈毗邻。

4. 三缘 心的下缘介于膈面与胸肋面之间,接近水平位,由右心室和心尖构成;左缘的绝大部分由左心室构成;右缘不明显,由右心房构成。心左、右缘形态圆钝,无明显边缘线。

5. 四条沟 冠状沟(房室沟)呈冠状位,近似环形,前方被肺动脉干所中断,该沟为心房和

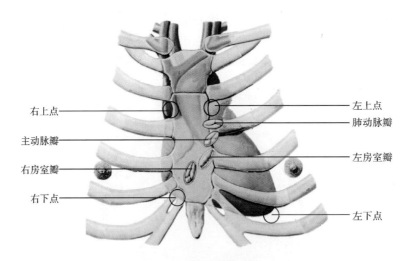

图 10-7　心的体表投影

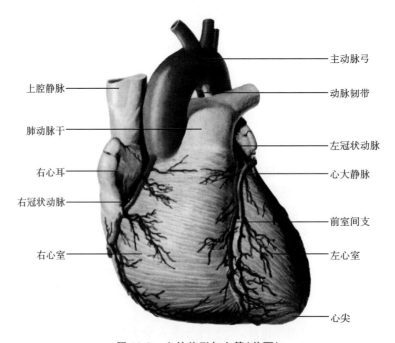

图 10-8　心的外形与血管(前面)

心室在心表面的分界;前室间沟和后室间沟分别在心室的胸肋面和膈面,从冠状沟走向心尖的右侧,是左、右心室在心表面的分界;后房间沟在心底,是右心房与右上、下肺静脉交界处的浅沟,是左、右心房在心表面的分界。冠状沟和前、后室间沟内有血管走行,并被脂肪组织填充。

 冠状沟、前室间沟和后室间沟的位置及意义。

四、心腔

1. 右心房　位于心的右上部,壁薄腔大。右心房内面有许多大致平行排列的肌束,称为梳状肌。右心房向左前方突出的部分称右心耳。当心功能发生障碍、血流淤滞时,易在右心耳内形成血栓,一旦脱落,可导致血管堵塞。右心房有 3 个入口和 1 个出口。入口有上腔静脉

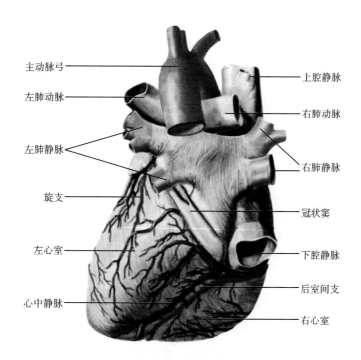

主动脉弓

左肺动脉

左肺静脉

旋支

左心室

心中静脉

上腔静脉

右肺动脉

右肺静脉

冠状窦

下腔静脉

后室间支

右心室

图 10-9　心的外形与血管（后面）

口、下腔静脉口和位于下腔静脉口与右房室口之间的冠状窦口,它们分别引导人体上半身、下半身和心壁的静脉血汇入右心房;出口为右房室口,通向右心室。右心房后内侧壁主要由房间隔构成,其下部有一卵圆形浅窝,称卵圆窝,是胎儿时期卵圆孔闭锁后的遗迹,该处较薄弱,是房间隔缺损的好发部位(图 10-10)。

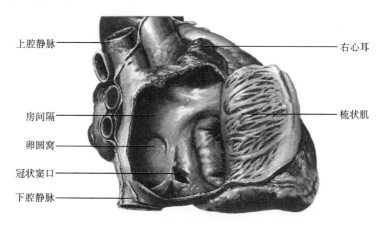

上腔静脉

房间隔

卵圆窝

冠状窦口

下腔静脉

右心耳

梳状肌

图 10-10　右心房

　　2. 右心室　　位于右心房前下方,构成心胸肋面的大部分。右心室腔内有一弓形的肌性隆起,称室上嵴,将室腔分为后下方的流入道(窦部)和前上方的流出道(漏斗部)两部分。

　　右心室的流入道室壁内有许多纵横交错的肌性隆起称肉柱,肉柱尖端突入心室腔内形成锥体形的肌隆起称乳头肌。右心室的入口为右房室口,呈卵圆形,右房室口周围有致密结缔组织构成三尖瓣环,环上附有 3 个近似三角形的瓣膜称三尖瓣(右房室瓣)。瓣膜的尖朝向室腔,并借数条细丝状的腱索与心室壁上的乳头肌相连。三尖瓣的三片瓣叶按位置分别称为前尖、后尖和隔侧尖。三尖瓣环、三尖瓣、腱索和乳头肌在结构和功能上是一个整体,称三尖瓣复合体。它们共同保证血液单向流动,其中任何一个结构损伤,将会导致血流动力学上的改变。

右心室的流出道内壁光滑无肉柱,形似倒置的漏斗,呈锥体形,又称动脉圆锥。右心室的出口为肺动脉口,肺动脉口周围的纤维环上附有3个袋口向上的半月形瓣膜,称肺动脉瓣(图10-11)。

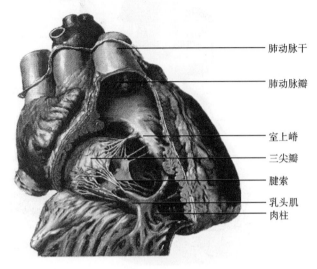

肺动脉干
肺动脉瓣
室上嵴
三尖瓣
腱索
乳头肌
肉柱

图 10-11　右心室

3. 左心房　位于右心房的左后方,构成心底的大部分。前部向右前突出的部分称左心耳。左心房有4个入口和1个出口。4个入口分别是后部两侧的左肺上、下静脉口和右肺上、下静脉口,肺静脉的动脉血经此流入左心房;出口为左房室口,左心房的血液经此流入左心室(图10-12)。

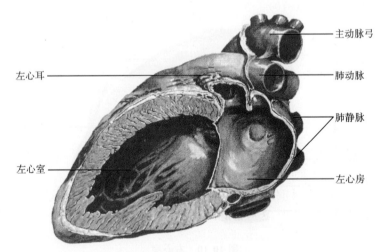

左心耳
左心室
主动脉弓
肺动脉
肺静脉
左心房

图 10-12　左心房与左心室

4. 左心室　位于右心室的左后下方,呈圆锥形,构成心尖及心的左缘(图10-13)。左心室壁最厚,约为右室壁厚度的3倍。左心室腔以二尖瓣前尖为界,将室腔分为左后方的流入道(窦部)和右前方的流出道(主动脉前庭)两部分。

左心室流入道的入口为左房室口,口周围有致密结缔组织构成二尖瓣环,环上附有2个近似三角形的瓣膜称二尖瓣(左房室瓣)。二尖瓣分为前尖和后尖,并借助腱索附着于乳头肌上。二尖瓣环、二尖瓣、腱索和乳头肌合称为二尖瓣复合体,其功能与右心室三尖瓣复合体相同。

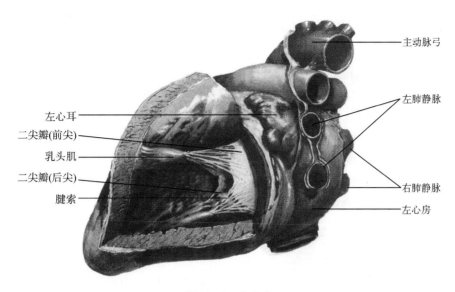

图 10-13　左心室

左心室的流出道内壁光滑无肉柱,其出口为主动脉口,口周围的纤维环上附有 3 个袋口向上的半月形瓣膜,称主动脉瓣(图 10-14)。

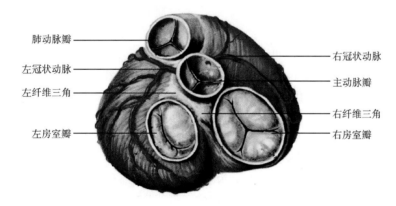

图 10-14　心脏的瓣膜(上面观)

瓣膜的作用是阻止血液逆流,保证血液在心腔内单向流动。当心室收缩时,二尖瓣和三尖瓣关闭,肺动脉瓣和主动脉瓣开放,血液射入动脉;当心室舒张时,肺动脉瓣和主动脉瓣关闭,二尖瓣和三尖瓣开放,血液由心房流入心室。

护理应用解剖

心内注射术应用解剖

心内注射术是将急救药品通过心前区穿刺注入右心室,从而尽快恢复患者的心跳,,是临床上抢救心搏骤停常用的方法之一。

注射部位:心前区注射,在左侧第 4 肋间隙胸骨左缘旁 0.5～1 cm 处,沿肋骨上缘垂直刺入右心室。

心各腔的入口和出口。

五、心的构造

1. 心纤维性支架 又称心纤维骨骼,位于房室口、肺动脉口、主动脉口的周围,由致密结缔组织构成。包括左纤维三角、右纤维三角、4 个瓣纤维环(肺动脉瓣环、主动脉瓣环、二尖瓣环和三尖瓣环)等(图 10-14)。左纤维三角位于二尖瓣环、三尖瓣环和主动脉后瓣环之间,右纤维三角位于主动脉左瓣环和二尖瓣环之间。心纤维性支架质地坚韧而富有弹性,是心肌纤维和心瓣膜的附着处,在心肌运动中起支持和稳定作用。

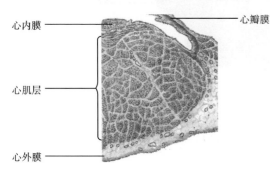

图 10-15 心壁的结构

2. 心壁 心壁由心内膜、心肌层和心外膜组成(图 10-15)。它们分别与血管的三层膜相对应。

(1)心内膜 心内膜是衬在心腔内面的一层光滑薄膜,由内皮及结缔组织组成,其内皮与血管内皮相连续。心瓣膜由心内膜向心腔折叠而成。

(2)心肌层 心肌层为心壁的主体,包括心室肌和心房肌,心室肌比心房肌肥厚,左心室肌最厚。心房肌和心室肌分别附着于纤维环上,相互不延续,故心房和心室可不同时收缩。

(3)心外膜 即浆膜性心包的脏层,被覆于心肌层和大血管根部的表面。

3. 心间隔 心的间隔把心分隔为容纳动脉血的左半心和容纳静脉血的右半心,它们之间互不相通。左、右心房之间为房间隔,左、右心室之间为室间隔。

房间隔较薄,由两层心内膜夹少量心房肌和结缔组织构成,房间隔右侧面中下部的卵圆窝处最薄,是房间隔缺损的好发部位。

室间隔较厚,由心肌和心内膜构成,分为肌部和膜部两部分(图 10-16)。肌部位于室间隔下部的大部分,主要由心肌和两侧的心内膜构成。膜部位于心房和心室交界部位,由致密结缔组织和两侧的心内膜构成。此处缺乏心肌层,是室间隔缺损的好发部位。

知识链接

常见的先天性心脏病

常见的先天性心脏病有:①房间隔缺损,最常见的是卵圆孔未闭,卵圆孔一般在出生后 1 岁左右闭合,形成卵圆窝;②室间隔缺损,分室间隔膜部缺损和肌部缺损,其中以膜部缺损常见;③动脉导管未闭,是最常见的血管畸形;④法洛四联症,包括肺动脉狭窄、室间隔缺损、主动脉骑跨和右心室肥大。

六、心的传导系统

心的传导系统由特殊心肌细胞构成,包括窦房结、房室结、房室束、左右束支和 Purkinje(浦肯野)纤维网,具有产生和传导兴奋,控制心的节律性活动等作用(图 10-17)。

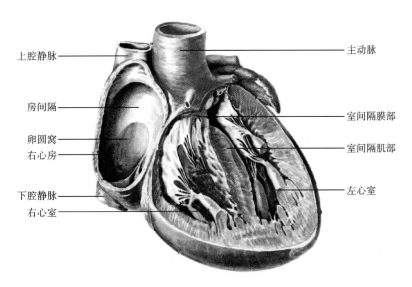

图 10-16　房间隔和室间隔

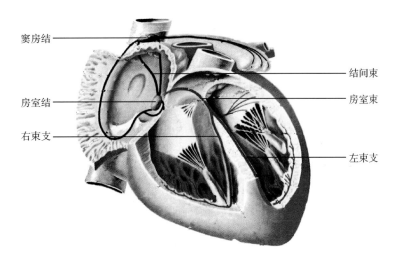

图 10-17　心的传导系统

1. 窦房结　呈长椭圆形,位于上腔静脉与右心房交界处的心外膜深面。窦房结能自动地发出节律性冲动并传至房室结,是心的正常起搏点。

2. 房室结　呈扁椭圆形,位于冠状窦口与右房室口之间的心内膜深面,房室结的作用是将窦房结传来的冲动短暂延搁再传至心室,保证心房收缩后心室再开始收缩。

3. 房室束　房室束又称 His 束,由房室结发出,向下行于室间隔膜部后下缘,至室间隔肌部上缘分左束支和右束支。

4. 左束支、右束支　左、右束支沿室间隔两侧心内膜的深面下行,分支吻合成 Purkinje(浦肯野)纤维网,分布到左、右心室壁的肌纤维上。

5. Purkinje(浦肯野)纤维网　左、右束支的分支在心内膜下交织成心内膜下 Purkinje(浦肯野)纤维网,该网发出的纤维进入心室壁内构成心肌内 Purkinje(浦肯野)纤维网,最后与心肌相连。

七、心的血管

(一) 动脉

分布于心壁的动脉主要有左、右冠状动脉,均发自升主动脉起始处(图 10-18、图 10-19)。

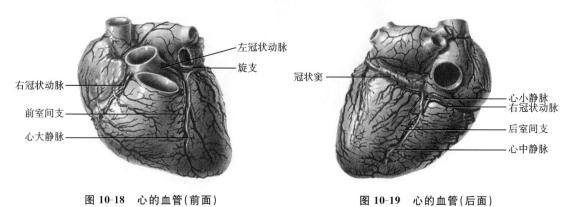

图 10-18　心的血管(前面)　　　　　图 10-19　心的血管(后面)

1. 左冠状动脉　起于升主动脉根部的左侧,在肺动脉干和左心耳之间向左行,入冠状沟后分为前室间支和旋支。前室间支又称前降支,沿前室间沟下行,绕心尖右侧至膈面,与后室间支吻合,沿途分支分布于左心室前壁、右心室前壁一小部分和室间隔前上 2/3。前室间支阻塞,则引起左心室前壁和室间隔前部心肌梗死,并可发生束支传导阻滞。临床上称此支为"猝死动脉"。旋支又称左旋支,沿冠状沟左侧后行,绕后壁心左缘至左心室膈面,沿途分支分布于左心房、左心室左侧面和膈面及窦房结(40%)。旋支阻塞时常引起左心室侧壁和膈壁心肌梗死。

2. 右冠状动脉　起于升主动脉根部的右侧,经右心耳与肺动脉干之间,入冠状沟向右后行,至房室交点处分为后室间支和左室后支。后室间支粗大,沿后室间沟下行,与前室间支吻合。左室后支较细小,分布于左心室后壁。右冠状动脉沿途发出分支分布于右心房、右心室、室间隔后下 1/3 及左心室后壁一部分。右冠状动脉阻塞时,可发生心室后壁心肌梗死和房室传导阻滞。

　　　心的动脉。

(二) 静脉

心的静脉绝大部分汇入冠状窦流入右心房。冠状窦位于冠状沟后部、左心房与左心室之间,借冠状窦口开口于右心房。其主要属支有以下三支(图 10-18、图 10-19)。

1. 心大静脉　与前室间支伴行,上升转左后方,沿冠状沟注入冠状窦。

2. 心中静脉　与后室间支伴行,上行注入冠状窦。

3. 心小静脉　位于冠状沟后部的右侧,向左注入冠状窦。

八、心包

心包是包裹心及大血管根部的圆锥形纤维浆膜囊,可分为内、外两层,外层为纤维心包,内层为浆膜心包(图 10-20)。心包可减少心脏跳动时的摩擦,并可以防止心过度扩张,具有保护作用。

1. 纤维心包　由坚韧的纤维性结缔组织构成。上方包裹出入心的大血管根部,并与这些大血管的外膜相续。下方与膈的中心腱愈着。

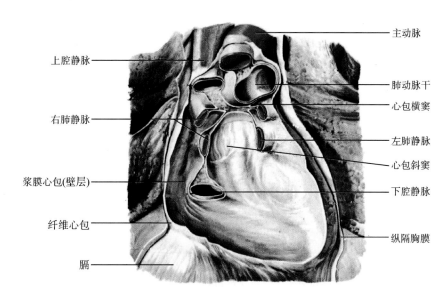

图 10-20　心包(后壁)

2. 浆膜心包　又分脏、壁两层。壁层衬在纤维心包的内面,与纤维心包紧密相贴。脏层为紧贴在心和大血管根部的浆膜,位于心表面的部分又称心外膜。脏、壁两层在出入心的大血管根部相互移行,两层之间潜在性的腔隙称心包腔,内含少量浆液,起润滑作用。

3. 心包窦　在心包腔内,浆膜心包脏、壁两层返折处的间隙,称心包窦。位于主动脉、肺动脉干后方与上腔静脉、左心房前壁之间的间隙称心包横窦。位于左心房后壁、左肺静脉、右肺静脉、下腔静脉与心包后壁之间的间隙称心包斜窦。心包前下窦位于心包腔的前下部,心包前壁与膈之间的交角处,直立时,该处位置最低,心包积液常存于此窦,是心包穿刺比较安全的部位。

护理应用解剖

心包腔穿刺术

穿刺部位:一般在剑突与左侧肋弓缘夹角处进针。

目的:常用于判定积液的性质与病原;有心包填塞时,穿刺抽液以减轻症状;化脓性心包炎时,穿刺排脓、注药。

第三节　肺循环的血管

一、肺动脉干和肺动脉

肺动脉干是一短而粗的动脉干,起自右心室,在升主动脉的前方向左后上方斜行,至主动脉弓的下方分为左、右肺动脉(图 10-8)。左肺动脉较短,水平向左至左肺门,分上、下两支进入左肺上、下叶。右肺动脉较长,水平向右至右肺门,分两支进入右肺上、中、下叶。左右肺动脉在肺内反复分支,最后到达肺泡周围形成毛细血管网。

在肺动脉干分叉处稍左侧与主动脉弓下缘之间连接一条结缔组织索,即动脉韧带,它是胎儿时期动脉导管闭锁后的遗迹(图10-8)。如果动脉导管在出生后6个月不闭锁,则称为动脉导管未闭,是常见的先天性心脏病之一。

二、肺静脉

肺静脉每侧2条,起自肺泡周围的毛细血管网,在肺内逐级汇合,最后形成左、右各2条肺静脉,分别称左肺上、下静脉和右肺上、下静脉,出肺门后,注入左心房后壁的两侧(图10-9)。

第四节　体循环的血管

一、体循环的动脉

主动脉是体循环的动脉主干,也是全身最粗大的动脉(图10-21)。由左心室发出,斜向右上,达右侧第2胸肋关节高度,再弓形弯向左后,达第四胸椎体下缘水平,沿脊柱的左前方下行,穿膈的主动脉裂孔入腹腔,至第4腰椎体下缘水平分为左、右髂总动脉。

主动脉全长以右侧第2胸肋关节和第4胸椎体下缘为界分为3段:升主动脉、主动脉弓和降主动脉。降主动脉以膈为界分为胸主动脉和腹主动脉(图10-21)。

重点提示　　**主动脉的3段。**

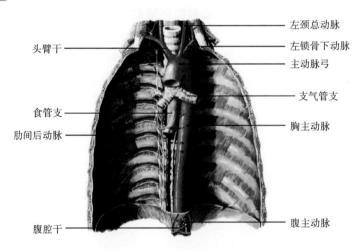

图 10-21　主动脉分段及其分支

（一）升主动脉

升主动脉起自左心室,向右前上方斜行,达右侧第2胸肋关节后方移行为主动脉弓。升主动脉的起始部发出左、右冠状动脉(图 10-8)。

（二）主动脉弓

主动脉弓是自右侧第 2 胸肋关节与第 4 胸椎体下缘之间呈弓状弯曲的一段动脉。主动脉弓位于胸骨柄的后方。

主动脉弓壁内有压力感受器，具有调节血压的作用。主动脉弓下方靠近动脉韧带处有 2～3 个粟粒状小体，称主动脉小球，是化学感受器，参与调节呼吸。

从主动脉弓的凸侧向上发出 3 个分支，自右向左依次为头臂干(无名动脉)、左颈总动脉和左锁骨下动脉(图 10-21)。头臂干短而粗，向右上方斜行，至右侧胸锁关节后方分为右颈总动脉和右锁骨下动脉。

主动脉弓的分支主要分布于头颈部和上肢。

1. 颈总动脉　是头颈部的动脉主干。右颈总动脉起自头臂干，左颈总动脉起自主动脉弓。两侧颈总动脉均在食管、气管和喉的外侧上行，至甲状软骨上缘水平处分为颈内动脉和颈外动脉(图 10-22)。

 重点提示　　**头颈部的动脉主干。**

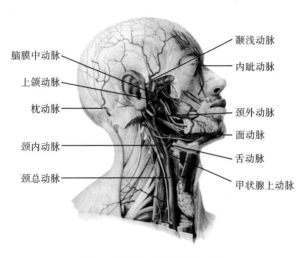

图 10-22　颈外动脉及其分支

在颈总动脉分叉处，有 2 个重要结构，即颈动脉窦和颈动脉小球。颈动脉窦是颈总动脉末端和颈内动脉起始处膨大的部分，窦壁内有压力感受器，能感受血压的变化。当血压升高时，刺激主动脉弓和颈动脉窦壁内的压力感受器，可反射性地引起血压下降。颈动脉小球是位于颈总动脉分叉处后方的动脉壁上的一个椭圆形小体，为化学感受器，能感受血液中二氧化碳浓度和氧浓度的变化。当血液中氧分压降低和二氧化碳分压增高时，颈动脉小球和主动脉小球可反射性引起呼吸加深加快。

（1）颈外动脉　自颈总动脉发出后在胸锁乳突肌的深面上行，进入腮腺实质内，分为颞浅动脉和上颌动脉 2 个终支(图 10-22)。颈外动脉的主要分支有：①甲状腺上动脉：分布于甲状腺上部和喉。②舌动脉：分布于舌、舌下腺和腭桃体。③面动脉：经下颌下腺深面，至咬肌前缘越过下颌骨下缘到面部，经口角和鼻翼外侧到达眼的内眦，移行为内眦动脉，分布于腭扁桃体、下颌下腺和面部。④颞浅动脉：在外耳门前方上行，分布于腮腺和额部、颞部、颅顶部软组织。⑤上颌动脉：主要分布于口腔、鼻腔和硬脑膜等处。其分支脑膜中动脉向上穿棘孔入颅腔，分布于硬脑膜。该动脉前支经过颅骨翼点内面，当翼点骨折时，易损伤脑膜中动脉前支而导致硬膜外血肿。

（2）颈内动脉　由颈总动脉发出后向上行至颅底,经颈动脉管入颅腔,分支分布于脑和视器（详见中枢神经系统）。

知识链接

头颈部动脉压迫止血

在环状软骨的两侧,可摸到颈总动脉的搏动,在此处将颈总动脉向后内方压迫到第 6 颈椎横突上,可进行一侧头颈部的临时性止血（图 10-23（a））。面动脉在下颌骨下缘与咬肌前缘交界处位置表浅,可摸到其搏动,在此处将面动脉压向下颌骨,可进行面部的临时性止血（图 10-23（b））。在外耳门前方颧弓根部可摸到颞浅动脉的搏动,在此处压迫颞浅动脉,可进行额部、颞部和颅顶部的临时性止血（图 10-23（c））。

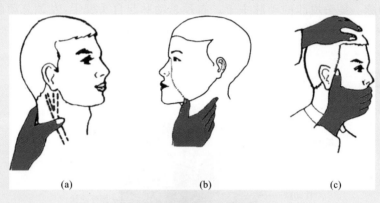

(a)　　　　　　　　　　(b)　　　　　　　　　　(c)

图 10-23　头颈部动脉压迫止血

2. 锁骨下动脉　锁骨下动脉是上肢的动脉主干。右锁骨下动脉起自头臂干,左锁骨下脉起自主动脉弓。锁骨下动脉经胸廓上口到颈根部,呈弓状经胸膜顶前方,穿斜角肌间隙,至第 1 肋外缘移行为腋动脉。

锁骨下动脉的主要分支有（图 10-24）:①椎动脉:上行穿经上 6 个颈椎的横突孔,经枕骨大孔入颅腔,分布于脑和脊髓。②胸廓内动脉:下行入胸腔,沿第 1~6 肋软骨的后面下行,分布于胸前壁、心包、膈、乳房等处。其较大的终支腹壁上动脉,穿过膈肌入腹腔,分布于腹直肌和腹膜等处。③甲状颈干:是一短干,发出后立即分为数支至颈部和肩部。其主要分支为甲状腺

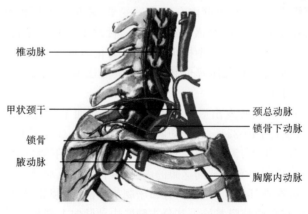

图 10-24　锁骨下动脉及其分支

下动脉,分布于甲状腺和喉等处。

重点提示 **上肢的动脉主干。**

知识链接

血压测量及脉搏计数

血压、脉搏是临床观察患者病情变化的重要检测指标,常选择肱动脉进行血压测量,原因是肱动脉距心较近,坐位时心、肱动脉、血压计在同一水平面。在肘窝稍上方肱二头肌腱的内侧,肱动脉位置表浅,可触及其搏动,是临床测量血压时的听诊部位。桡动脉在桡腕关节上方行于肱桡肌腱与桡侧腕屈肌腱之间,位置表浅,可触及其搏动,是临床切脉和计数脉搏的常用部位。

（1）**腋动脉** 为锁骨下动脉的延续。腋动脉位于腋窝内,在第1肋的外缘续于锁骨下动脉,向外下方行走,至背阔肌下缘移行为肱动脉。腋动脉的主要分支分布于肩肌、胸肌、背阔肌和乳房等处（图10-25）。

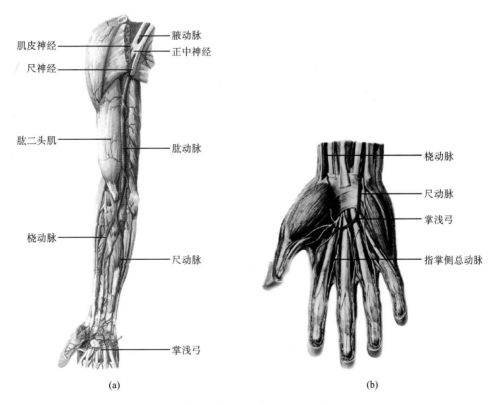

肌皮神经————腋动脉
————正中神经
尺神经————

肱二头肌————肱动脉

桡动脉————

————尺动脉

————掌浅弓

桡动脉
尺动脉
掌浅弓
指掌侧总动脉

(a)   (b)

图10-25 上肢动脉及其分支

（2）**肱动脉** 是腋动脉的延续。沿肱二头肌内侧沟下行,至肘窝平桡骨颈高度分为桡动脉和尺动脉。肱动脉沿途发出分支分布于上臂和肘关节（图10-25）。

（3）**桡动脉** 自肱动脉发出,先经肱桡肌与旋前圆肌之间,继而在肱桡肌腱与桡侧腕屈肌腱之间下行,在桡腕关节上方绕桡骨茎突至手背,穿第一掌骨间隙入手掌深部（图10-25）。桡动脉沿途分支主要分布于前臂桡侧的肌和皮肤等。

（4）尺动脉　自肱动脉发出，先斜向内下，然后下行于尺侧腕屈肌和指浅屈肌之间，至桡腕关节处，经豌豆骨桡侧入手掌（图10-25）。尺动脉沿途分支主要分布于前臂尺侧的肌和皮肤等。

（5）掌浅弓和掌深弓　掌浅弓由尺动脉末端和桡动脉的掌浅支吻合而成，位于指屈肌腱的浅面。掌深弓由桡动脉末端和尺动脉的掌深支吻合而成，位于指屈肌腱的深面。掌浅弓和掌深弓的分支分布于手掌和手指（图10-25）。

 测血压的动脉，切脉的动脉。

知识链接

上肢动脉压迫止血

在锁骨上窝中点可摸到锁骨下动脉的搏动，于此处将锁骨下动脉向后下方压在第1肋上，可进行上肢的临时性止血（图10-26(a)）。在臂部中份肱二头肌内侧沟内将肱动脉压向肱骨，可进行压迫点以下的上肢临时性止血（图10-26(b)）。在手指根部两侧偏掌侧面的近节指骨处进行压迫，可阻止手指的出血。

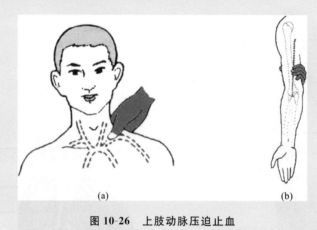

图10-26　上肢动脉压迫止血

（三）胸主动脉

胸主动脉是胸部的动脉主干，位于脊柱的左前方（图10-21）。胸主动脉的分支分为脏支和壁支。

1. 脏支　主要有支气管支、食管支和心包支，分别分布于气管、主支气管、肺、食管和心包。

2. 壁支　主要有肋间后动脉和肋下动脉。第1、2对肋间后动脉发自锁骨下动脉，第3～11对肋间后动脉和肋下动脉发自胸主动脉。肋间后动脉行于相应的肋间隙的肋沟内，肋下动脉沿第12肋下缘走行。肋间后动脉和肋下动脉主要分布于胸壁、腹壁上部的肌和皮肤。

（四）腹主动脉

腹主动脉是腹部的动脉主干，位于脊柱的左前方（图10-27）。腹主动脉的分支也分为脏支和壁支。

重点提示 腹部的动脉主干,腹主动脉的两大分支。

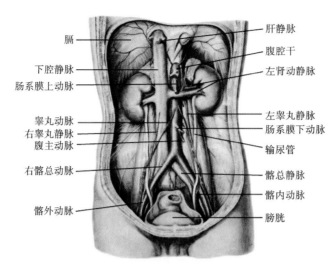

膈 — 肝静脉
下腔静脉 — 腹腔干
肠系膜上动脉 — 左肾动静脉
睾丸动脉 — 左睾丸静脉
右睾丸静脉 — 肠系膜下动脉
腹主动脉 — 输尿管
右髂总动脉 — 髂总静脉
 — 髂内动脉
髂外动脉 — 膀胱

图 10-27 腹主动脉及其分支

1. 脏支 分为不成对脏支和成对脏支两类。不成对脏支有腹腔干、肠系膜上动脉和肠系膜下动脉。成对脏支主要有肾动脉和睾丸动脉(卵巢动脉)等。

(1)腹腔干 为一短干,在主动脉裂孔的稍下方,约平第12胸椎高度起自腹主动脉的前壁,分为胃左动脉、肝总动脉和脾动脉(图 10-28、图 10-29)。

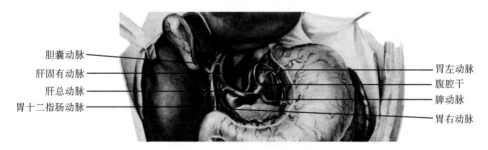

胆囊动脉 — 胃左动脉
肝固有动脉 — 腹腔干
肝总动脉 — 脾动脉
胃十二指肠动脉 — 胃右动脉

图 10-28 腹腔干及其分支(胃前面)

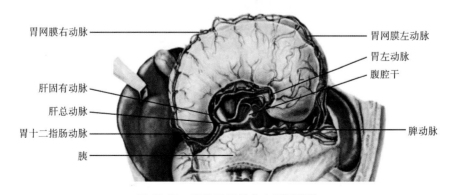

胃网膜右动脉 — 胃网膜左动脉
 — 胃左动脉
 — 腹腔干
肝固有动脉 —
肝总动脉 —
胃十二指肠动脉 — 脾动脉
胰 —

图 10-29 腹腔干及其分支(胃后面)

胃左动脉先向左上方行至胃的贲门,然后沿胃小弯向右行走。胃左动脉分布于食管腹段、贲门和胃小弯附近的胃壁。

肝总动脉向右走行，进入肝十二指肠韧带内，到十二指肠部的上方分为肝固有动脉和胃十二指肠动脉。肝固有动脉在肝十二指肠韧带内上行，至肝门附近分为左、右两支，经肝门入肝。右支在进入肝门前发出胆囊动脉，分布于胆囊。肝固有动脉在其起始处还发出胃右动脉，沿胃小弯向左行，分布于十二指肠上部和胃小弯附近的胃壁。胃十二指肠动脉经幽门后方下行，在幽门下缘分为胃网膜右动脉和胰十二指肠上动脉。胃网膜右动脉沿胃大弯向左行，沿途分支分布到胃大弯附近的胃壁和大网膜。胰十二指肠上动脉走行于十二指肠降部与胰头之间，分布于胰头和十二指肠。

脾动脉沿胰的上缘向左行，至脾门处分为数支入脾。脾动脉的主要分支有胰支、胃短动脉、胃网膜左动脉和脾支等。胰支为多条细小的分支，分布于胰体和胰尾。胃短动脉有3～5支，在脾门处发出，分布于胃底。胃网膜左动脉沿胃大弯向右行，分布于胃大弯附近的胃壁和大网膜。脾支为数支，经脾门入脾。

腹腔干的分支主要分布于食管的腹段、胃、十二指肠、肝、胆囊、胰、脾和大网膜等处。

（2）肠系膜上动脉　在腹腔干起始处的稍下方，约平第1腰椎高度起自腹主动脉的前壁，向下经胰头和十二指肠水平部之间，进入小肠系膜根内，呈弓形向右髂窝方向走行（图10-30）。肠系膜上动脉的主要分支有：①胰十二指肠下动脉：行于胰头与十二指肠之间，分布于胰和十二指肠。②空肠动脉和回肠动脉：共有12～16支，自肠系膜上动脉的左侧壁发出，行于小肠系膜内，分布于空肠和回肠。③回结肠动脉：为肠系膜上动脉右侧壁最下方的分支，分布于回肠末端、盲肠、阑尾和升结肠的一部分。其中至阑尾的分支称阑尾动脉，分布于阑尾。④右结肠动脉：在回结肠动脉的上方发出，向右行，分布于升结肠。⑤中结肠动脉：在右结肠动脉的上方发出，分布于横结肠。

肠系膜上动脉的分支主要分布于胰、十二指肠、空肠、回肠、盲肠、阑尾、升结肠和横结肠。

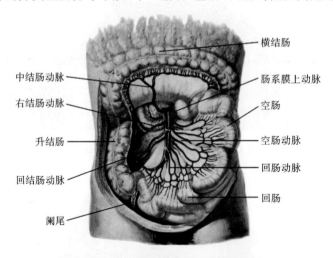

图 10-30　肠系膜上动脉及其分支

（3）肠系膜下动脉　约在第三腰椎高度起自腹主动脉的前壁，沿腹后壁行向左下方（图10-31）。肠系膜下动脉的主要分支有：①左结肠动脉：沿腹后壁横行向左，分布于降结肠。②乙状结肠动脉：约20支，斜向左下方，分布于乙状结肠。③直肠上动脉：是肠系膜下动脉的直接延续，行于直肠后面，至第3骶椎处分为两支，沿直肠上部两侧下降，分布于直肠上部。

肠系膜下动脉的分支主要分布于降结肠、乙状结肠和直肠上部。

（4）肾动脉　约在第1、2腰椎之间起自腹主动脉的侧壁，横行向外侧，分4～5支经肾门入肾。

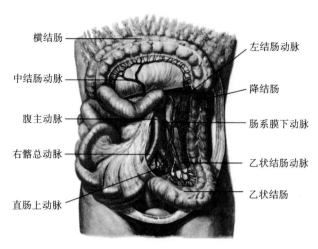

图 10-31 肠系膜下动脉及其分支

（5）**睾丸动脉** 在肾动脉起始处稍下方起自腹主动脉前壁，沿腰大肌前面斜向外下方，经腹股沟管入阴囊，分布于睾丸和附睾。女性此动脉称卵巢动脉，分布于卵巢和输卵管。

2. 壁支 主要有腰动脉。腰动脉共 4 对，起自腹主动脉的侧壁，横行向外，分布于腰部和腹前外侧壁的肌和皮肤，并有小支进入椎管营养脊髓。

（五）髂总动脉

髂总动脉左、右各一，在平第 4 腰椎体下缘自腹主动脉分出，沿腰大肌内侧向外下方行至骶髂关节的前方，分为髂内动脉和髂外动脉（图 10-32）。

1. 髂内动脉 髂内动脉是盆部的动脉主干，为一短干，下行入盆腔，发出脏支和壁支（图 10-32）。

> **重点提示** **盆部的动脉主干。**

（1）**脏支** 分布于盆腔脏器和外生殖器，主要分支有：①脐动脉：是胎儿时期输送胎儿血到胎盘的动脉干，出生后远侧段闭锁，近侧段仍保留管腔，发出 2～3 支膀胱上动脉，分布于膀胱。②膀胱下动脉：沿盆腔侧壁下行。男性分布于膀胱、精囊和前列腺等处，女性分布于膀胱和阴道。③直肠下动脉：行向内下方，分布于直肠下部。④子宫动脉：仅存在于女性。自髂内动脉发出后，向内下行进入子宫阔韧带两层之间，在子宫颈外侧越过输尿管的前方至子宫侧缘，分支分布于子宫、阴道、卵巢和输卵管等。⑤阴部内动脉：从梨状肌下孔出盆腔，进入会阴深部，分支分布于肛门、会阴和外生殖器。分布于肛门周围肌和皮肤的分支称肛动脉。

（2）**壁支** 分布于臀部和大腿肌内侧群等处，主要分支有：①闭孔动脉：沿骨盆侧壁向前，穿闭孔出盆腔至大腿内侧部，分布于大腿肌内侧群等处。②臀上动脉：经梨状肌上孔出盆腔至臀部，分布于臀中肌和臀小肌等处。③臀下动脉：经梨状肌下孔出盆腔至臀部，分布于臀大肌等处。

2. 髂外动脉 沿腰大肌内侧缘下行，经腹股沟韧带中点深面至股前部，移行为股动脉（图 10-33(a)）。髂外动脉在腹股沟韧带的上方发出腹壁下动脉，经腹股沟管腹环内侧行向内上方，进入腹直肌鞘，分布于腹直肌。

3. 股动脉 续于髂外动脉，是下肢的动脉主干。股动脉在股三角内下行，至股三角下份穿向背侧到腘窝，移行为腘动脉（图 10-33(b)）。股动脉的分支分布于大腿肌和髋关节。股动脉是动脉穿刺和插管最常选用的血管。

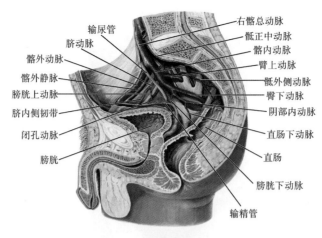

(a)男性

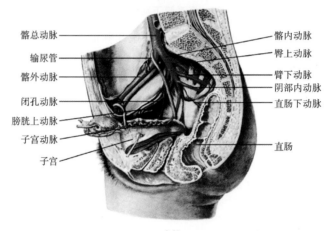

(b)女性

图 10-32　男、女性盆腔的动脉

 重点提示　　**下肢的动脉主干。**

护理应用解剖

动脉穿刺术

　　动脉穿刺术主要用于血管造影,也可用于采血或注射药物。常用的动脉是颈总动脉和股动脉。

　　颈总动脉的穿刺部位在胸锁乳突肌前缘中点处,此处能触摸到颈总动脉的搏动。穿刺针依次经过皮肤、浅筋膜、颈阔肌、颈深筋膜浅层、颈动脉鞘、颈总动脉壁。股动脉的穿刺部位在腹股沟韧带中点稍下方,股动脉搏动最明显处。穿刺针依次经过皮肤、浅筋膜、阔筋膜(大腿的深筋膜)、股鞘、股动脉壁。

　　4. 腘动脉　在腘窝深部下行,到腘窝下角处分为胫前动脉和胫后动脉。腘动脉分支分布于膝关节及其周围的肌(图 10-33(b))。

　　5. 胫前动脉　由腘动脉分出后,向前穿小腿骨间膜进入小腿前部,在小腿肌前群内下行,经踝关节的前方到足背,移行为足背动脉(图 10-33(a))。

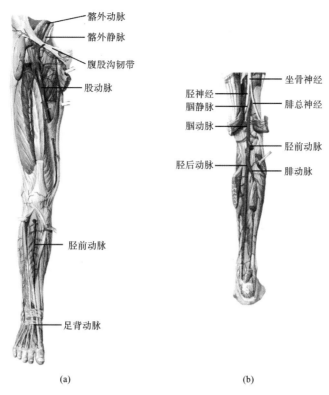

图 10-33 下肢的动脉

足背动脉经踇长伸肌腱和趾长伸肌腱之间前行,分为第 1 跖背动脉和足底深支两终支。
胫前动脉的分支分布于小腿肌前群,足背动脉分布于足背和足趾等处。

知识链接

下肢动脉压迫止血

在腹股沟韧带中点稍内侧的下方,股动脉位置表浅,可触及其搏动,于此处将股
动脉压向耻骨,进行下肢的临时性止血(图 10-34(a))。在腘窝加垫、屈膝包扎,可压
迫腘动脉,进行小腿和足部的止血。在踝关节的前方,内踝与外踝连线的中点处易触
及足背动脉的搏动。足背部出血时,可在此处向深部压迫足背动脉进行止血。足底
出血时,在内踝与跟骨结节之间将胫后动脉向深层压迫止血(图 10-34(b))。

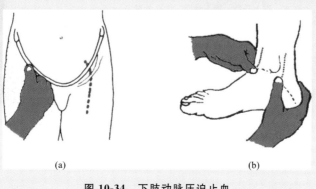

图 10-34 下肢动脉压迫止血

6. 胫后动脉　在小腿肌后群浅、深两层之间下行,经内踝后方入足底,分为足底内侧动脉和足底外侧动脉。

胫后动脉的分支分布于小腿肌后群和外侧群,足底内侧动脉和足底外侧动脉分布于足底和足趾。

（六）体循环的动脉分支

体循环的动脉分支如图 10-35 所示。

二、体循环的静脉

静脉是运送血液回心房的血管,它始于毛细血管,逐级汇合,最后汇成大静脉注入心房。静脉与伴行的动脉相比,特点有:①静脉内血流缓慢,压力低,管壁较薄,管腔比相应的动脉大。②静脉管壁的内面大多有静脉瓣(图 10-36)。瓣膜呈半月形小袋,袋口朝向心脏,可阻止血液逆流。四肢的浅静脉静脉瓣数量较多,尤其下肢。大静脉、肝门静脉和头颈部的静脉一般无静脉瓣。③体循环的静脉分为浅静脉和深静脉。浅静脉位于皮下组织内,又称皮下静脉。浅静脉数量较多,不与动脉伴行,注入深静脉。深静脉位于深筋膜的深面或体腔内,多与同名动脉伴行,其名称、行程和导血范围大多数与伴行的动脉相同。④静脉之间有丰富的吻合。

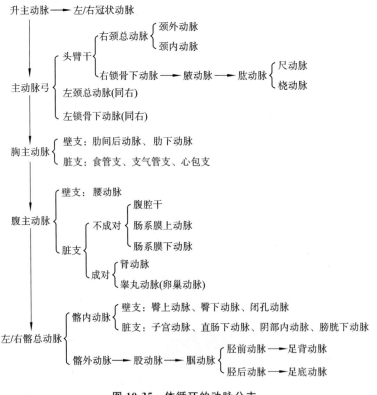

图 10-35　体循环的动脉分支

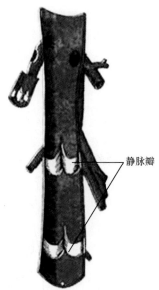

图 10-36　静脉瓣

重点提示　　**四肢浅静脉静脉瓣数量较多。**

体循环的静脉可分为上腔静脉系、下腔静脉系和心静脉系。

（一）上腔静脉系

上腔静脉系由上腔静脉及其属支组成(图 10-37)。上腔静脉系主要收集头部、颈部、胸部

（心除外）和上肢的静脉血。

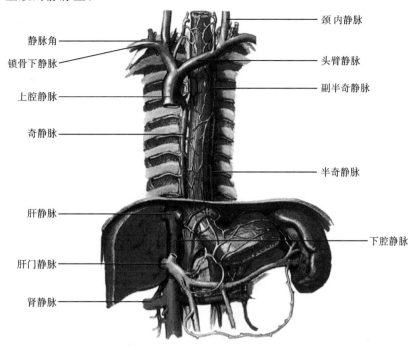

图 10-37　上腔静脉及其属支

上腔静脉是一条短而粗的静脉干，由左、右头臂静脉在右侧第一胸肋关节的后方汇合而成，沿升主动脉右侧垂直下降，注入右心房。上腔静脉注入右心房前有奇静脉汇入。头臂静脉又称无名静脉，左、右各一，在胸锁关节的后方由同侧的颈内静脉和锁骨下静脉汇合而成。同侧颈内静脉和锁骨下静脉汇合处的夹角称静脉角，是淋巴导管注入静脉的部位。

重点提示　　**上腔静脉由头臂静脉汇合而成，静脉角的概念。**

1. 头颈部的静脉　主要有颈内静脉、颈外静脉和锁骨下静脉（图 10-38）。

（1）颈内静脉　是头颈部静脉回流的主干，上端在颈静脉孔续于乙状窦，先后在颈内动脉和颈总动脉外侧下行，至胸锁关节后方与锁骨下静脉汇合成头臂静脉。

重点提示　　**头颈部静脉血回流的主干。**

颈内静脉的属支有颅内支和颅外支两类。颅内支通过硬脑膜窦收集脑和视器等处的静脉血。颅外支主要收集面部、颈深部、舌、咽和甲状腺等处的静脉血。

颈内静脉在颅外的主要属支是面静脉。面静脉在眼内眦处起自内眦静脉，伴面动脉下行，至舌骨平面汇入颈内静脉。面静脉收集面部的静脉血。面静脉通过内眦静脉、眼静脉与颅内海绵窦相交通。面静脉在平口角以上的部分一般无静脉瓣，故面部尤其是鼻根至两侧口角间的三角区（临床上称此区为危险三角）发生化脓性感染时，切忌挤压，以免细菌经内眦静脉和眼静脉进入颅内，引起颅内感染。

（2）锁骨下静脉　在第 1 肋外缘处接腋静脉，向内行至胸锁关节后方与颈内静脉汇合成头臂静脉。锁骨下静脉主要收集上肢及颈浅部的静脉血。锁骨下静脉的属支主要有腋静脉、颈外静脉。

重点提示　　　**上肢静脉血回流的主干。**

颈外静脉是颈部最大的浅静脉,沿胸锁乳突肌表面下行,注入锁骨下静脉。颈外静脉主要收集枕部和颈浅部的静脉血。颈外静脉位置表浅而恒定,故临床儿科常作颈外静脉穿刺。正常人站位或坐位时,颈外静脉常不显露,右心衰竭的患者或上腔静脉阻塞引起颈外静脉回流不畅时,在体表可见静脉充盈轮廓,称颈外静脉怒张。

2. 上肢的静脉　　分为深静脉和浅静脉。

上肢的深静脉:从手掌至腋窝的深静脉都与同名动脉伴行,而且多为两条。桡静脉和尺静脉汇合成肱静脉,两条肱静脉汇合成一条腋静脉,腋静脉收集上肢浅、深静脉的全部血液,跨过第1肋骨外缘后续为锁骨下静脉。

上肢的浅静脉:手的浅静脉在手背形成手背静脉网,继续向心回流途中汇成3条主要静脉,即头静脉、贵要静脉和肘正中静脉(图10-39)。

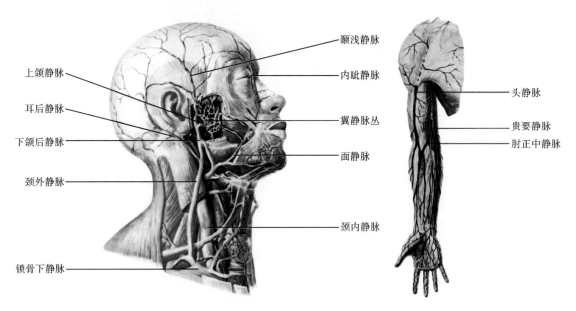

左侧标注（图10-38）：上颌静脉、耳后静脉、下颌后静脉、颈外静脉、锁骨下静脉

右侧标注（图10-38）：颞浅静脉、内眦静脉、翼静脉丛、面静脉、颈内静脉

右图标注（图10-39）：头静脉、贵要静脉、肘正中静脉

图 10-38　头颈部的静脉　　　　　　　　**图 10-39　上肢浅静脉**

头静脉起自手背静脉网的桡侧部,沿前臂桡侧和上臂外侧上行,经三角肌与胸大肌之间至锁骨下窝,穿深筋膜注入腋静脉。贵要静脉起自手背静脉网的尺侧部,沿前臂尺侧和臂部内侧上行到中部,穿深筋膜注入肱静脉。肘正中静脉位于肘窝皮下,自头静脉向内上方连到贵要静脉。

护理应用解剖

浅静脉穿刺术

浅静脉穿刺的目的主要是临床补液、注射药物、采血及输血等。

穿刺常选的静脉有头皮静脉、颈外静脉、手背静脉、贵要静脉、头静脉、肘正中静脉、足背静脉、大隐静脉、小隐静脉等。浅静脉穿刺选用的静脉部位可不同,但穿经的层次基本相同,即皮肤、皮下组织和静脉壁。

3. 胸部的静脉 主干为奇静脉。

奇静脉位于胸后壁,由右腰升静脉向上穿过膈延续而成,沿脊柱右侧上行,至第4～5胸椎高度向前弯曲,过右肺根上方,注入上腔静脉。奇静脉收集肋间后静脉、食管静脉、支气管静脉的静脉血(图10-37)。

重点提示 **胸部静脉血回流的主干。**

(二)下腔静脉系

下腔静脉系由下腔静脉及其属支组成,主要收集下肢、盆部和腹部的静脉血(图10-40)。下腔静脉是下腔静脉系的主干,是人体最大的静脉。在第5腰椎高度由左、右髂总静脉汇合而成,沿脊柱右前方、腹主动脉的右侧上行,经肝后面的腔静脉沟,穿膈的腔静脉孔进入胸腔,注入右心房。

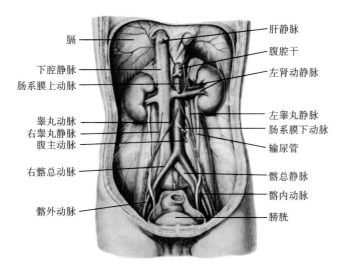

图10-40 下腔静脉及其属支

1. 下肢静脉 分深静脉和浅静脉,静脉瓣比上肢多。

(1)深静脉 与同名动脉伴行。胫前静脉和胫后静脉上行到腘窝汇合成一条腘静脉。腘静脉上行续为股静脉。股静脉上行达腹股沟韧带的深面移行为髂外静脉。

重点提示 **下肢静脉血回流的主干。**

股静脉在腹股沟韧带深面位于股动脉内侧,位置恒定而且可借股动脉搏动而定位。故临床进行股静脉穿刺时,常在腹股沟韧带中点稍内侧的下方,先触及股动脉的搏动,然后在其内侧进针到股静脉。

护理应用解剖

股静脉穿刺术

适用于外周浅静脉穿刺困难,但需采血标本或需静脉输液用药的患者,也用于心导管检查术。临床上最常用于婴幼儿静脉采血。股静脉穿刺的穿刺点选在髂前上棘与耻骨结节连线的中、内1/3交界点下方2～3 cm处,股动脉搏动处的内侧0.5～1.0 cm处。股静脉穿刺需穿经皮肤、浅筋膜、阔筋膜、股鞘达股静脉。

（2）浅静脉　足背皮下的浅静脉形成足背静脉弓，由弓的两端向上续为 2 条浅静脉，即大隐静脉和小隐静脉（图 10-41）。

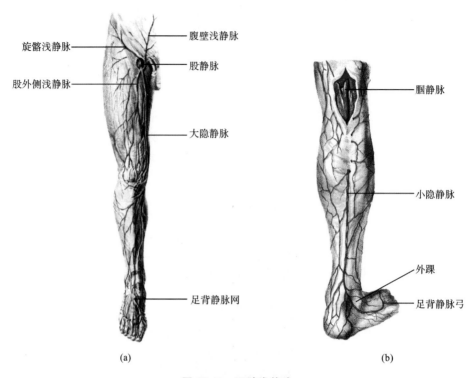

图 10-41　下肢浅静脉

大隐静脉是全身最长的浅静脉，在足背的内侧缘起自足背静脉弓的内侧端，经内踝前方，沿小腿内侧面和大腿的内侧面上行，于耻骨结节外下方 3～4 cm 处，穿深筋膜注入股静脉。大隐静脉在内踝的前方位置表浅而恒定，临床常在内踝前上方作大隐静脉穿刺或大隐静脉切开术。

小隐静脉在足背的外侧缘起自足背静脉弓的外侧端，经外踝后方，沿小腿后面上行到腘窝，穿深筋膜注入腘静脉。

知识链接

静脉曲张

静脉曲张见于长期从事重体力劳动或长期站立工作的人。这些人的小腿上常可见"凸起而弯曲的青筋"，即下肢静脉曲张，常因浅静脉瓣膜功能不全或深静脉回流受阻所致。

2. 盆部静脉　主要有髂外静脉、髂内静脉和髂总静脉（图 10-40）。

（1）髂外静脉　在腹股沟韧带深面接续股静脉，沿髂内动脉内侧行向内上方，与髂内静脉汇合成髂总静脉。髂外静脉主要收集下肢和腹前壁下部的静脉血。

（2）髂内静脉　是盆部的静脉主干。髂内静脉在小骨盆侧壁的内面、沿髂内动脉后内侧上行，至骶髂关节前方与同侧髂外静脉汇合成髂总静脉。髂内静脉收集盆腔器官和盆壁的静脉血。

重点提示 **盆部静脉血回流的主干。**

髂内静脉的属支与动脉伴行,包括膀胱下静脉、直肠下静脉、子宫静脉、阴部内静脉、闭孔静脉、臀上静脉和臀下静脉等,分别收集同名动脉分布区域的静脉血。

(3)髂总静脉 在骶髂关节的前方由髂内静脉和髂外静脉汇合而成,向内上方斜行,至第5腰椎平面,左、右髂总静脉汇成下腔静脉。

3. 腹部静脉 主干为下腔静脉,直接注入下腔静脉的属支分为壁支和脏支两种。壁支主要是4对腰静脉;脏支主要有睾丸静脉、肾静脉和肝静脉等(图10-40)。

(1)睾丸静脉 起自睾丸和附睾,呈蔓状缠绕睾丸动脉组成蔓状静脉丛,由此丛向上汇合成一条睾丸静脉,右睾丸静脉以锐角注入下腔静脉,左睾丸静脉以直角注入左肾静脉,故睾丸静脉曲张多见于左侧。在女性此静脉称为卵巢静脉。

(2)肾静脉 起自肾门,在肾动脉前方横行向内侧,注入下腔静脉。

(3)肝静脉 肝内的小叶下静脉逐级汇合成肝静脉。肝静脉有3条,称为肝左静脉、肝中静脉和肝右静脉,包埋于肝实质内,在肝的后缘注入下腔静脉。

4. 肝门静脉系 由肝门静脉及其属支组成(图10-42)。肝门静脉系收集食管下段、胃、小肠、大肠(截止到直肠上部)、胰、胆囊和脾等腹腔内不成对器官(肝除外)的静脉血。

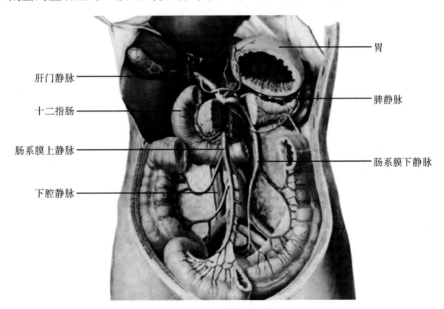

图 10-42 肝门静脉系

(1)肝门静脉的组成 肝门静脉是一条粗短的静脉干,长6~8 cm,由肠系膜上静脉和脾静脉在胰头后方汇合而成。肝门静脉向右上方斜行进入肝十二指肠韧带内,经肝固有动脉和胆总管的后方上行,到肝门处分左、右两支进入肝左、右叶。肝门静脉在肝内反复分支,最后注入肝血窦。

(2)肝门静脉的主要属支 有肠系膜上静脉、脾静脉、肠系膜下静脉、胃左静脉、胃右静脉、胆囊静脉和附脐静脉。

 重点提示 **肝门静脉系的主要属支。**

肠系膜上静脉:与同名动脉伴行,收集同名动脉分布区域的静脉血。

脾静脉:在脾门处由数条小静脉汇合而成,与同名动脉伴行,除收集同名动脉分布区域的静脉血外,还收纳肠系膜下静脉。

肠系膜下静脉:与同名动脉伴行,收集同名动脉分布区域的静脉血,注入脾静脉。

胃左静脉:沿胃小弯与同名动脉伴行,收集同名动脉分布区域的静脉血,向右汇入肝门静脉。

胃右静脉:与同名动脉伴行,收集同名动脉分布区域的静脉血,向右汇入肝门静脉。

胆囊静脉:起自胆囊,汇入肝门静脉主干或肝门静脉右支。

附脐静脉:为数条细小静脉,起自脐周静脉网,沿肝圆韧带走行,注入肝门静脉。

(3)肝门静脉系与上、下腔静脉系之间的吻合　肝门静脉系与上、下腔静脉系之间存在丰富的吻合,主要的吻合部位有食管静脉丛、直肠静脉丛和脐周静脉网三处(图10-43)。①食管静脉丛:位于食管下段的黏膜下层内。肝门静脉系的胃左静脉与上腔静脉系的食管静脉通过食管静脉丛相互吻合交通。②直肠静脉丛:位于直肠下段的黏膜下层内。肝门静脉系的直肠上静脉与下腔静脉系的直肠下静脉和肛静脉通过直肠静脉丛相互吻合交通。③脐周静脉网:位于脐周围的皮下组织内。肝门静脉系的附脐静脉与上腔静脉系的胸、腹壁的浅、深静脉通过脐周静脉网相互吻合交通。

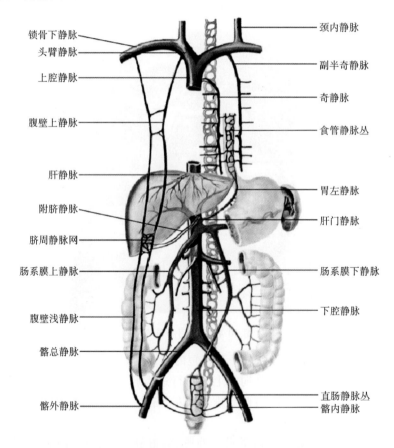

图10-43　肝门静脉系与上、下腔静脉系之间的吻合

(4)肝门静脉的侧支循环　正常情况下,肝门静脉系和上、下腔静脉系之间的吻合支细小,血流量少。如果肝门静脉回流受阻(如肝硬化等),血液不能顺畅地经肝门静脉回流入肝,

肝门静脉的血液可经肝门静脉系与上、下腔静脉系之间的吻合建立侧支循环,分别经上、下腔静脉回流入心。吻合支因血流量增多而变粗弯曲,造成吻合部位细小静脉曲张,严重时曲张静脉可破裂。若食管静脉丛曲张破裂,可引起呕血;直肠静脉丛曲张,容易形成痔,破裂则引起便血;脐周静脉网曲张,曲张静脉出现自脐向周围的放射状分布,临床称"海蛇头"。同时引起脾和胃肠淤血等,出现脾肿大和腹水等。

(三) 体循环的静脉属支

体循环的静脉属支如图 10-44 所示。

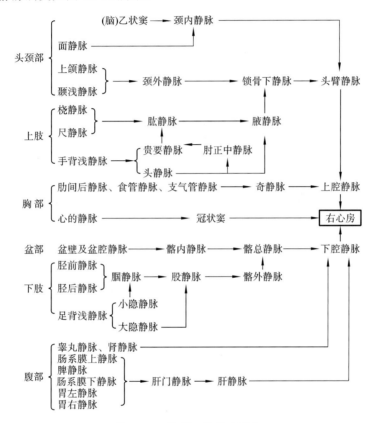

图 10-44 体循环的静脉属支

 思考与练习

扫码看答案

一、单项选择题

1. 体循环终于( )。

A. 右心房 B. 左心房 C. 左心室

D. 右心室 E. 冠状窦

2. 心房、心室的分界线是( )。

A. 冠状沟 B. 房间沟 C. 前室间沟

D. 后室间沟 E. 房间沟

3. 防止血液由心室逆流回心房的结构主要是( )。

A. 房室瓣　　　　　　　　B. 动脉瓣　　　　　　C. 静脉瓣

D. 髓袢　　　　　　　　　E. 小肠袢

4. 常用于压迫止血的动脉不包括(　　)。

A. 面动脉　　　　　　　　B. 颞浅动脉　　　　　C. 肱动脉

D. 腋动脉　　　　　　　　E. 股动脉

5. 临床测量血压的动脉是(　　)。

A. 肱动脉　　　　　　　　B. 尺动脉　　　　　　C. 桡动脉

D. 颞浅动脉　　　　　　　E. 股动脉

6. 临床切脉的动脉是(　　)。

A. 肱动脉　　　　　　　　B. 尺动脉　　　　　　C. 桡动脉

D. 颞浅动脉　　　　　　　E. 股动脉

7. 右心房的入口是(　　)。

A. 肺静脉口　　　　　　　B. 肺动脉口　　　　　C. 主动脉口

D. 上、下腔静脉口　　　　E. 冠状窦口

8. 常用于静脉穿刺的血管不包括(　　)。

A. 肱静脉　　　　　　　　B. 头皮静脉　　　　　C. 大隐静脉

D. 手背静脉网　　　　　　E. 小隐静脉

9. 不属于肝门静脉系属支的是(　　)。

A. 胃左静脉　　　　　　　B. 肠系膜上静脉　　　C. 脾静脉

D. 肝静脉　　　　　　　　E. 附脐静脉

10. 室间隔容易缺损的部位是(　　)。

A. 肌性部　　　　　　　　B. 膜部　　　　　　　C. 心外膜

D. 心内膜　　　　　　　　E. 心肌

二、名词解释

血液循环、动脉、静脉、微循环、心包、静脉角。

三、思考题

1. 简述体循环和肺循环的途径及特点。

2. 全身各部的动脉主干分别是哪支动脉？

3. 结合学习的心脏结构相关内容,列出可能的先天性心脏病的类型。

4. 简述心脏各腔的出入口及主要结构。

5. 列出常用于压迫止血的动脉。

6. 列出常用于穿刺输液的浅静脉。

7. 从大隐静脉注入药物,经哪些主要途径到达肾？

8. 在臀部进行肌内注射,药物经哪些主要途径到达阑尾？

9. 全身各部的静脉血通过哪些静脉回流？

(孙秀青　史　杰)

第十一章 淋巴系统

学习目标

1. 掌握：淋巴系统的组成，淋巴干的组成、汇入部位，淋巴导管的组成、收纳范围及汇入部位，局部淋巴结的概念及意义，脾的位置和形态。

2. 熟悉：毛细淋巴管及淋巴管的结构特点，脾、淋巴结的微细结构，全身主要部位的淋巴结及其引流范围。

3. 了解：脾、淋巴结的功能。

第一节 概 述

一、淋巴系统的组成

淋巴系统由淋巴管道、淋巴器官和淋巴组织组成（图11-1）。淋巴管道可分为毛细淋巴管、淋巴管、淋巴干和淋巴导管。淋巴器官包括淋巴结、脾、胸腺和腭扁桃体等。淋巴组织是含有大量淋巴细胞的网状组织，主要分布于消化管和呼吸道的黏膜固有层。

> **重点提示** **淋巴系统由淋巴管道、淋巴器官和淋巴组织组成。**

二、淋巴系统的主要功能

当血液经动脉运行到毛细血管动脉端时，水及营养物质透过毛细血管壁滤出，进入组织间隙形成组织液。组织液与细胞进行物质交换后，大部分经毛细血管静脉端被吸收入静脉，小部分则进入毛细淋巴管成为淋巴。淋巴为无色透明的液体，沿淋巴管道向心流动，最后汇入静脉。

淋巴管道是静脉的辅助管道，有协助体液回流入心的功能。淋巴器官和淋巴组织具有产生淋巴细胞、过滤淋巴、参与机体免疫等功能。

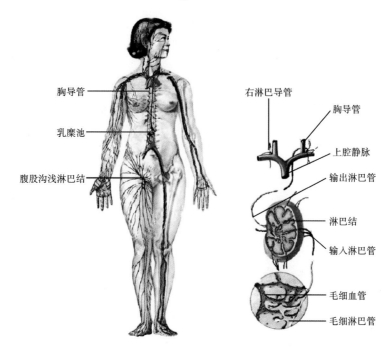

图 11-1　淋巴系统模式图

胸导管
乳糜池
腹股沟浅淋巴结

右淋巴导管
胸导管
上腔静脉
输出淋巴管
淋巴结
输入淋巴管
毛细血管
毛细淋巴管

第二节　淋巴管道

一、毛细淋巴管

毛细淋巴管是淋巴管道的起始部分,以膨大的盲端起于组织间隙。毛细淋巴管由单层内皮细胞构成,管壁的通透性大于毛细血管,一些大分子物质,如蛋白质、细菌、异物和癌细胞等较易进入毛细淋巴管。毛细淋巴管分布广泛,除脑、脊髓、上皮、软骨、牙釉质、角膜、晶状体等处无毛细淋巴管分布外,毛细淋巴管几乎遍布全身。

二、淋巴管

淋巴管由毛细淋巴管汇合而成。管壁结构与小静脉相似,但管径较细,管壁较薄,也有丰富的瓣膜。淋巴管在向心的回流过程中,一般都经过一个或多个淋巴结。淋巴管根据所在的位置,可分为浅淋巴管和深淋巴管两种。浅淋巴管行于皮下,多与浅静脉伴行;深淋巴管与深部的血管伴行。

三、淋巴干

全身的淋巴管逐渐汇合成较大的淋巴干。全身共有 9 条淋巴干(图 11-2):①左、右颈干,由头颈部的淋巴管汇合而成。②左、右锁骨下干,由上肢和胸壁的淋巴管汇合而成。③左、右支气管纵隔干,由胸腔脏器的淋巴管汇合而成。④左、右腰干,由下肢、盆部和腹腔内成对脏器的淋巴管汇合而成。⑤肠干,由腹腔内不成对脏器的淋巴管汇合而成。

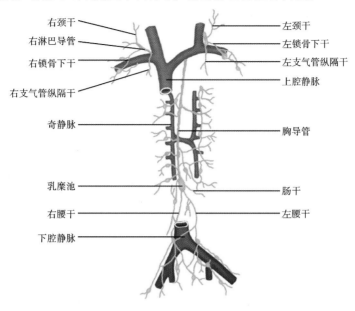

图 11-2　淋巴干和淋巴导管

 9 条淋巴干及其收纳范围。

四、淋巴导管

全身 9 条淋巴干汇集成 2 条大的淋巴导管,即胸导管和右淋巴导管(图 11-2)。

1. 胸导管　胸导管是全身最大的淋巴管道,长 30～40 cm。胸导管由左、右腰干和肠干在第一腰椎体前方汇合而成。其起始部膨大,称乳糜池。胸导管自乳糜池起始后,上行经膈的主动脉裂孔进入胸腔,在食管的后方,沿脊柱的前方上行,到左颈根部,呈弓形向前下弯曲注入左静脉角。胸导管在注入左静脉角前,接受左颈干、左锁骨下干和左支气管纵隔干。通过上述 6 条淋巴干,胸导管收集整个下半身及左侧上半身,即全身 3/4 的淋巴。

2. 右淋巴导管　右淋巴导管为一短干,长约 1.5 cm,由右颈干、右锁骨下干和右支气管纵隔干汇合而成,注入右静脉角。右淋巴导管收集右侧上半身,即全身 1/4 的淋巴。

 2 条淋巴导管及汇入部位。

第三节　淋 巴 器 官

一、淋巴结

(一) 淋巴结的形态

淋巴结为灰红色圆形或椭圆形小体,质软,色灰红(图 11-1)。淋巴结的一侧隆凸,另一侧向内凹陷,称为淋巴结门。输入淋巴管从凸侧进入,输出淋巴管从淋巴结门穿出。

(二)淋巴结的微细结构

淋巴结的表面有结缔组织构成的被膜,淋巴结的实质可分为周边部的皮质和中央部的髓质两部分。淋巴结的实质由淋巴组织构成,淋巴组织主要由密集的淋巴细胞构成,淋巴细胞包括 B 淋巴细胞和 T 淋巴细胞。淋巴组织之间的淋巴窦,是淋巴流动的通道。

(三)淋巴结的功能

1. 过滤淋巴 当淋巴流经淋巴结时,淋巴窦内的巨噬细胞可以将细菌等异物吞噬清除,起到过滤淋巴的作用。

2. 产生淋巴细胞 淋巴结内的淋巴细胞,可以分裂繁殖产生新的淋巴细胞。

3. 参与机体免疫 淋巴结内的 B 淋巴细胞能转化为浆细胞,产生抗体。淋巴结内的 T 淋巴细胞可转变为具有杀伤异体细胞能力的细胞。淋巴结是人体的重要免疫器官。

(四)全身主要部位的淋巴结

淋巴结有浅、深之分,多沿血管配布。引流某一器官或部位淋巴的第 1 级淋巴结称局部淋巴结,临床又称哨位淋巴结。当某个器官或某部位发生病变时,细菌、毒素、寄生虫或癌细胞等可沿淋巴管侵入相应的局部淋巴结,该淋巴结清除这些细菌、毒素、寄生虫或癌细胞,从而阻止病变的扩散。此时,淋巴结发生细胞分裂繁殖,引起淋巴结的肿大。因此,局部淋巴结肿大常反映其引流范围存在病变。

重点提示 **局部淋巴结及其意义。**

1. 头颈部淋巴结

(1)下颌下淋巴结 位于下颌下腺附近。下颌下淋巴结收纳面部和口腔的淋巴管。面部和口腔有炎症或肿瘤时,常引起该淋巴结肿大(图 11-3)。

(2)颈外侧浅淋巴结 位于胸锁乳突肌的浅面,沿颈外静脉排列(图 11-3(a))。颈外侧浅淋巴结收纳耳后部、枕部和颈浅部的淋巴管。颈外侧浅淋巴结是结核的好发部位。

(3)颈外侧深淋巴结 沿颈内静脉排列,数目多达 10～15 个(图 11-3(b))。颈外侧深淋巴结直接或间接地收纳头颈部淋巴结的输出管。

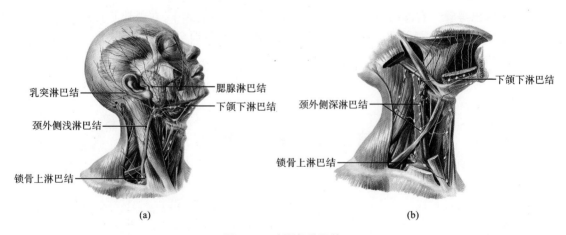

图 11-3 头颈部淋巴结

颈外侧深淋巴结下部的淋巴结除位于颈内静脉下段周围外,还延伸到锁骨上方,沿锁骨下动脉和臂丛排列,这部分淋巴结又称锁骨上淋巴结。胃癌或食管癌患者,癌细胞可经胸导管经左颈干逆流转移到左锁骨上淋巴结,引起该淋巴结肿大。

2. 上肢淋巴结 主要有腋淋巴结(图 11-4)。

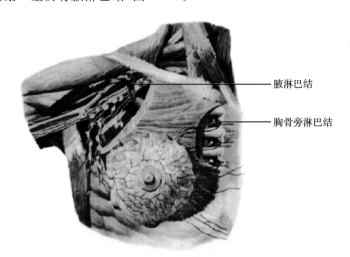

腋淋巴结

胸骨旁淋巴结

图 11-4 腋淋巴结

腋淋巴结位于腋窝内,有 15~20 个。腋淋巴结收纳上肢、胸壁和乳房等处的浅、深淋巴管。当上肢感染或乳腺癌转移时,常引起腋淋巴结肿大。

知识链接

乳腺癌的淋巴转移

在女性恶性肿瘤中,乳腺癌的发病率较高,淋巴转移是其主要转移途径之一。癌细胞可通过乳房的淋巴引流转移至腋窝、锁骨上和胸骨旁等淋巴结,向深部转移至胸肌间淋巴结;若淋巴回流受阻,癌细胞可经交通管转移至对侧乳房,经腹壁和膈下淋巴管转移至肝。

3. 胸部淋巴结 主要有胸骨旁淋巴结和支气管肺门淋巴结(图 11-5)。

(1)胸骨旁淋巴结 沿胸廓内动脉排列。胸骨旁淋巴结收纳胸前壁、腹前壁上部和乳房内侧部等处的淋巴管。

(2)支气管肺门淋巴结 又称肺门淋巴结,位于肺门处。支气管肺门淋巴结收纳肺的淋巴管。肺部病变(如肺癌、肺结核)时,常引起肺门淋巴结肿大。

4. 腹部淋巴结

(1)腹壁的淋巴结 主要有腰淋巴结,位于腹主动脉和下腔静脉的周围。腰淋巴结收纳髂总淋巴结的输出管和腹腔成对脏器的淋巴管,输出管合成左、右腰干(图 11-6)。

(2)腹腔器官的淋巴结 数量较多,沿动脉干及其分支排列。主要有腹腔淋巴结、肠系膜上淋巴结和肠系膜下淋巴结。腹腔淋巴结收纳腹腔干分布区的淋巴管。肠系膜上淋巴结和肠系膜下淋巴结均位于同名动脉根部的周围,分别收纳同名动脉分布区的淋巴管。

5. 盆部淋巴结群 沿髂内、外血管和髂总血管排列,分别称髂内淋巴结、髂外淋巴结和髂总淋巴结(图 11-6)。它们分别收纳同名动脉分布区的淋巴管。

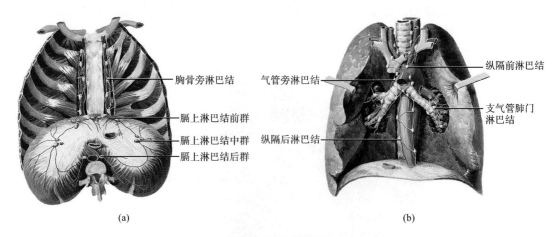

(a)　　　　　　　　　　　　　　　　　(b)

图 11-5　胸部淋巴结

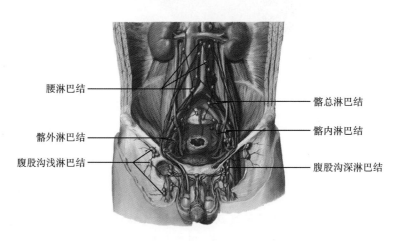

图 11-6　腹部淋巴结和盆部、下肢淋巴结群

6. 下肢的淋巴结群

（1）腹股沟浅淋巴结　在腹股沟皮下，位于腹股沟韧带下方和大隐静脉末端。腹股沟浅淋巴结收纳腹前壁下部、臀部、会阴、外生殖器的淋巴管和下肢的浅淋巴管（图 11-6）。

（2）腹股沟深淋巴结　位于股静脉根部周围。腹股沟深淋巴结收纳腹股沟浅淋巴结的输出管和下肢的深淋巴管（图 11-6）。

二、脾

（一）脾的位置

脾位于左季肋区，在胃底与膈之间，相当于第 9～11 肋的深面，其长轴与第 10 肋一致。正常人在左肋弓下不能触及脾。

（二）脾的形态

脾略呈扁椭圆形，色暗红，质软而脆，受暴力打击时容易破裂。

脾可分为膈、脏两面，前、后两端，上、下两缘。脾的膈面平滑隆凸，与膈相贴（图 11-7（a)）；脏面凹陷，与腹腔内脏器相邻，脏面近中央处为脾门，是脾的血管、神经出入之处（图 11-7（b)）。脾的前端较宽阔，朝向前外下方；后端钝圆，朝向后内方；脾的下缘较钝；脾的上缘锐利，有 2～

3个切迹,称脾切迹。脾大时,脾切迹可作为触诊脾的标志。

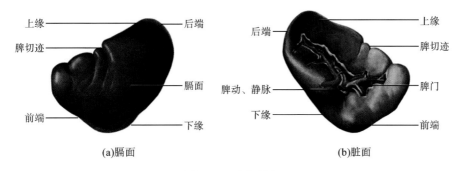

图 11-7　脾的形态

 重点提示 **脾的位置及外部形态**。

(三) 脾的微细结构

脾的表面有一层间皮,间皮深面为一层较厚的结缔组织构成的被膜。脾的实质主要分为红髓和白髓。在脾的切面上观察,脾的实质大部分呈暗红色,称为红髓;在红髓中散在有 1～2 mm 大小的灰白色小点,称为白髓。

脾的实质主要由淋巴组织构成,为人体最大的淋巴器官。脾的淋巴细胞也包括 B 淋巴细胞和 T 淋巴细胞,并有网状细胞、巨噬细胞、浆细胞和红细胞等。淋巴组织之间有脾血窦,是血液流通的通道。

(四) 脾的功能

1. 滤血　血液流经脾时,脾内的巨噬细胞可吞噬血液中的细菌、异物以及体内衰老的红细胞和血小板等。当脾功能亢进时,可因其吞噬过度而引起红细胞和血小板的减少,引起贫血。

2. 造血　胚胎时期,脾能产生各种血细胞。出生后,脾主要产生淋巴细胞,同时脾保留有产生多种血细胞的潜能,当严重贫血或某些病理状态下,能重新产生多种血细胞。

3. 储血　脾内丰富的血窦可储存大约 40 mL 的血液。

4. 参与免疫反应　脾内的淋巴细胞和巨噬细胞都参与机体的免疫反应。当细菌等抗原物质侵入血液时,可引起脾内 T 淋巴细胞、B 淋巴细胞的免疫应答。

知识链接

单核吞噬细胞系统

单核吞噬细胞系统是人体内除血液中的中性粒细胞外,具有吞噬功能的细胞的总称。包括结缔组织中的巨噬细胞,血液中的单核细胞,肝和肺内的巨噬细胞,神经系统内的小胶质细胞和淋巴结、脾、骨髓中的巨噬细胞等。

单核吞噬细胞系统在形态结构上无直接联系,但均起源于血液中的单核细胞,功能也相同,具有吞噬和清除侵入的病原微生物、异物和体内衰老死亡细胞的功能,并参与免疫过程。

扫码看答案

思考与练习

一、单项选择题

1. 胸导管通常注入(　　　)。

A. 左静脉角　　　　　　　　B. 上腔静脉　　　　　　　C. 奇静脉

D. 右静脉角　　　　　　　　E. 下腔静脉

2. 右淋巴导管通常注入(　　　)。

A. 左静脉角　　　　　　　　B. 上腔静脉　　　　　　　C. 奇静脉

D. 右静脉角　　　　　　　　E. 下腔静脉

3. 有关脾的描述错误的是(　　　)。

A. 位于右腹上区　　　　　　　　　　　B. 前缘的脾切迹是触诊的标志

C. 质软且脆,受外力打击易破裂　　　　D. 实质分为白髓和红髓

E. 正常情况下,左肋弓下一般摸不到脾

二、名词解释

胸导管、乳糜池、局部淋巴结。

三、思考题

1. 简述胸导管的起始、注入部位及收纳范围。

2. 简述 9 条淋巴干的收纳范围。

(孙秀青　史　杰)

第五篇

感觉器官

GANJUEQIGUAN

感受器是机体接受内、外界环境各种刺激的结构。不同类型的刺激，经过相应感受器的接收和换能作用，被转变为神经冲动，再经感觉神经传到中枢神经，最终使机体与内、外界之间建立起联系。根据感受器所在的部位、接受刺激的来源等可将感受器分为三类。

1. 外感受器　分布于皮肤、黏膜、视器和听器等处，感受外界环境的刺激，如触、切割、温度、光、声波、酸和碱等物理刺激和化学刺激。

2. 内感受器　分布于内脏和心血管等处，感受机体内在的物理和化学刺激，如渗透压、压力、温度、离子和化合物浓度等。

3. 本体感受器　分布于肌、肌腱、关节和内耳的位觉器等处，感受机体运动和平衡变化时所产生的刺激。

感觉器官就是感受器及其辅助装置的总称，又被称为感觉器或简称感官。

第十二章 视 器

学习目标

1. **掌握**：眼球的组成和功能，眼球壁各部位形态结构和特点，眼球内容物的名称、位置和功能，房水的循环途径。
2. **熟悉**：眼球外肌的名称和作用，泪道的组成。
3. **了解**：眼睑、结膜、泪器的形态和位置。

视觉器官简称视器，又称眼，能感受光线的刺激，经视神经传导至中枢而引起视觉。视器由眼球和眼副器组成。

一、眼球

眼球为视器的主要部分，位于眶内，近似球形，后端借视神经与间脑相连，包括眼球壁和内容物两部分(图 12-1)。

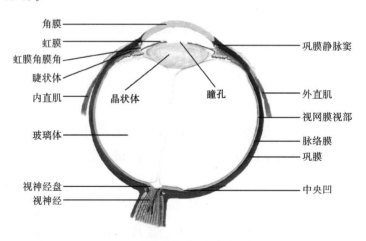

角膜
虹膜
虹膜角膜角
睫状体
内直肌
晶状体
巩膜静脉窦
瞳孔
外直肌
视网膜视部
脉络膜
巩膜
玻璃体
视神经盘
视神经
中央凹

图 12-1　眼球的构造(眼球水平切面)

(一) 眼球壁

眼球壁由外向内可分为外膜、中膜、内膜三层。

1. 外膜　又称纤维膜，由致密结缔组织构成，对眼球具有支持、保护和折光的作用。包括角膜和巩膜两部分。

(1) 角膜　占外膜的前 1/6，无色透明，曲度较大，具有折光作用。角膜内无血管，但感觉神经末梢丰富,所以感觉灵敏。当角膜发生病变时,疼痛也较明显。

（2）巩膜 占外膜的后5/6,乳白色不透明,厚而坚韧,有保护作用。在巩膜与角膜交界处的深部,有一环形的小管称为巩膜静脉窦（图12-1）。

2. 中膜 又称血管膜,含有丰富的血管和色素细胞,具有营养和遮光作用。中膜从前向后分为虹膜、睫状体和脉络膜三部分（图12-1）。

（1）虹膜 位于中膜最前部。呈环形,中央有孔,称为瞳孔。虹膜内有两种平滑肌纤维:环绕在瞳孔的周缘的是瞳孔括约肌,收缩时使瞳孔缩小,减少强光刺激;向虹膜周边呈放射状排列的是瞳孔开大肌,收缩时使瞳孔开大,让更多的光线通过（图12-2）。虹膜的颜色有人种差异,黄种人呈棕色。

重点提示 **当光线比较强、视物比较近时,瞳孔缩小;光线比较弱、视物比较远时,瞳孔开大。**

（2）睫状体 位于巩膜和角膜移行部的深面,是虹膜后方的环形增厚部分,切面上呈三角形（图12-2）。前内有许多呈放射状排列的隆突称为睫状突,并借丝状的睫状小带与晶状体相连。睫状体内有睫状肌,收缩与舒张可使睫状小带松弛与紧张,从而调节晶状体的曲度。

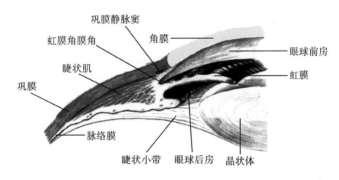

图 12-2 眼球前部的断面

重点提示 **视近物时,睫状肌易疲劳。**

（3）脉络膜 位于中膜的后2/3,后方有视神经通过。外与巩膜疏松结合,内面紧贴视网膜的色素层。具有营养眼球壁和吸收眼内散射光线的作用。

3. 内膜 又称视网膜,衬于中膜的内面,分虹膜部、睫状体部、脉络膜部三部分。虹膜部、睫状体部无感光功能,为视网膜盲部。衬于脉络膜内面的为视网膜视部,从外向内分四层（图12-3）。

（1）色素细胞层 由一层立方形细胞组成,细胞内有许多色素颗粒,颗粒内的黑色素可以吸收多余的光线,对视细胞起着保护作用。

（2）视细胞层 由一层感光细胞组成,分视锥细胞和视杆细胞。视锥细胞具有感受强光和辨色的功能;视杆细胞只感受弱光,不能辨色。

（3）双极细胞层 是双极神经元,树突与视细胞形成突触,轴突与节细胞形成突触。

（4）节细胞层 是多极神经元,树突与双极细胞形成突触,所有节细胞轴突在视网膜内面向眼球后方汇合为视神经。

在视神经汇合处为一白色圆形隆起称视神经盘（视神经乳头）,无感光功能,故称生理盲点,有视网膜中央动脉、静脉穿行。在距视神经盘颞侧稍下方有一黄色区域称黄斑,其中央有一凹陷称中央凹,是感光最敏锐的部位（图12-4）。

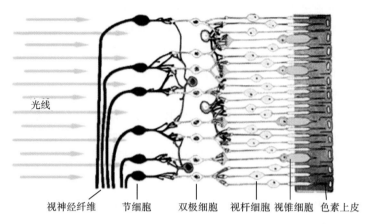

光线

视神经纤维　节细胞　双极细胞　视杆细胞　视锥细胞　色素上皮

图 12-3　视网膜的结构示意图

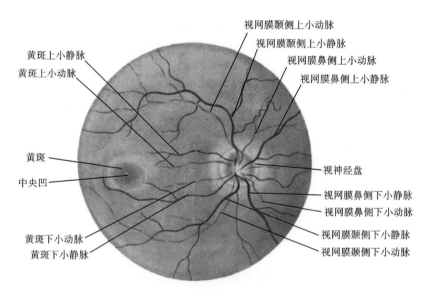

视网膜颞侧上小动脉
视网膜颞侧上小静脉
视网膜鼻侧上小动脉
视网膜鼻侧上小静脉

黄斑上小静脉
黄斑上小动脉

黄斑
中央凹

视神经盘
视网膜鼻侧下小静脉
视网膜鼻侧下小动脉

黄斑下小动脉
黄斑下小静脉

视网膜颞侧下小静脉
视网膜颞侧下小动脉

图 12-4　眼底镜所见(右侧)

(二) 眼球内容物

眼球内容物包括房水、晶状体、玻璃体,它们和角膜一样无色透明,无血管分布,具有折光作用,共同称为眼的折光系统。

1. 房水　由睫状体产生,充满眼房内,为无色透明的液体,具有折光、营养和维持眼压的作用。

眼房是位于角膜与晶状体之间的不规则间隙,被虹膜分隔为前房和后房。前房是位于角膜与虹膜之间的腔隙。角膜与虹膜之间的夹角称为虹膜角膜角(前房角),与巩膜静脉窦相邻。后房是位于虹膜与晶状体之间的狭小间隙。前房和后房借瞳孔相通(图 12-1)。

房水由睫状体产生后,经眼后房、瞳孔再到前房,然后经虹膜角膜角渗入巩膜静脉窦,最后汇入眼静脉。若房水产生过多或回流受阻,则引起眼压增高,引起眼痛、头痛、视力减退或失明,临床称之为青光眼。

2. 晶状体　位于虹膜与玻璃体之间,呈双凸透镜状,无色透明,富有弹性,内无血管、神经。晶状体是眼球中唯一可以调节的屈光装置,借睫状小带与睫状体相连(图 12-2)。看近物时,睫状肌收缩,睫状小带松弛,晶状体由于弹性回缩,曲度变大,折光力增强,使物像落在视网膜上;看远物相反。晶状体弹性随着年龄的增长而下降,老年人,由于晶状体弹性下降,看近物时视物不清,形成老花眼。此外,晶状体由于代谢等原因,可造成晶状体蛋白变性,出现混浊,形成白内障。

3. 玻璃体 位于晶状体与视网膜之间的无色透明的胶状物质,对视网膜有支撑作用(图 12-1)。若玻璃体发生混浊,可影响视力。若支撑作用减弱,可导致视网膜剥离。

二、眼副器

眼副器包括眼睑、结膜、泪器和眼球外肌等,对眼球起保护、运动和支持作用。

(一)眼睑

眼睑俗称"眼皮",是位于眼球前方保护眼球的屏障,分上睑和下睑。上、下眼睑之间的裂隙称为睑裂。睑裂的内侧端较钝圆称为内眦;外侧端较锐利称为外眦。在内眦靠近上、下眼睑内表面各有一小突起,突起顶部有小孔称为泪点,为泪小管的起始处。

上、下眼睑都有内、外两面。由外向内依次为皮肤、浅筋膜、肌层、睑板、睑结膜。内外两面移行部称睑缘。眼睑部的皮肤薄而柔软,在睑缘生有睫毛,睫毛根部有睫毛腺,炎症时形成睑腺炎;皮下组织疏松,易发生水肿;肌层,主要为眼轮匝肌,收缩时闭合眼睑;睑板呈半月形,由致密结缔组织构成,具有支撑作用。睑板内有睑板腺,开口于睑缘,分泌油样液体,防止泪液外溢(图 12-5)。其导管阻塞时,分泌物潴留,形成睑板腺囊肿。

(二)结膜

结膜为连接眼球和眼睑的一层薄而透明的黏膜,起于睑缘,止于角膜缘,富含血管(图 12-6)。紧衬于眼睑内表面者称为睑结膜;覆盖在巩膜的外面,与巩膜疏松连结的称为球结膜。上、下眼睑的睑结膜与球结膜相互移行的部分称为结膜囊,分结膜上穹和结膜下穹,为眼的滴药处。结膜囊借睑裂与外界相通。临床眼科的沙眼、结膜炎是结膜常见的疾病。

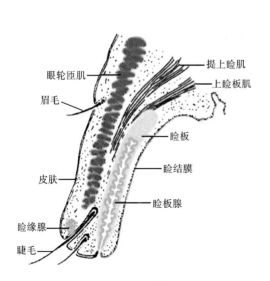

图 12-5 眼睑

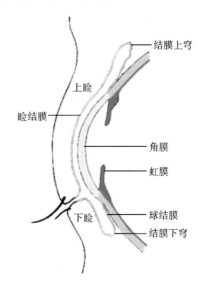

图 12-6 结膜的分部和结膜囊(矢状切)

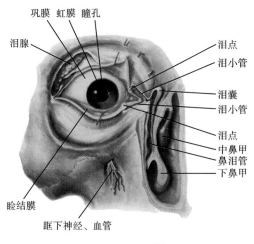

巩膜　虹膜　瞳孔

泪腺

泪点
泪小管
泪囊
泪小管
泪点
中鼻甲
鼻泪管
下鼻甲

睑结膜

眶下神经、血管

图 12-7　泪器

> **重点提示**　**眼的给药部位:结膜囊。**

(三) 泪器

泪器由分泌部分的泪腺和排泄部分的泪道组成(图 12-7)。

1. 泪腺　位于眼球外上方的泪腺窝内,有 15～20 个排泄小管开口于结膜上穹,通过眨眼活动,冲洗眼球,由泪点吸收。泪液对眼球起着保护作用,泪液内含有溶菌酶,有一定的杀菌作用。

2. 泪道　包括泪点、泪小管、泪囊、鼻泪管。泪小管上、下各一,分别以直角起于上、下泪点,然后转折向内侧,连于泪囊。泪囊为膜性囊,位于泪囊窝内,向下移行为鼻泪管。鼻泪管位于骨性鼻泪管内,内衬黏膜,开口于下鼻道前部。

护理应用解剖

泪道冲洗术

泪道冲洗术是用冲洗液冲洗泪道以清洁泪道、诊治泪道疾病的一项操作技术。操作要点:暴露下泪点并将针头垂直插入泪点,深 1.5～2.0 mm,然后将针头朝向内眦方向转动 90°(即转为水平)插入泪小管,针尖沿泪小管缓慢前进,如无阻力可深入 5～6 mm,将冲洗液缓缓注入泪囊,询问患者有无液体流入鼻腔或咽部。

(四) 眼球外肌

眼球外肌是配布于眼球周围的骨骼肌,共有 7 块,其中使上睑上提的是提上睑肌,其余 6 块运动眼球,分别是上直肌、下直肌、内直肌、外直肌、上斜肌、下斜肌(图 12-8)。上直肌可使瞳孔转向上内方,下直肌可使瞳孔转向下内方,外直肌可使瞳孔转向外侧,内直肌可使瞳孔转向内侧,上斜肌可使瞳孔转向下外方,下斜肌可使瞳孔转向上外方。眼球的正常运动是由这 6 条肌协调运动的结果。

三、眼的血管

(一) 眼的动脉

眼动脉发自颈内动脉,经视神经孔进入眶内,分布于眼球、泪腺、眼球外肌、眼睑、额部皮肤等处(图 12-9)。眼动脉的一支重要分支是视网膜中央动脉,它与视神经伴行,穿入视神经内,沿视神经中轴行至视神经盘出视网膜分成 4 支即视网膜鼻侧上、下小动脉和视网膜颞侧上、下小动脉,呈"X"形分布于视网膜各部,营养视网膜内层。当视网膜中央动脉阻塞时,患者可出现全盲。因此临床上用眼底镜直接观察这些小动脉的走行和形态,可以协助对某些疾病的诊断。

(二) 眼的静脉

眼的静脉主要有眼上静脉和眼下静脉,它们的属支与同名动脉伴行。眼上静脉向后经过眶上裂进入颅腔,汇入海绵窦。眼下静脉向后分两支,一支入眼上静脉,另一支经眶下裂入翼腭窝,汇入翼静脉丛。眼静脉向前通过内眦静脉与面静脉相通,并且无静脉瓣,因此面部感染可以通过眼静脉向颅内扩散。

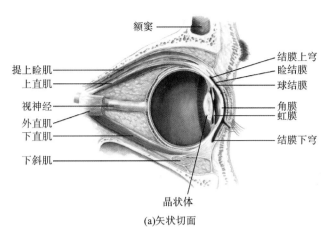

(a)矢状切面

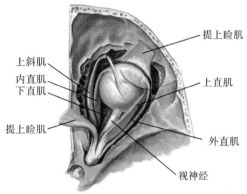

(b)上面观

图 12-8 眼球外肌

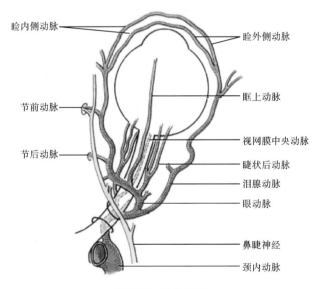

图 12-9 眼的动脉

（朱钰叶）

第十三章 前庭蜗器

前庭蜗器即耳，感受位置觉和听觉，故又称位听器，包括外耳、中耳和内耳三部分（图13-1）。

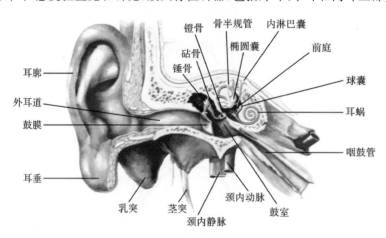

图 13-1 前庭蜗器模式图

一、外耳

外耳包括耳廓、外耳道和鼓膜三部分。

（一）耳廓

耳廓呈贝壳状，凹面朝向前外，凸面向后。耳廓的上方大部分以弹性软骨作为支架，外覆皮肤，皮下组织少，血管丰富；中部的深窝有外耳门，接受声波；下方无软骨，仅含结缔组织和脂肪，称为耳垂。

耳廓的皮下组织少，血管位置表浅，因受压易致血肿，并易冻伤。耳垂是临床采血的常用部位。

（二）外耳道

外耳道是位于外耳门与鼓膜之间的弯曲管道，长 2.0～2.5 cm。分外侧 1/3 的软骨部和内侧 2/3 的骨部。外耳道内衬皮肤,与深面的骨膜紧密相连,缺乏皮下组织,发生疖肿时,会出现剧烈疼痛。在外耳道深部的皮肤有特殊分化的皮脂腺称为耵聍腺,能分泌耵聍,有保护作用;若耵聍凝结成块堵塞外耳道,则称耵聍栓塞,可妨碍听力。成人外耳道先向后内上方,再向前内下方弯曲,检查鼓膜时,将耳廓向后上方牵拉,使外耳道变直,才能看到鼓膜。

重点提示 **耳部用药时要将患者耳廓向后上方轻拉,使外耳道变直。**

(三)鼓膜

鼓膜为椭圆形半透明膜,位于外耳与中耳交界处。鼓膜呈倾斜位,向前、向外、向下倾斜,与外耳道下壁呈 45°角。鼓膜的中央凹陷为鼓膜脐,是锤骨柄末端附着处。鼓膜分为上 1/4 的松弛部和下 3/4 的紧张部,活体在紧张部的前下方有一三角形的反光区,称为光锥(图 13-2)。

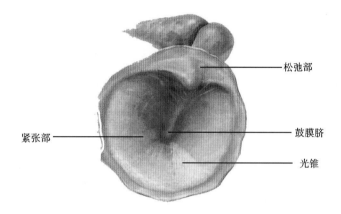

图 13-2　鼓膜(外侧观)

二、中耳

中耳位于外耳和内耳之间,包括鼓室、咽鼓管和乳突小房三部分(图 13-3)。中耳是传导声波的主要部分,功能极为重要。

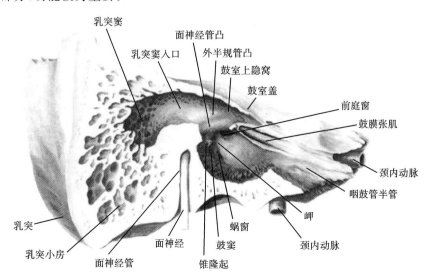

图 13-3　鼓室内侧壁(右侧)

（一）鼓室

鼓室是位于颞骨岩部含气体的不规则腔，其内有听小骨和听小骨肌。

1. 鼓室的 6 个壁

（1）上壁　鼓室盖，借薄的骨板与颅中窝相邻。

（2）下壁　颈静脉壁，借薄的骨板与颈内静脉起始处相邻。

（3）前壁　颈动脉壁，与颈内动脉邻近，上部有咽鼓管的开口。

（4）后壁　乳突壁，上部借乳突窦与乳突小房相通，在乳突窦口的稍下方有锥状隆起，内藏镫骨肌。

（5）外侧壁　鼓膜壁，主要借鼓膜与外耳道相邻。

（6）内侧壁　迷路壁，即内耳的外侧壁，中部的隆突称鼓岬，鼓岬的后下方有圆形的蜗窗，鼓岬的后上方有卵圆形的前庭窗。在前庭窗的后上方有弓形隆起，为面神经管凸，内有面神经通过。

> **知识链接**
>
> 　　慢性化脓性中耳炎可侵蚀听小骨及鼓室壁的黏膜、骨膜和骨质，向邻近结构蔓延引起各种并发症：①侵蚀鼓膜可引起鼓膜穿孔；②侵蚀内侧壁可引起化脓性迷路炎；③侵蚀面神经管，可损害面神经；④向后蔓延至乳突窦和乳突小房，可引起化脓性乳突炎；⑤向上侵蚀鼓室盖，引起颅内化脓性感染。

2. 听小骨　从外向内依次有锤骨、砧骨、镫骨，它们以关节相连形成听骨链。锤骨末端附着于鼓膜，镫骨底封闭前庭窗。听骨链为一曲折的杠杆系统，可以放大声波，并将声波的振动传至内耳（图 13-4）。

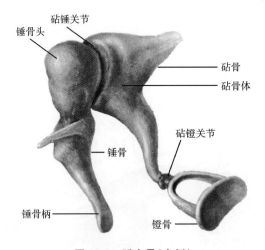

图 13-4　听小骨（右侧）

3. 听小骨肌　听小骨肌有鼓膜张肌和镫骨肌。鼓膜张肌位于咽鼓管上方的小管内，止于锤骨柄，紧张鼓膜，使听觉的敏感性增加。镫骨肌位于锥隆起内，止于镫骨，收缩时牵拉镫骨，以减小镫骨传向内耳的压力。

（二）咽鼓管

咽鼓管是连通鼓室与咽腔的管道，维持鼓室内外气压的恒定，以保证鼓膜的正常振动。咽鼓管内衬黏膜,起于鼓室前壁,开口于鼻咽侧壁的咽鼓管咽口。小儿咽鼓管比成人短而粗,并且接近水平位,因此,咽部感染易经咽鼓管侵入鼓室,引起中耳炎。

护理应用解剖

咽鼓管吹张术

咽鼓管吹张术是指用手捏住鼻孔,张口吸气后屏住呼吸,使气体由鼻咽到达耳咽管,以达到通气的目的,可以治疗中耳炎,改善听力。

(三) 乳突小房

乳突小房是位于颞骨乳突内许多含气的小腔,呈蜂窝状,向前经乳突窦开口于鼓室后壁的上部,内衬黏膜,感染可相互蔓延。

三、内耳

内耳位于颞骨岩部内,由一系列弯曲的管道组成,又称迷路,分为骨迷路和膜迷路(图 13-5)。骨迷路是由骨密质围成的骨性隧道组成,里面充满着无色透明的液体,称为外淋巴。膜迷路是套在骨迷路内的膜性小管和小囊,内面充满着内淋巴,内、外淋巴互不相通。

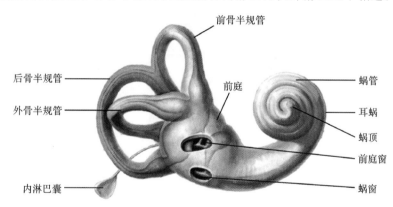

图 13-5　骨迷路及膜迷路(前外侧面)

(一) 骨迷路

骨迷路由后外向前内分骨半规管、前庭、耳蜗三部分。

1. 骨半规管　骨半规管是由三个相互垂直的"C"形小管组成,分别称前、后、外骨半规管。每个半规管都有两骨脚,其中膨大的称为壶腹。

2. 前庭　前庭位于骨迷路中部,为椭圆形腔隙,内藏膜迷路的椭圆囊和球囊。

3. 耳蜗　耳蜗形似蜗牛壳状,位于骨迷路的前部。它是由蜗螺旋管(骨蜗管)绕着蜗轴呈螺旋状盘旋两圈半而成。自蜗轴伸出一薄的骨片称骨螺旋板,伸入蜗螺旋管内,并与膜迷路的蜗管相连,将蜗螺旋管分为上方的前庭阶和下方的鼓阶,两阶的外淋巴在蜗顶借蜗孔相通(图 13-6)。

(二) 膜迷路

膜迷路是套在骨迷路内的膜性管和囊,分为膜半规管、椭圆囊、球囊和蜗管(图 13-7)。

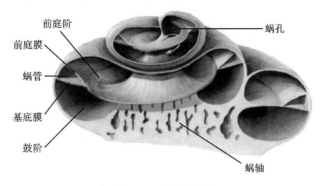

图 13-6　耳蜗剖面

1. 膜半规管　膜半规管有 3 个,套在同名的骨半规管内,形态与其相似。膜半规管的壶腹称为膜壶腹,在壶腹壁的内面有嵴状隆起,称为壶腹嵴,为位置觉感受器,能感受旋转变速运动的刺激。

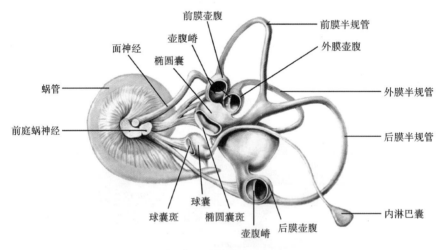

图 13-7　膜迷路

2. 椭圆囊和球囊　位于前庭内的两个膜性小囊。椭圆囊位于后上方,与膜半规管的 5 个小孔相通;球囊位于前下方,与蜗管相通。两囊之间以小管相通,两囊壁的内面有斑状隆起,分别称椭圆囊斑和球囊斑,为位置觉感受器,感受头部空间位置和直线变速运动的刺激。

3. 蜗管　蜗管为套在蜗螺旋管内呈三棱形的膜管。蜗管的横切面呈三角形,上壁为前庭膜,外侧壁为蜗螺旋管内面骨膜,下壁为基底膜(螺旋膜),在基底膜上有突向蜗管的隆起,称为螺旋器(Corti 器),为听觉感受器,感受声波的刺激。

（朱钰叶）

第十四章 皮 肤

学习目标

1. **掌握**：皮肤的组成和层次结构特点。
2. **熟悉**：表皮的分层和角化。
3. **了解**：真皮和皮下组织的结构。

皮肤覆盖在体表，总面积达 1.2～2.0 m²，是人体的最大器官，占体重的 16%，分表皮和真皮两部分，并借皮下组织与深部组织相连（图 14-1）。皮肤内有毛发、汗腺、皮脂腺和指（趾）甲等附属结构。皮肤的厚度不一，平均厚 1～4 mm，手掌、足底、项背部最厚，腋窝和面部最薄。皮肤具有屏障、保护、调节体温和感觉功能，近年来研究证明皮肤还具有免疫功能。

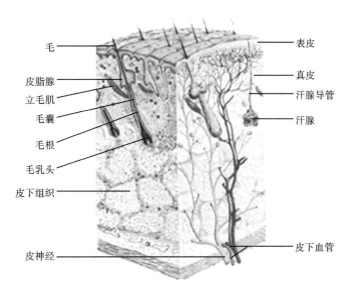

图 14-1 皮肤结构

一、表皮

表皮位于皮肤的浅层，由角化的复层扁平上皮构成。构成表皮的上皮细胞有两种：一种是角质形成细胞，构成表皮的主体，分层排列；另一种为非角质形成细胞，数量比较少，分散于角质形成细胞之间。

知识链接

　　毛细血管网集中在真皮层，表皮层没有血管分布，因此局限在表皮层的物理性损伤不会导致出血。

（一）角质形成细胞

由基底层到表层可分为 5 层。

1. 基底层　由一层矮柱状细胞组成，附着于基膜。基底层细胞是一种未分化细胞，具有很强的增殖、分裂能力，分裂形成的细胞向浅层推移，分化为其余几层细胞。

2. 棘层　位于基底层的上方，由 5～10 层多边形细胞组成。

3. 颗粒层　位于棘层的上方，由 3～5 层梭形细胞组成。它是阻止物质透过表皮的主要屏障。

4. 透明层　位于颗粒层的上方，由几层更扁的梭形细胞组成，在无毛的表皮中很容易见到此层。细胞界限不清，细胞呈均质透明状，细胞核、细胞器均已消失。

5. 角质层　为表皮的表层，由透明层细胞分化而来，由多层的扁平细胞构成。细胞轮廓不清，已无细胞核和细胞器，胞质内充满着角蛋白。细胞连结松散，脱落后形成皮屑。

　　角质形成细胞从基底层细胞开始不断分裂、增殖，向浅层推移，最后形成皮屑脱落，不断更新，其更新周期一般为 3～4 周。

（二）非角质形成细胞

1. 黑色素细胞　散在分布于基底细胞之间，数量少，细胞体积比较大。在细胞顶部有多个突起，伸入基底细胞和棘细胞之间，胞质内有许多被膜的黑素体，最后形成黑色素颗粒，释放到周围基底细胞和棘细胞内。黑色素是决定肤色的主要成分，能吸收紫外线，对皮肤起保护作用。

2. 朗格汉斯细胞　主要分布于棘细胞之间，呈树突状突起，具有捕捉、处理、呈递抗原给淋巴细胞，参与机体免疫应答的作用。

3. 梅克尔细胞　是一种具有短指状突起的细胞，散在分布于毛囊附近的表皮基底细胞之间，可能是一种感觉细胞。

二、真皮

真皮位于表皮的深层，分乳头层和网状层。

1. 乳头层　位于真皮浅层，借基膜与表皮相连，结缔组织比较细密，向表皮基底部形成许多乳头状突起，称真皮乳头，扩大了与表皮的接触面积，并且与表皮牢固地相连。乳头内含有丰富的毛细血管、游离神经末梢和触觉小体。

2. 网状层　位于乳头层的下方，由致密结缔组织组成，内有纵横交织的弹性纤维和胶原纤维，使皮肤具有一定的弹性和韧性。此层含有较多的血管、神经、淋巴管。毛囊、皮脂腺、汗腺也可伸至此层，并且有比较多的环层小体。

三、皮下组织

皮下组织即浅筋膜，由疏松结缔组织和脂肪组织组成。皮下组织的多少因个体、年龄、性别和部位有所差异。腹部皮下脂肪发达，少数部位（如眼睑、阴茎、阴囊等处）的皮下组织内不含脂肪。皮下脂肪具有维持体温、储存热能和缓冲外来冲击的作用。浅静脉、小动脉、淋巴管和皮神经从皮下组织中通过。临床上皮下注射时就注入此层。

重点提示 **皮下注射的注入部位。**

护理应用解剖

皮下注射技术

皮下注射是将小剂量药物或生物制品注入皮下组织的方法。在操作过程中,针头依次经过的结构为表皮、真皮和皮下组织。

四、皮肤的附属结构

皮肤的附属结构包括毛发、皮脂腺、汗腺和指(趾)甲。

(一)毛发

除手掌和足底外,人体大部分皮肤都长有毛发。其粗细长短随部位的不同而不同。毛发由毛干、毛根和毛球组成。露在皮肤外面的为毛干,埋在皮肤内面的称毛根,毛根包在由上皮组织和结缔组织共同形成的毛囊内。毛根和毛囊的下端合在一起形成膨大的毛球。毛球底部凹陷,由毛细血管、神经末梢和结缔组织形成毛乳头。毛球是毛发和毛囊的生长点,毛乳头对其生长起诱导和维持作用。

黑色素细胞位于毛球的毛母质细胞之间,产生的黑色素颗粒输送至形成毛干的细胞内,以形成毛发的颜色。在毛囊与皮肤的钝角侧有一束斜行的平滑肌,称为立毛肌,其一端附着于毛囊,一端终止于真皮的浅层,收缩时可使毛发竖直。

(二)皮脂腺

皮脂腺位于毛囊与立毛肌之间,为分支泡状腺,导管较短,开口于毛囊的上端。除手掌和足底外,遍布全身。皮脂腺分泌的皮脂有滋润皮肤和杀菌作用。青春期皮脂腺分泌比较旺盛,可造成导管阻塞,形成粉刺。

(三)汗腺

汗腺遍布全身,手掌和足底最多。汗腺为单管状腺,位于真皮深层或者皮下组织内,开口于皮肤表面的汗孔。汗腺分泌的汗液主要成分是水和离子,具有调节体温的作用。而在会阴部、腋窝等处还有一种大汗腺,其腺腔较大,导管开口于毛囊,分泌物比较黏稠,经细菌分解可产生异味,形成通常所说的狐臭。

(四)指(趾)甲

指(趾)甲由甲体及其周围组织构成。露在指(趾)末节背面的为甲体,埋入皮肤内的为甲根,甲根附着处的上皮为甲母质,为甲体的生长点。指(趾)甲受损或拔除后,如甲母质保留,甲仍能再生。甲体下面的组织称甲床,甲体周缘的皮肤为甲襞,甲襞与甲体之间为甲沟,刺伤后易造成甲沟炎。

思考与练习

扫码看答案

一、单项选择题

1. 构成眼球壁的是( )。

A. 角膜、脉络膜和视网膜   B. 纤维膜、角膜、血管膜和视网膜

C. 纤维膜、血管膜和视网膜   D. 角膜、巩膜和脉络膜

E. 纤维膜、角膜和巩膜

2. 关于角膜的说法错误的是（   ）。

A. 无色透明   B. 有折光作用   C. 无毛细血管及感觉神经末梢

D. 外层为复层扁平上皮   E. 表层损伤后，能很快再生恢复

3. 可以主动调节晶状体曲度的是（   ）。

A. 睫状体   B. 睫状肌   C. 睫状突

D. 睫状小带   E. 瞳孔括约肌

4. 无折光作用的是（   ）。

A. 房水   B. 玻璃体   C. 虹膜

D. 角膜   E. 晶状体

5. 外耳道（   ）。

A. 外 2/3 为软骨部   B. 外 2/3 为骨部   C. 内 2/3 为软骨部

D. 内 2/3 为骨部   E. 将耳廓拉向前上方可矫正其弯曲

6. 关于鼓膜的说法正确的是（   ）。

A. 位于外耳道和中耳之间   B. 是圆形的透明膜

C. 呈深红色   D. 大部分为松弛部

E. 后下方有光锥

7. 下列何肌收缩使瞳孔转向外上？（   ）

A. 外直肌   B. 内直肌   C. 上斜肌

D. 下斜肌   E. 上睑提肌

8. 关于咽鼓管的描述正确的是（   ）。

A. 连通鼓室与口咽部   B. 外侧份为软骨部，内侧份为骨部

C. 外端开口于鼓室颈静脉壁   D. 内覆有黏膜

E. 内端开口于咽隐窝

9. 属于听觉感受器的是（   ）。

A. 壶腹嵴   B. 螺旋器   C. 球囊斑

D. 椭圆囊斑   E. 螺旋神经节

10. 皮下注射时，将药物注入的部位是（   ）。

A. 表皮与真皮之间   B. 真皮   C. 浅筋膜

D. 深筋膜   E. 肌肉

二、名词解释

感受器、感觉器、虹膜角膜角、咽鼓管。

三、思考题

1. 光线从外界到达视网膜上需经过哪些结构？

2. 视网膜上生理盲点和视力最敏锐的地方各在什么部位？

3. 眼外肌有哪些？各自的作用如何？

4. 内耳分为哪两个部分？各部分的组成如何？

（朱钰叶）

第十五章　神经系统概述

学习目标

1. **掌握**：神经系统的分部和组成，神经系统的活动方式，反射和反射弧。
2. **熟悉**：神经系统的常用术语。
3. **了解**：神经系统的功能和神经组织的构成。

神经系统包括中枢神经系统和周围神经系统两大部分，脑和脊髓合称为中枢神经系统，周围神经系统由脑神经、脊神经和内脏神经组成（图15-1）。神经系统是人体结构和功能最为复杂的系统，在人的九大系统中居于主导地位。神经系统的功能是借助感受器接受内、外环境中的各种刺激，引起机体各种反应。一方面控制和协调各器官的功能活动，使人体成为一个有机的整体；另一方面使人体适应不断变化的外界环境，维持内、外环境的统一。例如，天气寒冷时，神经系统可反射性引起全身肌肉收缩（肌颤），增加产热，同时可通过神经调节使周围小血管收缩，减少散热，从而维持体温的相对恒定。因此，神经系统既能使机体感受外环境和机体内环境的变化，也能调节机体内环境和外环境的平衡，维持正常生命活动的进行。

前面的章节叙述了神经组织的微观结构，本章主要介绍神经系统的大体解剖学结构。

一、神经系统的组成

神经系统在形态和功能上是一个整体，包括中枢神经系统和周围神经系统两个部分。

中枢神经系统包括脑和脊髓，分别位于颅腔和椎管内，两者借枕骨大孔处相延续，组织学上包含绝大多数神经元的胞体。

周围神经系统是指与脑和脊髓相连的神经，包括脑神经、脊神经和内脏神经，主要由感觉和运动神经元的突起组成。脑神经与脑相连，脊神经与脊髓相连，分布于全身皮肤、骨、关节和骨骼肌，感受刺激（传入神经）和支配运动（传出神经），也合称为躯体神经。内脏神经多随脑神经和脊神经行进，分布于内脏、心血管和腺体。躯体神经和内脏神经均含有感觉和运动两种纤维，形成感觉（传入）和运动（传出）神经。其中内脏运动神经又称自主神经或植物神经，可分为交感神经和副交感神经两大类。

二、神经系统的常用术语

在中枢和周围神经系中，神经元胞体和突起聚集的部位和排列方式不同，故以不同的术语表示。

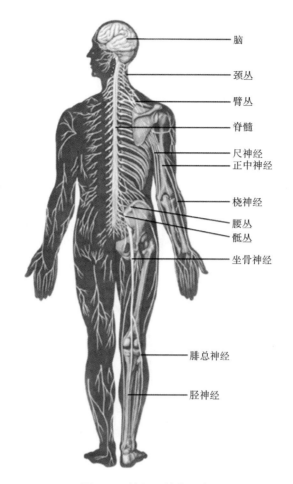

脑

颈丛

臂丛

脊髓

尺神经
正中神经

桡神经

腰丛
骶丛

坐骨神经

腓总神经

胫神经

图 15-1　神经系统的组成

（一）灰质与白质

在中枢神经内，主要是神经元胞体和树突聚集的部位，富含血管，色泽灰暗，故称灰质；神经纤维聚集的部位因大多轴突含有髓鞘，颜色亮白，故称白质。位于大脑和小脑的灰质位于表层称为皮质。大小脑的白质被皮质包绕而位于深部称为髓质。

（二）神经核和神经节

二者都是形态和功能相似的神经元胞体聚集成团块状，位于中枢神经系统内的称神经核，位于周围神经系统内的称神经节。

（三）纤维束和神经

在白质中，凡起止、行程和功能基本相同的神经纤维集合成束，称纤维束或传导束；而在周围神经系统中，神经纤维集聚成束，称神经。

（四）网状结构

在中枢神经系统，神经纤维交织成网，神经元胞体分散在网眼中，即灰质、白质混杂的结构，称网状结构。

三、神经系统的活动方式

神经系统在调节机体的活动中,对内外环境的各种变化刺激作出的反应,称为反射,它是神经系统的基本活动方式。反射的结构基础是反射弧,由感受器、传入神经、反射中枢、传出神经和效应器五个部分组成(图 15-2)。

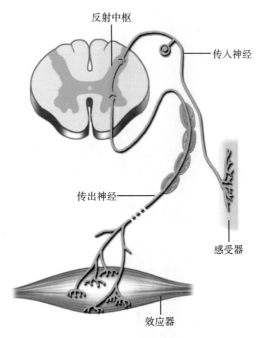

图 15-2　反射弧模式图

知识链接

反射弧中任何一个环节发生障碍,则反射活动减弱甚至消失,临床上常通过一些反射检查来辅助诊断神经系统疾病。例如,临床医护人员可通过检查膝跳反射强弱正常与否,来判断膝跳反射通路是否正常,进而对病变进行定位诊断。

(彭超华)

第十六章　中枢神经系统

学习目标

1. **掌握**：脊髓的位置和外形,脑干的位置、组成和主要形态结构,小脑的位置、外形与分部及各部的功能,间脑的位置和主要分部,端脑的位置、分部与分叶,内囊的位置和通过的主要传导束,脑脊液的产生和循环途径。

2. **熟悉**：脊髓的内部结构,脑干薄束核、楔束核的位置,脑干内的重要传导束,背侧丘脑的主要结构,下丘脑的位置、形态及功能。

3. **了解**：脑神经核、红核与黑质的位置及功能,内外侧膝状体的位置和一般功能,大脑皮质的功能分区。

中枢神经系统包括位于椎管内的脊髓和位于颅腔内的脑,是反射的中枢。脑按组成和位置关系可分为端脑、间脑、脑干(包括中脑、脑桥和延髓)和小脑。

第一节　脊　髓

脊髓起源于胚胎时期神经管的尾部,在结构与功能上与脑相比较原始,保留了明显的节段性。脊髓与 31 对脊神经相连,脊神经分布于躯干与四肢。来自躯干、四肢的各种刺激通过脊髓传递到脑产生感觉,脑的各种运动命令也通过脊髓传向外周,在正常生理状况下,脊髓的许多活动是在脑的调控下完成的,同时脊髓自身也能完成一些反射活动。

一、脊髓的位置和外形

脊髓位于椎管内,上端平枕骨大孔处与延髓相续,下端在成人平第 1 腰椎椎体下缘,儿童要低,新生儿可达第 3 腰椎,成人长约 45 cm。

脊髓在外形上呈前后稍扁的圆柱体,外包被膜。脊髓全长粗细不等,有两处明显的膨大:上方的颈膨大,位于第 4 颈节至第 1 胸节,与上肢功能支配相关;下方的腰骶膨大,位于第 2 腰节至第 3 骶节,与下肢功能对应。脊髓的末端变细呈圆锥状,称脊髓圆锥。脊髓圆锥向下延续为细长的无神经组织的终丝,止于尾骨骨膜(图 16-1)。

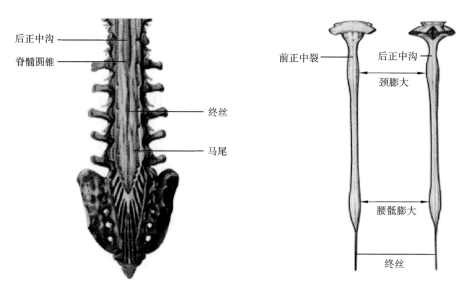

图 16-1　脊髓的位置与外形

　　脊髓表面有 6 条纵行浅沟:前面正中较明显的沟,称前正中裂;后面正中略浅的沟称后正中沟。在前正中裂和后正中沟的两侧,分别有成对的前外侧沟和后外侧沟,是脊神经前后根根丝的出入处(图 16-2)。在颈髓和上胸髓部,后正中沟与后外侧沟之间还有一条较浅的后中间沟,此处是薄束和楔束的分界。

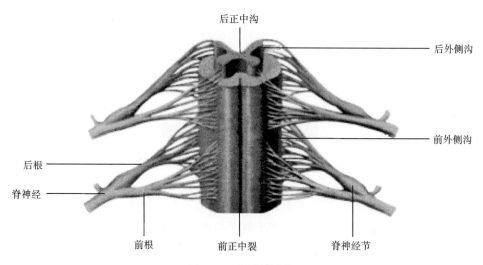

图 16-2　脊髓的结构

　　脊髓在外形上没有明显的节段性,但每一对脊神经及其前根、后根的根丝附着范围即构成一个脊髓节段,由于共有 31 对脊神经,故脊髓有 31 个节段:8 个颈节(C)、12 个胸节(T)、5 个腰节(L)、5 个骶节(S)和 1 个尾节(Co),分别对应颈神经、胸神经、腰神经和骶尾神经(图 16-3)。

　　因发育的因素,成人脊柱比脊髓要长很多,椎骨的序数与脊髓的节段序数并不完全对应。由于脊神经前后根在椎骨椎间孔处融合成一条脊神经穿出相应的椎间孔,而脊髓比脊柱短,故腰骶尾节段的脊神经前后根在未出相应的椎间孔之前,在椎管内垂直下行一段距离,其外包脊膜,环绕终丝形成马尾状结构,称为马尾。成人一般第 1 腰椎以下已无脊髓,仅有浸泡在脑脊液中的终丝和马尾,故临床上常选择第 3、4 或 4、5 腰椎棘突之间进针行腰椎穿刺,以避免伤及脊髓(图 16-1,图 16-3)。

二、脊髓的内部结构

脊髓由灰质和白质两大部分组成,在脊髓的横断面上,可见灰质在内部,灰质的外周有白质,灰质中央有中央管,但 40 岁以上成人常闭塞。

(一)灰质

灰质在脊髓横断面上呈"H"形,中央有中央管纵贯脊髓,内含脑脊液。中央管周围的灰质称灰质连合,具体以中央管为界,前方的为灰质前连合,后方为灰质后连合。

每侧灰质的前部扩大,称为前角,主要包含运动神经元。后部狭长较细,称为后角,含后角固有核,是接受感觉纤维中继的神经元。前后角之间称为中间带,其中胸 1 至腰 3 节段的中间带向外侧突出形成侧角,是交感神经的低级中枢;在骶 2~4 节段的中间带外侧部相当于侧角的位置是骶副交感核,是副交感神经的低级中枢。前后侧角在脊髓内上下连续纵贯成柱,分别称为前柱、后柱和侧柱(图16-2,图16-4)。

(二)白质

白质借脊髓的纵沟分为三个索:前正中裂与前外侧沟之间为前索,前后外侧沟之间为外侧索,后外侧沟与后正中沟之间为后索(图16-2)。在灰质前连合的前方有纤维横越,称白质前连合。在颈髓,后角基部外侧与白质之间,灰质白质混合交织,称网状结构。

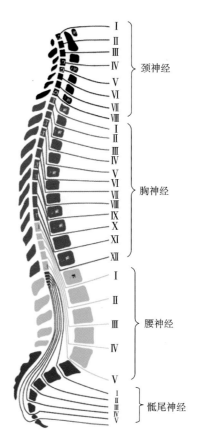

图 16-3 脊髓的节段

脊髓的白质主要由许多纤维束组成,纤维束一般按其行程起止命名,可分为长的上行纤维束、下行纤维束和短的固有束(图16-4)。上行纤维束将不同的感觉信息上传到脑,下行纤维束从脑的不同部位将神经冲动下传至脊髓。固有束起止均局限在脊髓内,参与脊髓内的反射活动。

1. 上行纤维束 又称感觉传导束。

(1)薄束和楔束 位于后索,传导躯干和四肢的深感觉即本体感觉(肌、腱、关节和皮肤的位置觉、运动觉和震动觉)和精细触觉(如辨别纹理粗细和两点距离)的冲动。这两个束是脊神经后根的粗纤维在同侧脊髓后索的直接延续,其中薄束起自同侧第 5 胸节以下的脊神经根丝,走行于后正中沟两侧,主要传导下半身的深感觉,楔束起自同侧第 4 胸节以上的脊神经根丝,走行于薄束的外侧,主要传导上半身的深感觉。

(2)脊髓丘脑束 位于脊髓外侧索的前部和前索内,分别称为脊髓丘脑侧束和脊髓丘脑前束。该纤维起自对侧的后角固有核,经白质前连合交叉至对侧上行,传导躯干和四肢的浅感觉,即痛觉、温度觉和粗触觉冲动。

此外,脊髓内还有负责传递下肢和躯干下部的非意识性本体感觉信息至小脑的脊髓小脑束。

2. 下行纤维束 又称运动传导束,起自不同的脑区,纤维止于脊髓前角或侧角,管理骨骼肌的下行纤维束分为锥体系和锥体外系,前者包括皮质脊髓束和皮质核束,后者包括红核脊髓束、顶盖脊髓束、前庭脊髓束等,较为复杂。

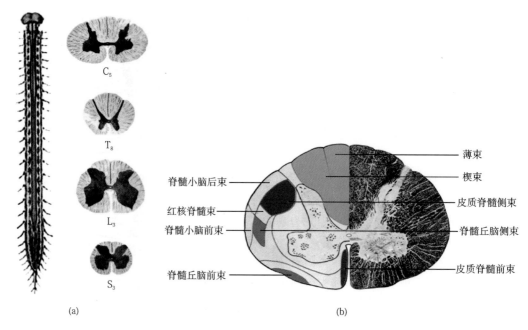

图 16-4　脊髓的内部结构

皮质脊髓束包括皮质脊髓侧束和皮质脊髓前束,分别位于脊髓外侧索和前索。它们起于大脑皮质中央前回和中央旁小叶的前部区域,下行至延髓的锥体交叉,大部分交叉至对侧下行称皮质脊髓侧束,少部分不交叉直接下行称皮质脊髓前束。二者的功能主要是支配四肢和躯干部的随意运动。

知识链接

脊髓内上下行的与躯干、四肢的浅感觉(如痛温觉)传导和随意运动的传导相关的纤维束都是左右交叉的,因此一侧大脑的损伤往往引起对侧身体的浅感觉和随意运动障碍。而当一侧脊髓受损时,往往表现为损伤平面以下对侧身体浅感觉障碍与同侧身体的随意运动障碍。

三、脊髓的功能

1. 传导功能　脊髓是上下行传导路径的中继站。脊髓是感觉和运动神经冲动传导的重要通路,通过上行纤维束将感觉信息传至脑,同时又通过下行纤维束接受高级中枢的调控。

2. 反射功能　脊髓作为一个低级中枢,有许多反射中枢位于脊髓灰质内,如排便中枢在脊髓骶部等。脊髓最为典型的反射是牵张反射,是指神经支配的骨骼肌在受到外力牵拉时,反射性地引起受牵拉肌肉的收缩。如敲击牵拉股四头肌肌腱引发股四头肌收缩的"膝跳反射",就是典型的脊髓反射(图 16-5)。

脊髓是重要的低位中枢,临床上常见脊髓损伤的一些表现有脊髓横断的脊髓休克症状,如横断平面以下全部的感觉运动丧失,反射消失状态,经过数周至数月,各种反射可逐渐恢复,但意识性感觉和运动功能完全恢复很困难。此外,脊髓损伤还有脊髓前角运动神经元损伤的脊髓灰质炎,脊髓半横断出现的同侧肢体痉挛性瘫痪,深感觉丧失,对侧肢体浅感觉丧失等。

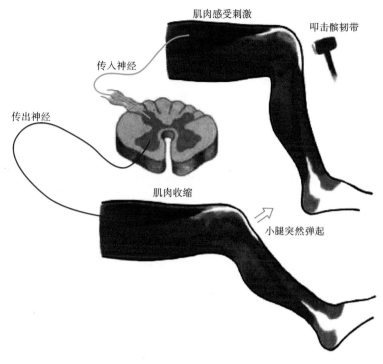

图 16-5　膝跳反射

肌肉感受刺激

叩击髌韧带

传入神经

传出神经

肌肉收缩

小腿突然弹起

第二节　脑

　　脑位于颅腔内，脊髓的上方，是中枢神经系统的最高级部位。一般成人脑平均重约 1400 g。从上往下将脑分为端脑、间脑、脑干和小脑，其中脑干又分为中脑、脑桥和延髓（图 16-6）。

一、脑干

　　脑干位于颅后窝前部的斜坡上，上接间脑，下平枕骨大孔处续于脊髓。脑干自下而上包括延髓、脑桥和中脑三个部分，延髓和脑桥的背面与小脑相连，它们之间合围成的腔室即为第四脑室，参与脑脊液的产生和循环途径。脑干的表面与从动眼神经（第 Ⅲ 对）至副神经（第 Ⅺ 对）的 10 对脑神经相连（具体见周围神经系统脑神经章节）。

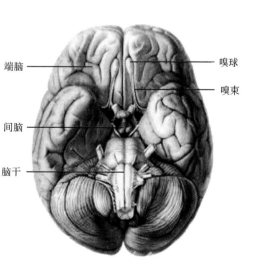

端脑

嗅球

嗅束

间脑

脑干

图 16-6　脑的分部

（一）脑干的外形

1. 脑干的腹侧面（图 16-7）

（1）延髓　外形似倒置的圆锥体，上缘借延髓脑桥沟与脑桥分界，下端以第 1 颈神经根丝最上端（约平枕骨大孔处）与脊髓相延续，故称"延髓"。延髓下部在外形上与脊髓相似，脊髓表面的各纵向沟裂均延续至延髓。腹侧面正中有前正中裂，其两侧各有一纵行的隆起，称为锥体，它是由大脑皮质发出的下行运动纤维（主要为皮质脊髓束）构成。两侧皮质脊髓束纤维大部分在锥体下端左右交叉至对侧继续下行，形成的交叉称为锥体交叉。在锥体上部外侧左右各有一个卵圆形隆起，称橄榄，内含橄榄核。

锥体与橄榄之间的浅沟内有舌下神经根丝发出，橄榄背外侧沟内自上而下依次有舌咽神经、迷走神经和副神经根丝附着。

（2）脑桥　脑桥腹侧面宽阔膨隆，称为基底部，主要由大量上下行以及左右横向联系的纤维构成，其正中有一浅沟，称基底沟，容纳基底动脉。基底向外后延伸变窄形成小脑中脚。脑桥下连延髓，上缘与中脑大脑脚相接，形似桥，故称"脑桥"。

脑桥下缘与延髓之间有横行的延髓脑桥沟分界，沟内自中线向外侧依次连有展神经、面神经和前庭蜗神经根。脑桥外侧连有粗大的三叉神经根。临床上把延髓脑桥沟外侧部，延髓、脑桥和小脑三者结合处称为"脑桥小脑三角"，前庭蜗神经根位于此处，听神经瘤时，肿瘤可波及相关周围神经，产生相应症状。

（3）中脑　中脑腹侧面有一对粗大的纵行隆起，称大脑脚，两脚之间为脚间窝。动眼神经根从脚间窝发出。

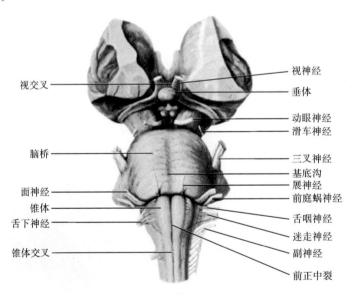

图 16-7　脑干腹面观

2. 脑干的背侧面（图 16-8）

（1）延髓　延髓背侧面下部的后正中沟两侧各有两个膨大，内侧为薄束结节，外侧为楔束结节，二者与脊髓的薄束和楔束相延续，其深面含有薄束核和楔束核，是薄束和楔束的终止核。楔束结节外上方的隆起为小脑下脚，主要由脊髓小脑束和前庭小脑束等构成。延髓背侧面的上部与脑桥的背面一起形成菱形窝。

（2）脑桥 脑桥背侧面形成菱形窝的上部,菱形窝即第四脑室的底,窝的两侧为小脑上脚（又称结合臂）和小脑中脚,连于小脑。窝中部有横行的髓纹,是延髓和脑桥在背侧面的分界线。

（3）中脑 中脑背侧面有明显的上下两对隆起,上方一对为上丘,与视觉反射有关,下方一对为下丘,与听觉反射有关。

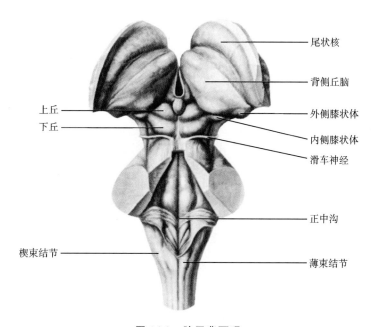

图 16-8 脑干背面观

3. 第四脑室 位于延髓、脑桥和小脑之间,呈四棱锥形。其底为菱形窝,尖向后上朝向小脑,两侧由小脑脚包绕（图 16-8）。第四脑室脉络丛由位于第四脑室内的血管分支缠绕,突入脑室腔,产生脑脊液。第四脑室脉络丛产生的脑脊液借第四脑室正中孔和两侧的外侧孔与蛛网膜下隙相通,向上借纵贯脑干的中脑导水管联通第三脑室（具体见脑脊液及其循环）。

（二）脑干的内部结构

脑干是端脑、间脑、小脑和脊髓间联系的桥梁,其内部结构保留了脊髓的某些特征,但较脊髓要复杂,亦由灰质、白质和脑干网状结构所构成。

1. 灰质 脑干的灰质团块与脊髓相比不是连续的长柱状,而是分散成大小不等的团块或短柱状,称神经核。根据其纤维联系和功能的不同,这些灰质团块分为三类,即脑神经核、中继核和网状核,后两类合称非脑神经核。脑神经核直接与从动眼神经到副神经的 10 对脑神经根丝相连;中继核与经过脑干的上下行的纤维束在此交换神经元中继;网状核位于脑干网状结构,与睡眠觉醒和意识状态的调节、呼吸和心血管运动等重要的生命中枢以及躯体运动和感觉的调控等有关。

（1）脑神经核 脑干内直接与从动眼神经到副神经的 10 对脑神经相连的神经核团（图 16-9）。负责头面部、某些颈部肌肉（如胸锁乳突肌和斜方肌）和大部分内脏有关的感觉和运动信息传递。按性质分 4 类。

①躯体运动核:支配骨骼肌运动。包括动眼神经核、滑车神经核、展神经核、舌下神经核、三叉神经运动核、面神经核、疑核和副神经核。

②躯体感觉核：接受头面部皮肤及口、鼻腔黏膜的感觉纤维。包括三叉神经感觉核（三叉神经中脑核、三叉神经脑桥核、三叉神经脊束核）、前庭神经核、蜗神经核。

③内脏运动核：支配头、颈、胸、腹部的平滑肌、心肌和腺体。包括动眼神经副核、上泌涎核、下泌涎核和迷走神经背核。

④内脏感觉核：接受味觉纤维和来自内脏器官、心血管的感觉纤维。包括孤束核。

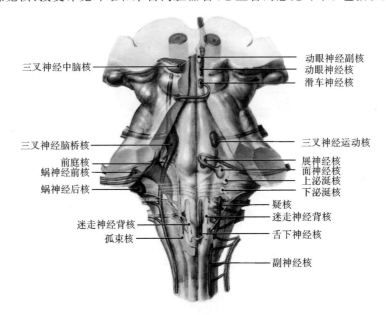

图 16-9　脑神经核模式图

（2）非脑神经核　脑干作为高位中枢和低位中枢脊髓间的联系，其内还有用于神经纤维束传导中继、交换神经元的核团，这些传导中继核主要有：延髓的薄束核与楔束核，是脊髓内薄束和楔束的传导中继；中脑的上丘、下丘、黑质和红核都是重要的传导中继核（图 16-8）；此外，还有下橄榄核、上橄榄核、脑桥核等等中继核团。

2. 白质　脑干的白质主要由上、下行纤维束组成，其次还有脑干内各核团间及各核团与脑干外结构联系的纤维。

（1）上行纤维束

①内侧丘系：脊髓后索中的薄束和楔束上行至延髓，分别止于薄束核和楔束核交换神经元。薄束核和楔束核发出的纤维，呈弓形，绕中央管的腹侧交叉至对侧，称内侧丘系交叉。交叉后纤维组成内侧丘系上行，止于背侧丘脑腹后外侧核。内侧丘系是向躯干四肢传导意识性本体感觉和精细触觉的纤维。

②脊髓丘系：脊髓丘脑束在脑干内的延续，该纤维束走行在内侧丘系的背外侧，终于背侧丘脑腹后外侧核。传导对侧躯干、四肢部的痛觉、温觉、粗触觉和压觉。

③三叉丘系：由三叉神经脑桥核和三叉神经脊束核发出的纤维，交叉至对侧上行，终于背侧丘脑腹后内侧核。传导对侧头面部皮肤、牙、口鼻黏膜的痛温觉和双侧头面部的触压觉。

脑干内还有其他纤维束，如脊髓小脑前后束、外侧丘系、红核脊髓束等。

（2）下行纤维束　又称锥体束（图 16-10）。锥体束由大脑皮质运动区的锥体细胞发出，在脑干内下行，经大脑脚、脑桥基底部至延髓锥体。锥体束分为皮质核束和皮质脊髓束。皮质核束终止于脑干相应的脑神经运动核，支配头面部骨骼肌的随意运动；皮质脊髓束终止于脊髓前角运动神经元,支配躯干和四肢骨骼肌的随意运动。皮质脊髓束在延髓形成锥体。皮质脊髓束大部分在延髓锥体的下端左右交叉,形成锥体交叉。大部分纤维交叉后在脊髓的外侧索内继续下行,称皮质脊髓侧束。少部分不交叉的纤维直接下行于脊髓前索内,此即皮质脊髓前束。

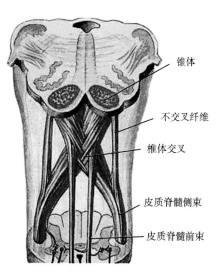

图 16-10 锥体束

3. 脑干网状结构 在脑干中央区,上下行及横行的纤维纵横交错成网,网眼内散布大量的神经元胞体,组成脑干网状结构(图 16-11)。目前已经证实的脑干网状结构的功能有:①上行网状激动和抑制系统:传导非特异性冲动,维持大脑皮质睡眠和觉醒周期及意识状态的调节。②躯体运动调节系统:通过网状脊髓束参与运动(如肌张力等)的调节。③基本生命运动中枢:延髓网状结构内有心血管运动中枢和呼吸中枢,调节心、血管运动和呼吸运动。

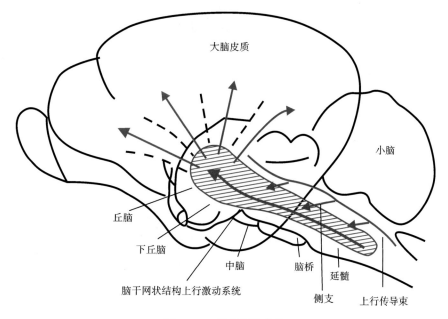

图 16-11 脑干网状结构

(三)脑干的功能

1. 传导功能 大脑与小脑、脊髓之间的纤维联系都要经过脑干,脑干承上启下,传导各种上、下行神经冲动。

2. 反射功能 脑干是重要的生命中枢所在,如延髓的心血管、呼吸运动中枢,严重损伤后可危及生命。脑干还有一些重要的反射中枢,如中脑内有瞳孔对光反射中枢,脑桥内有角膜反射中枢等。脑干如有供血障碍、出血或肿瘤占位压迫、外伤等,往往会引发严重后果,甚至危及生命。

二、小脑

（一）小脑的位置、外形与分叶

小脑位于颅后窝,借上、中、下三对小脑脚连于脑干的背面,即小脑上脚与中脑相连,小脑中脚与脑桥相连,小脑下脚与延髓相连。三对小脑脚均由出入小脑的纤维束所组成。

小脑在发育上与大脑不同,表面虽也凹凸不平,但没有明显的沟回,分布上借小脑幕与大脑分隔。小脑在外形上可分为两侧膨大部分的小脑半球和中间狭窄部的小脑蚓。小脑上面稍平,下面膨隆,两半球下靠近小脑蚓的突出部各有一椭圆形隆起,称小脑扁桃体(图16-12)。

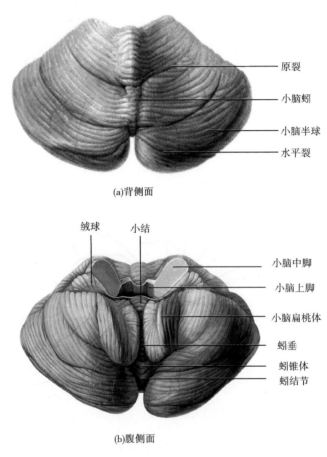

图 16-12　小脑

知识链接

　　临床上颅内高压时,由于小脑扁桃体紧靠枕骨大孔,其受压时可被挤入枕骨大孔内,进而压迫此处的延髓生命中枢而危及生命,称为小脑扁桃体疝或枕骨大孔疝。

小脑表面有许多横行的浅沟,将其分为许多狭长的小脑叶片,其中原裂、后外侧裂相对较深,将小脑分为小脑前叶、绒球小结叶和小脑后叶三个部分。在进化上,绒球小结叶出现最早,构成原小脑,因其纤维与前庭密切联系,又称前庭小脑。小脑前后叶靠近中间内侧的部分组成旧小脑,其主要接受来自脊髓的信息,又称脊髓小脑。其余靠近外侧的部分在进化上出现最晚,构成新小脑,因与大脑皮质联系密切故称为大脑小脑。

(二) 小脑的内部结构

小脑表面的一层灰质称小脑皮质。皮质深部的白质称为髓质。在小脑髓质内埋有4对灰质团块,称为小脑核。由内向外依次为顶核、球状核、栓状核和齿状核,其中齿状核最大,属新小脑,其余为原小脑和旧小脑(图 16-13)。

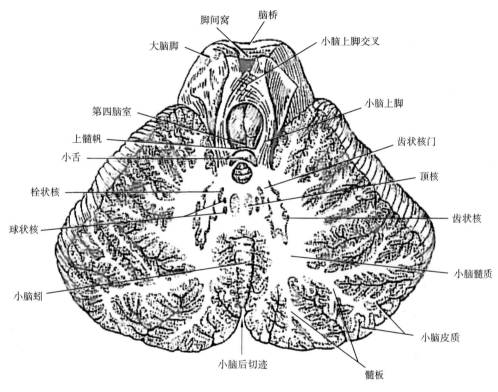

图 16-13　小脑

(三) 小脑的功能

小脑主要是一个与躯体运动调节相关的重要中枢,其中前庭小脑的主要功能是调节躯干肌运动、协调眼球运动和维持身体平衡。脊髓小脑接受来自脊髓的信息,传出纤维经前庭神经核、脑干网状结构和红核中继后作用脊髓前角运动神经元,调节肌张力。大脑小脑与大脑皮质联系,调控骨骼肌的随意精细运动,控制运动的起始、方向、速度和终止等。

小脑作为大脑皮质下的感觉和运动重要调节中枢,其功能主要是维持身体平衡、调节肌张力和协调随意精细运动。小脑损伤常见的有肿瘤、血管因素和外伤,虽然不会直接引起机体随意运动的丧失,但会影响机体运动的质量。

三、间脑

间脑位于中脑和端脑之间,大部分被大脑半球所掩盖,表面仅能见到视交叉、乳头体等部。两侧间脑之间有一矢状裂隙,称第三脑室,它向前经室间孔与左右侧脑室相通,向后接中脑水

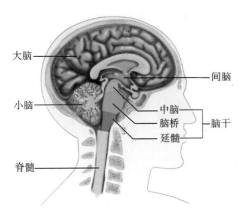

图 16-14　间脑

管连通第四脑室。间脑的结构较复杂，主要由背侧丘脑和下丘脑等构成（图 16-14）。

（一）背侧丘脑

背侧丘脑又称丘脑，是位于间脑背侧的一对卵圆形的灰质团块，左右背侧丘脑借纤维联系（图 16-15(a)）。背侧丘脑灰质的内部有一白质构成的内髓板，在水平面上呈"Y"形。背侧丘脑借内髓板分为前核群、内侧核群和外侧核群。其中外侧核群后部的腹侧份称腹后核，腹后核接受脊髓丘系、内侧丘系和三叉丘系的纤维。由腹后核发出的纤维组成丘脑皮质束，经内囊向上投射到大脑皮质感觉中枢。背侧丘脑是感觉传导通路的中继站。

背侧丘脑后端的外下方有两对隆起，位于内侧的称内侧膝状体，与听觉冲动传导相关，位于外侧的称外侧膝状体，与视觉冲动传导有关（图 16-15(b)）。

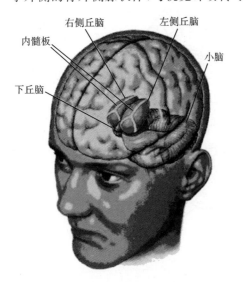

(a)背侧丘脑的位置

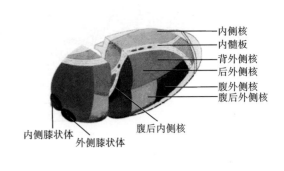

(b)背侧丘脑核团模式图

图 16-15　背侧丘脑

（二）下丘脑

下丘脑位于背侧丘脑的前下方，构成第三脑室的底和侧壁下份。在脑底面，下丘脑的范围从前至后为视交叉、灰结节、乳头体。灰结节向前下方形成中空的圆锥状部分称漏斗，漏斗下端与垂体相连。

下丘脑主要由灰质团块构成，其主要的核团有视交叉上核（视上核）、室旁核、漏斗核和乳头体核等（图 16-16）。下丘脑体积虽小，但功能十分重要，既是神经内分泌中心，又是内脏活动的高级调节中枢。其主要功能有：①下丘脑是神经内分泌中心。视上核与室旁核通过轴突直接分泌加压素和催产素至神经垂体。通过下丘脑分泌激素至腺垂体，调节垂体的内分泌功能，并通过下丘脑—腺垂体—甲状腺轴系、下丘脑—腺垂体—肾上腺轴系和下丘脑—腺垂体—性腺轴系,作为高级中枢调节机体内分泌。②下丘脑是内脏活动的较高级中枢。对体温、摄食、生殖、水盐平衡等起着重要的调节作用。③下丘脑调节人体的昼夜节律。④参与调节情绪等。

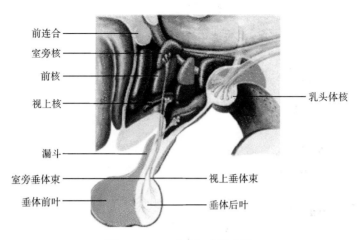

前连合
室旁核
前核
视上核
乳头体核
漏斗
室旁垂体束
视上垂体束
垂体前叶
垂体后叶

图 16-16　下丘脑组成模式图

四、端脑

端脑又称大脑,由左、右大脑半球构成(图 16-17)。人类大脑半球高度发育,包裹间脑、中脑以及小脑的上面。左右半球之间的裂隙为大脑纵裂,裂底有连接两侧半球的白质板,称为胼胝体。两侧大脑半球在后部与小脑之间的横裂,称大脑横裂。

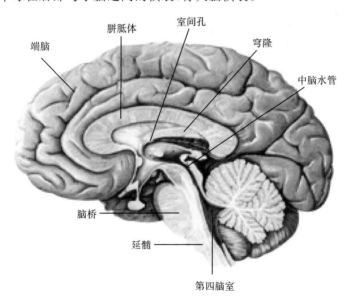

胼胝体
室间孔
端脑
穹隆
中脑水管
脑桥
延髓
第四脑室

图 16-17　端脑

(一) 大脑半球的外形和主要沟回

1. 大脑半球的外形　大脑半球有三个面,即上外侧面、内侧面和下面。大脑半球表面凹凸不平,有许多浅深的沟,称大脑沟。沟与沟之间的隆起,称为大脑回。大脑半球被 3 条较重要的沟分为 5 个分叶。3 条沟分别是中央沟、外侧沟和顶枕沟。5 个叶是额叶、顶叶、枕叶、颞叶和岛叶,其中岛叶在外侧沟的深处(图 16-18)。

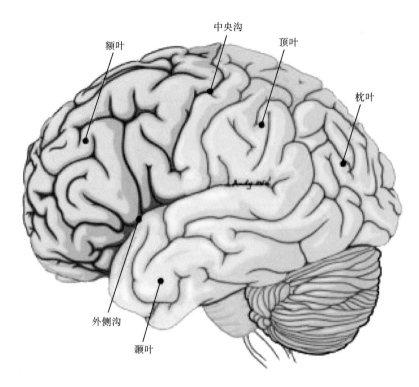

图 16-18 大脑半球模式图

2. 大脑半球的主要沟、回

（1）上外侧面 ①额叶：在中央沟前方，有与其平行的中央前沟，二者间的部分称中央前回。自中央前沟向前有两条水平走行的沟，分别为额上沟和额下沟，额上沟以上的部分为额上回，额上、下沟之间的部分为额中回，额下沟和外侧沟之间的部分为额下回。②顶叶：在中央沟后方，有与之平行的中央后沟，此沟与中央沟之间的脑回为中央后回，在中央后沟后方有一条与半球上缘平行的顶内沟，顶内沟的上方为顶上小叶，下方为顶下小叶，顶下小叶又分为包绕外侧沟后端的缘上回和围绕颞上沟末端的角回。③颞叶：在外侧沟的下方，有与之平行的颞上沟和颞下沟。颞上沟的上方为颞上回，自颞上回转入外侧沟的部分有两三条短的颞横回，颞上沟与颞下沟之间为颞中回，颞下沟的下方为颞下回（图 16-19）。④岛叶：位于颞叶深面（图 16-20）。

（2）内侧面 在胼胝体背面有胼胝体沟，在胼胝体沟上方，有与之平行的扣带沟，二者之间是扣带回。扣带回中部上方是中央前回、中央后回在内侧面的延续，称中央旁小叶（图 16-21）。在胼胝体后下方，有呈弓形的距状沟向后至枕叶，此沟中部与顶枕沟相连。

（3）下面 额叶下面有纵行的嗅束，其前端膨大为嗅球（图 16-6），后端扩大为嗅三角。颞叶下方有与半球下缘平行的枕颞沟，在此沟内侧并与之平行的为侧副沟，侧副沟的内侧为海马旁回（又称海马回），其前端弯曲，称钩（图 16-21）。边缘叶是指环绕胼胝体周围和侧脑室下角底壁的弧形结构，主要包括扣带回、海马旁回和钩等。

（二）大脑半球的内部结构

大脑半球表面的灰质，称为大脑皮质。皮质的深面为白质，又称大脑髓质。在大脑半球基底部，髓质内埋有灰质团块，称基底核。半球内还有左右对称的腔隙，称侧脑室（图 16-22）。

1. 大脑皮质的功能定位 大脑皮质是高级神经活动的物质基础，机体各种功能活动的最高中枢在大脑皮质上具有定位关系，形成许多重要中枢（图 16-19）。

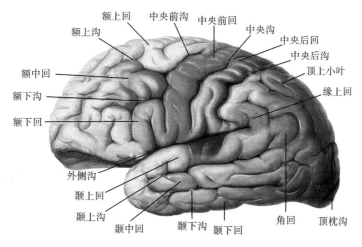

图 16-19　大脑半球外侧面

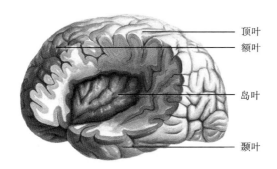

图 16-20　岛叶的位置

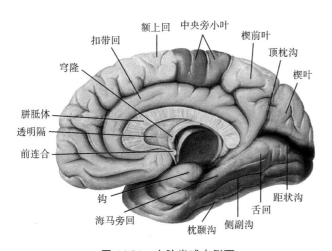

图 16-21　大脑半球内侧面

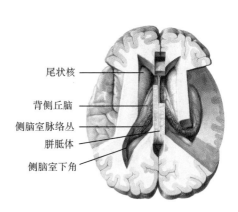

图 16-22　侧脑室图

（1）躯体运动中枢　位于中央前回和中央旁小叶前部,管理骨骼肌的随意运动,其特点为:①此区管理身体运动的区域分布呈"倒置人影",但头面部是正的,即中央前回上部和中央旁小叶前部管理下肢,中央前回中部管理躯干和上肢,下部管理头面部。②左右交叉管理,即一侧运动区支配对侧肢体的运动,但一些与联合运动有关的肌,则受两侧运动区的支配,如面上部肌、眼球外肌、咽喉肌、咀嚼肌、呼吸肌、躯干肌和会阴肌等,故在一侧运动区受损后这些肌不出现瘫痪。③身体各部投射区的大小与运动的精细程度有关,运动愈精细、愈复杂,在皮质运动区内所占范围愈大。如手的投射区几乎与整个下肢的投射区大小相等。

（2）躯体感觉中枢　位于中央后回和中央旁小叶后部,接受对侧半身的感觉冲动。其投射特征是:①此区管理身体感觉的区域分布呈"倒置人影",但头部是正的;②左右交叉管理;③投射区大小与该部位的感觉灵敏程度有关,感觉灵敏度高的拇指、食指、唇的代表区大,感觉迟钝的背部代表区小。

（3）视觉中枢　在枕叶内侧面距状沟两侧,一侧视觉中枢接受同侧视网膜颞侧半和对侧视网膜鼻侧半的传入冲动。

（4）听觉中枢　位于颞叶的颞横回。每侧听觉中枢都接受来自双耳的听觉冲动。因此,一侧听觉中枢受损,不会引起全聋。

（5）语言中枢　是人类大脑皮质所特有的,通常只存在于一侧半球,一般认为习惯用右手的人的语言中枢在左侧半球(图16-23)。因此,将这种管理语言和劳动技巧的半球,称为优势半球。优势半球内有说话、听话、书写和阅读4种语言中枢。①听觉性语言中枢,在颞上回后部。此区受损,患者虽听觉正常,但听不懂别人讲话的意思,自己讲的话也同样不能理解,临床上称感觉性失语症。②视觉性语言中枢(阅读中枢),位于角回。此区受损,患者视觉无障碍,但不能理解文字符号的意义,临床上称失读症。③书写中枢,位于额中回后部。此区受损,虽然手的运动正常,但写字、绘图等精细动作发生障碍,临床上称为失写症。④运动性语言中枢(说话中枢),位于额下回后部。此中枢受损,患者虽能发音,却不能说出具有意义的语言,临床上称运动性失语症。

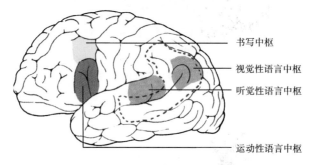

图 16-23　左侧大脑半球语言中枢

2. 基底核　基底核是位于大脑底部白质内的灰质核团,包括尾状核、豆状核、杏仁体和屏状核等(图16-24)。尾状核与豆状核合称纹状体(图16-25)。豆状核分为内侧的苍白球(旧纹状体)和外侧部的壳,壳和尾状核合称为新纹状体。纹状体具有维持肌张力,协调肌群运动的功能,杏仁体的功能与内脏活动和内分泌有关。

3. 大脑髓质　主要由联系皮质各部和皮质下结构的神经纤维组成,分为联络纤维、连合纤维和投射纤维。

（1）联络纤维　是联系同侧半球内各部分皮质的纤维。

（2）连合纤维　是联系左、右两半球皮质的纤维。如胼胝体,位于大脑纵裂的底部,为粗大的白质板,联系两侧半球的广大区域。

（3）投射纤维　由联系大脑皮质和皮质下结构的上、下行纤维构成,它们大部分经过内囊。

内囊是位于丘脑、尾状核和豆状核之间的白质区,在大脑水平切面上,呈"＞＜"状,分为前肢、膝和后肢三部分。内囊前肢位于豆状核与尾状核之间,主要有额桥束和丘脑前辐射;内囊后肢位于豆状核和背侧丘脑之间,主要有皮质脊髓束、丘脑中央辐射(丘脑皮质束)、视辐射和听辐射通过;内囊膝位于前、后肢相交处,有皮质核束通过(图16-26)。

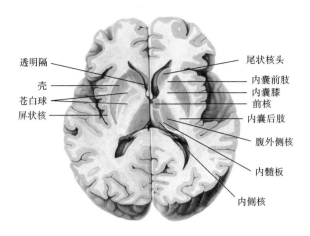

透明隔　　　　尾状核头
壳　　　　　　内囊前肢
苍白球　　　　内囊膝
　　　　　　　前核
屏状核　　　　内囊后肢
　　　　　　　腹外侧核
　　　　　　　内髓板
　　　　　　　内侧核

图 16-24　端脑的水平切面

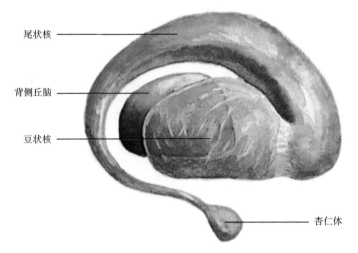

尾状核
背侧丘脑
豆状核
杏仁体

图 16-25　脑基底核模式图

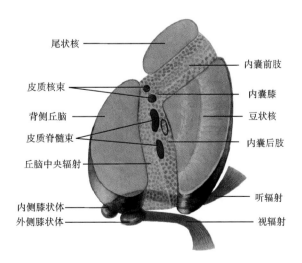

尾状核　　　　内囊前肢
皮质核束　　　内囊膝
背侧丘脑　　　豆状核
皮质脊髓束　　内囊后肢
丘脑中央辐射
内侧膝状体　　听辐射
外侧膝状体　　视辐射

图 16-26　内囊模式图

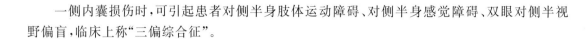

一侧内囊损伤时,可引起患者对侧半身肢体运动障碍、对侧半身感觉障碍、双眼对侧半视野偏盲,临床上称"三偏综合征"。

第三节　脑和脊髓的被膜、血管及脑脊液循环

一、脑和脊髓的被膜

脑和脊髓的表面包有三层被膜,由外向内依次为硬膜、蛛网膜和软膜(图 16-27),有支持、保护脑和脊髓的功能。脊髓表面的被膜称为硬脊膜、脊髓蛛网膜和软脊膜,脑的被膜称为硬脑膜、脑蛛网膜和软脑膜。

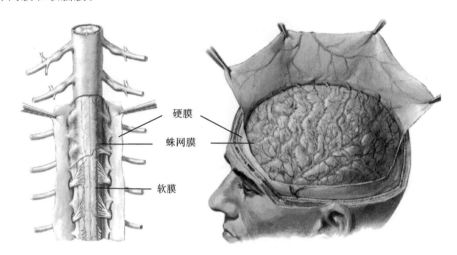

硬膜

蛛网膜

软膜

图 16-27　脑和脊髓的被膜

1. 硬膜　由致密结缔组织构成,厚而坚韧,保护并固定脑和脊髓于颅腔和椎管内。

(1)硬脊膜　向上附于枕骨大孔边缘,与硬脑膜相延续;向下在第二骶椎水平逐渐变细,包裹终丝,末端附于尾骨。硬脊膜与椎管内面的骨膜之间的间隙称硬膜外隙,内含疏松结缔组织、脂肪组织、淋巴管及椎内静脉丛,有脊神经根通过。硬膜外隙略呈负压,不与颅内相通。临床上进行硬膜外麻醉,即是将药物注射于此,用以阻滞脊神经根内的神经传导。

(2)硬脑膜　脑的硬膜分内外两层,外层与颅骨内骨膜融合,内外两层间有丰富的血管行经其中。硬脑膜与颅盖骨连接疏松,易于分离,而与颅底骨结合紧密。因此,颅盖外伤硬脑膜血管破裂时,易在颅骨与硬脑膜间形成硬膜外血肿;颅底骨折时,易将硬脑膜与脑蛛网膜同时撕裂,使脑脊液外漏。

硬脑膜内层在某些部位折叠并伸入裂隙内,形成相应的结构,对脑起固定和承托作用。重要的结构有:①大脑镰,呈镰刀形,伸入大脑纵裂内;②小脑幕,深入大脑横裂内,其前内侧缘游离形成小脑幕切迹,前方恰对中脑(图 16-28)。

　　在某些部位,硬脑膜的两层分开,形成硬脑膜窦。窦内含静脉血,窦壁无平滑肌,不能收缩,故损伤出血时难以止血,容易形成颅内血肿。主要的硬脑膜窦有:①上矢状窦,位于大脑镰上缘;②下矢状窦;③直窦;④横窦,位于小脑幕的后缘;⑤乙状窦;⑥海绵窦等。其中在蝶鞍两侧,两层硬脑膜间的不规则腔隙,称海绵窦(图16-28)。窦内腔隙有类似海绵状的结缔组织小梁,其间有动眼神经、滑车神经、眼神经和上颌神经通过。海绵窦通过眼静脉与颅外面静脉相交通且无瓣膜保护,故面部感染可经上述交通蔓延至海绵窦,导致颅外感染向颅内蔓延,引发严重的症状和体征。

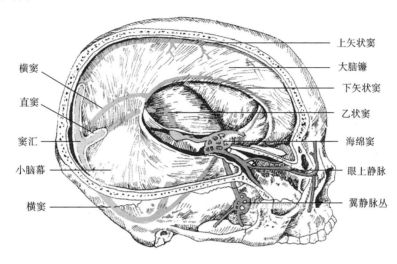

图 16-28　硬脑膜及硬脑膜窦示意图

　　2. 蛛网膜　为半透明而无血管的薄膜,贴于硬膜的内表面。脑的蛛网膜在颅顶形成许多绒毛状的突起,称蛛网膜粒,是脑脊液回流入静脉的通路。

　　蛛网膜与软膜之间有较宽阔的间隙,称蛛网膜下隙,充满脑脊液。脑的蛛网膜下隙与脊髓的蛛网膜下隙相通,在脊髓下端形成扩大的终池,内容马尾。颅内血管或动脉瘤破裂出血,血液流入蛛网膜下隙,临床上称为蛛网膜下腔出血。

　　3. 软膜　薄而富含血管,紧贴脑和脊髓表面并伸入沟裂,在某些部位,软膜与血管共同形成脉络丛组织,如脑室的脉络丛,是产生脑脊液的主要结构。

二、脑和脊髓的血管

　　脑和脊髓的被膜相互延续,但脑和脊髓在动脉供应上相互独立。

(一)脑的血管

　　1. 脑的动脉　脑的动脉来源于颈内动脉和椎动脉(图16-29)。在脑桥基底部左、右椎动脉汇合成一条基底动脉,故将脑动脉分为颈内动脉系和椎-基底动脉系。其中颈内动脉系供应大脑半球前 2/3 和部分间脑,而大脑半球后 1/3、部分间脑、脑干和小脑由椎-基底动脉系供应。

　　(1)颈内动脉　起自颈总动脉,经颈动脉管入颅,颅外部分不分支,颅内的主要分支有大脑前动脉和大脑中动脉等。①大脑前动脉:进入大脑纵裂,沿胼胝体沟向后,主要供应顶枕沟以前的半球内侧面、上外侧面的上部及部分间脑(图16-30)。②大脑中动脉:沿外侧沟向后上,主要供应大脑半球外侧面大部分和岛叶(图16-31)。

　　(2)椎动脉　起自锁骨下动脉,向上依次穿过第 6 至第 1 颈椎横突孔,经枕骨大孔入颅,

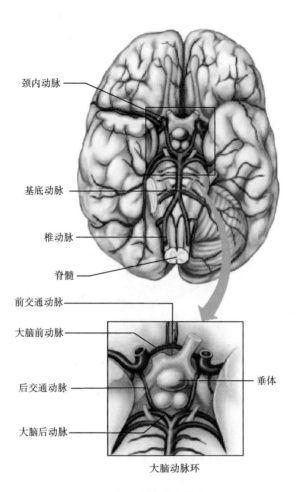

图 16-29　脑的动脉模式图

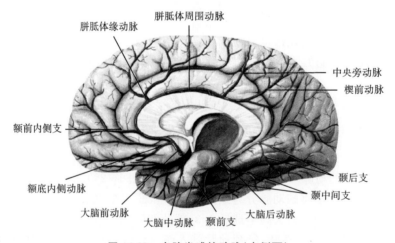

图 16-30　大脑半球的动脉（内侧面）

在脑桥基底部左、右椎动脉汇合成一条基底动脉。基底动脉沿脑桥基底沟上行，至脑桥上缘分为左、右大脑后动脉，主要供应顶枕沟以后的大脑半球内侧面及颞枕叶下面(图 16-29)。

（3）大脑动脉环　又称 Willis 环，由大脑后动脉、后交通动脉、颈内动脉末端、大脑前动脉

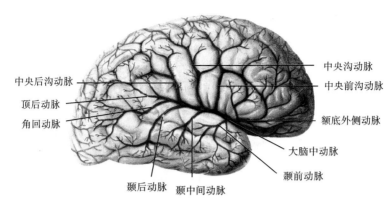

中央后沟动脉

顶后动脉

角回动脉

中央沟动脉

中央前沟动脉

额底外侧动脉

大脑中动脉

颞前动脉

颞后动脉　颞中间动脉

图 16-31　大脑半球的动脉(外侧面)

起始段和前交通动脉在脑底吻合而成。该环围绕在视交叉、灰结节和乳头体周围,将颈内动脉系与椎-基底动脉系连在一起,也使左、右大脑半球的动脉相联合(图 16-29)。大脑动脉环是一个潜在侧支循环结构,正常情况下,大脑动脉环两侧的血液不相混合,当某一支动脉栓塞或发育不良时,可在一定程度上通过此环使血液重新分配和代偿,以维持脑的血液供应。

大脑动脉环和大脑前、中、后动脉的分支可分为两类:皮质支,营养大脑皮质及大脑髓质浅部;中央支,供应大脑髓质深部、基底核、内囊及间脑等。动脉硬化和高血压患者,中央支容易破裂,临床上称"脑出血"。

2. 脑的静脉　脑的静脉无瓣膜,收集脑的静脉血经蛛网膜颗粒注入硬脑膜窦。脑的静脉不与动脉伴行,分为浅、深两组。浅组收集脑皮质及皮质下髓质的静脉血,直接注入邻近的静脉窦;深组收集大脑髓质、基底核、间脑、脑室脉络丛等处的静脉血,最后汇成一条大脑大静脉注入直窦(图 16-28)。

(二) 脊髓的血管

1. 脊髓的动脉　脊髓的动脉有两个来源,即椎动脉和节段性动脉。椎动脉发出脊髓前动脉和脊髓后动脉,它们在下行的过程中,不断得到节段性动脉(如肋间后动脉、腰动脉等)分支的增补,以保障脊髓有足够的血液供应。

2. 脊髓的静脉　脊髓的静脉分布和动脉相同,回收静脉血注入硬膜外隙的椎内静脉丛。脊髓静脉丰富,环绕脊髓分布。

三、脑脊液及其循环

脑脊液是充满脑室系统、蛛网膜下隙和脊髓中央管内的无色透明液体,内含葡萄糖、微量蛋白、离子和少量淋巴细胞,pH 值为 7.4,功能上为脑和脊髓起缓冲、保护、运输代谢产物和调节颅内压等作用。成人脑脊液约 150 mL,其不断产生、循环和回流。

脑脊液的产生和循环途径为:两侧脑室脉络丛产生的脑脊液经室间孔流入第三脑室,汇合第三脑室脉络丛产生的脑脊液,经中脑导水管流入第四脑室,再汇合第四脑室脉络丛产生的脑脊液一起经第四脑室正中孔和两外侧孔流入蛛网膜下隙,浸泡脑和脊髓,经蛛网膜粒渗透至硬脑膜窦,回流入血(图 16-32)。

若脑脊液产生和回流受阻,可导致脑积水和颅内高压,压迫脑组织,甚至出现脑疝而危及生命。

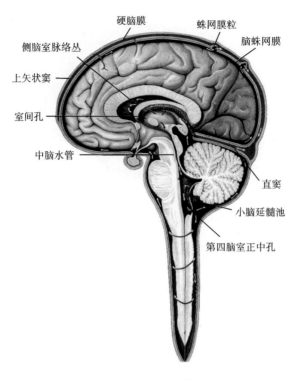

硬脑膜　蛛网膜粒

侧脑室脉络丛　　脑蛛网膜

上矢状窦

室间孔

中脑水管　　直窦

小脑延髓池

第四脑室正中孔

图 16-32　脑脊液的循环图

知识链接

　　脑积水是指因颅内疾病引起的脑脊液分泌过多或（和）循环、吸收障碍而致颅内脑脊液存量增加，脑室系统扩大。临床小儿多见头颅增大、囟门扩大、紧张饱满、颅缝开裂愈期不合、落日症、呕吐、抽搐、语言及运动障碍，智力低下；成人多见间断性头痛、头胀、头沉、头晕、耳鸣耳堵、视力下降、四肢无力等。

（彭超华　刘予梅）

第十七章 周围神经系统

学习目标

1. **掌握:**脊神经的组成,膈神经、肌皮神经、正中神经、腋神经、尺神经、桡神经、股神经、坐骨神经的走行和支配,脑神经的数目、名称,动眼神经、三叉神经、面神经及迷走神经的主要分布和一般功能,交感神经和副交感神经低级中枢的位置和功能,内脏牵涉性痛的概念。

2. **熟悉:**胸神经前支分布的节段性,交感干的组成和位置。

3. **了解:**颈丛皮支、臀上神经、臀下神经的分布,嗅神经、视神经、滑车神经、展神经、前庭蜗神经、舌咽神经的分布及一般功能,内脏运动神经和躯体运动神经的区别。

第一节 脊 神 经

脊神经共 31 对,分布于躯干与四肢。

一、脊神经的组成

每一对脊神经由前根和后根所组成。前根属运动性的,由脊髓前角运动神经元发出的轴突组成,借前根根丝从脊髓前外侧沟发出。后根属感觉性的,由脊神经节中假单极神经元的中枢突组成,借后根根丝与脊髓后外侧沟相连。脊髓神经节是后根在椎间孔处的膨大部分。前后根丝先汇合,出椎间孔后,立即分为前支、后支、脊膜支和交通支(图 17-1)。

前支粗大,含感觉和运动神经纤维成分(混合性的)。后支细小,向后分布于项、背、腰和臀部皮肤及相应的深部肌肉。其中,第 2 颈神经后支的皮支较粗大,称为枕大神经,分布于枕部皮肤。脊膜支细小,经椎间孔又折返回椎管内,分布于脊膜。交通支连于脊神经与交感干之间(详见内脏神经)。

二、脊神经前支

脊神经除胸 2～11 对前支行于肋间隙外,其余均形成神经丛(即颈丛、臂丛、腰丛和骶尾丛),再由丛发出分支分布于躯干前外侧和四肢的皮肤与肌肉。

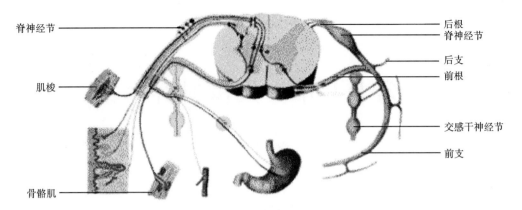

图 17-1　脊神经组成与分布

（一）颈丛

1. 组成　由第 1~4 颈神经前支组成。

2. 位置　位于胸锁乳突肌上部的深面，中斜角肌和肩胛提肌前面。

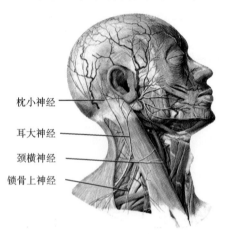

图 17-2　颈丛皮支

3. 分支和分布　颈丛可分皮支和肌支两组。皮支较粗大，位置表浅，由胸锁乳突肌后缘中点浅出，其穿出点为颈部皮肤的阻滞麻醉点，其分支如下（图 17-2）。

（1）枕小神经（C_2）　沿胸锁乳突肌后缘上升，分布于枕部和耳廓后上 1/3 皮肤。

（2）耳大神经（C_2、C_3）　沿胸锁乳突肌表面上升至耳廓下方，分布于耳廓及其周围皮肤。

（3）颈横神经（C_2、C_3）　沿胸锁乳突肌表面前行，分布于颈前部皮肤。

（4）锁骨上神经（C_3、C_4）　位于颈横神经下方，分三组分别向前下、后下和外下方走行，分布于颈下部、胸壁上部和肩部皮肤。

（5）膈神经（C_3~C_5）　颈丛中最重要的肌支（图 17-3）。从前斜角肌上端的外侧浅出，向下达锁骨下动、静脉之间进入胸腔，经肺根前方，心包外侧下降至膈。该神经的运动纤维支配膈的运动，其感觉纤维分布于胸膜、心包及膈下部分腹膜。一般认为，右膈神经的感觉纤维还分布于肝、胆囊和肝外胆道等处的腹膜。

膈神经受刺激可出现膈肌痉挛性呃逆。如一侧膈神经麻痹可引起呼吸障碍等。此外颈丛发出肌支支配颈深肌群、肩胛提肌和舌骨下肌群等。

（二）臂丛

1. 组成　臂丛由颈 5~8 前支和胸 1 前支的大部分纤维组成（图 17-4）。

2. 位置　臂丛的五个根在斜角肌间隙合成上、中、下三个干，每个干又分前、后两股，各股再组成内、外、后三束从三面包绕腋动脉。锁骨中点后方臂丛神经最为集中且位置表浅，是临床阻滞麻醉常选部位。

3. 分支　臂丛主要的分支如下。

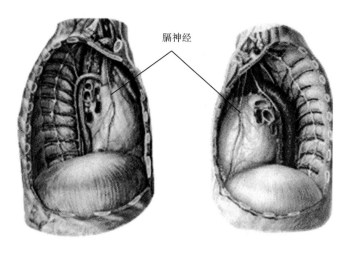

图 17-3　膈神经

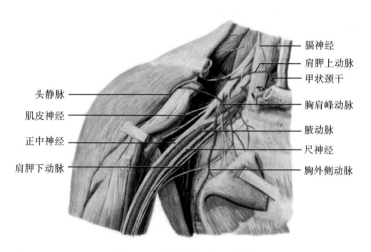

图 17-4　臂丛神经主要分支

（1）肌皮神经（$C_5 \sim C_7$）　发自外侧束,穿喙肱肌下行于肱二头肌与肱肌之间,沿途发出肌支支配上述 3 肌。在肘关节附近,于肱二头肌腱外侧穿出深筋膜续为前臂外侧皮神经,分布于前臂外侧部的皮肤。

该神经主干损伤主要表现为屈肘力减弱,前臂外侧皮肤感觉障碍。

（2）正中神经（$C_5 \sim T_1$）　由内、外侧束的内、外侧根在腋动脉前外侧合成。在前臂中部正中神经与肱动脉伴行,先在肱动脉外侧下行,平喙肱肌止点处斜穿肱动脉深面转至肱动脉内侧,降至肘窝后再向下穿旋前圆肌至前臂正中行于指浅、深屈肌之间达腕部。穿腕管后至手掌,在掌腱膜深面分出 3 条指掌侧总神经,每条指掌侧总神经至手掌骨远端处分为指掌侧固有神经。

正中神经在臂部无分支,在前臂的肌支支配前臂肌前群大部分（肱桡肌、尺侧腕屈肌和指深屈肌尺侧半除外）。在手掌近侧部发出的返支进入鱼际支配鱼际肌（拇指肌除外）,另外肌支支配第 1、2 蚓状肌,皮支分布于桡侧三个半指掌面及中、远节手指背侧面皮肤。

正中神经损伤表现为屈腕力弱,不能旋前,拇指、食指、中指不能屈曲,拇指不能对掌,鱼际肌萎缩,手掌平坦,称为"猿手"。手掌桡侧半,拇指、食指、中指及无名指桡侧半掌侧面和其中、远节手指背侧面皮肤感觉障碍(图17-5)。

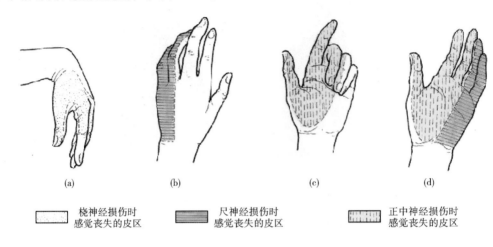

<table>
<tr><td>(a)</td><td>(b)</td><td>(c)</td><td>(d)</td></tr>
</table>

桡神经损伤时感觉丧失的皮区　　尺神经损伤时感觉丧失的皮区　　正中神经损伤时感觉丧失的皮区

图17-5　臂丛神经损伤

(3) 尺神经($C_7 \sim T_1$)　发自内侧束,伴肱动脉内侧下行至臂中部,穿内侧肌间隔经尺神经沟入前臂,在尺侧腕屈肌和指深屈肌之间伴尺动脉内侧下行至腕部。

尺神经分支支配前臂肌前群小部分(尺侧腕屈肌和指深屈肌尺侧半)。手背支分布于手背尺侧半和尺侧两个半指背皮肤。手掌支于豌豆骨外侧分为浅、深两支,浅支分布于小鱼际区、小指和食指尺侧半掌面皮肤,深支支配小鱼际肌、拇收肌、骨间肌和第3、4蚓状肌。

肱骨内上髁骨折和肘关节脱位常伴尺神经损伤,表现为屈腕力弱,小指运动受限,不能屈掌指关节和伸指间关节,拇指不能内收,各指的内收与外展运动丧失、小鱼际平坦,表现为"爪形手"(图17-5)。同时,小鱼际区及尺侧一个半指掌面皮肤及手背尺侧半和尺侧两个半指背皮肤感觉障碍(图17-5)。

(4) 桡神经($C_5 \sim T_1$)　发自后束的最粗大神经。在腋窝位于腋动脉后方,伴肱动脉向下外行,经桡神经沟向外至肱骨外上髁前方,分浅、深两支。浅支分布于臂、前臂背面、手背桡侧半和桡侧两个半手指近节背面皮肤。深支分布于肱三头肌、肱桡肌和前臂肌后群。

肱骨中断骨折易伤及桡神经,表现为"垂腕",即不能伸腕和伸指,前臂不能旋后,前臂背面和手背面桡侧半皮肤感觉障碍。

(5) 腋神经(C_5、C_6)　起自后束,和旋肱后动脉伴行,绕肱骨外科颈至三角肌深面,肌支支配三角肌和小圆肌,皮支分布于肩部和臂外侧上部皮肤。

肱骨外科颈骨折、肩关节脱位及腋部拐杖使用不当可伤及该神经,表现为"方肩",臂不能外展,三角肌区皮肤感觉障碍。

(三) 胸神经前支

胸神经前支共12对,除第1对的大部分和第12对的小部分分别参与臂丛和腰丛的组成外,其余均不形成神经丛。第1～11对胸神经前支均各自行于相应的肋间隙中,称肋间神经。第12胸神经前支的大部分行于12肋下缘,故称肋下神经。肋间神经行于肋间内、外肌之间沿肋沟前行。上6对肋间神经到达胸骨外侧缘穿至皮下,下5对肋间神经至肋弓处斜越肋弓行向前下,与肋下神经同行于腹内斜肌与横肌之间进入腹直肌鞘,在腹白线附近穿至皮下。

胸神经的肌支支配肋间肌和腹肌的前外侧群,皮支分布于胸、腹部的皮肤以及胸膜和腹膜壁层。

胸神经皮支在胸、腹壁的分布有明显的节段性，呈环带状分布。其规律是：T_2相当于胸骨角平面，T_4相当于男性乳头平面，T_6相当于剑突平面，T_8相当于肋弓平面，T_{10}相当于脐平面，T_{12}相当于脐与耻骨联合上缘连线中点平面（图17-6）。该分布规律可用于临床上脊髓损伤和硬膜外麻醉的定位。

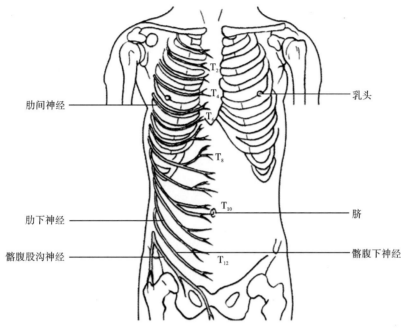

图17-6 胸神经皮支

（四）腰丛

1. 组成 腰丛由第12胸神经前支的一部分和第1～3腰神经前支及第4腰神经前支的一部分组成（图17-7）。

2. 位置 腰丛位于腰大肌的后方，腰椎横突的前方。

3. 分支 腰丛除发出短小分支分布于髂腰肌和腰方肌之外，尚发出下列分支。

（1）髂腹下神经（$T_{12}\sim L_1$）和髂腹股沟神经（L_1） 肌外侧行于腹内斜肌和腹横肌之间，至髂前上棘前方又穿行于腹内、外斜肌之间。髂腹下神经至腹股沟管浅环上方浅出至皮下，肌支支配腹壁肌，皮支分布于腹下区和腹股沟区的皮肤。髂腹股沟神经与精索同出腹股沟管浅环至阴囊或大阴唇，肌支支配腹壁肌，皮支分布于腹股沟区、阴囊或大阴唇皮肤。

（2）股神经（$L_2\sim L_4$） 在腰大肌与髂肌之间下行。经腹股沟韧带深面、股动脉外侧进入股三角，肌支支配大腿前群肌、耻骨肌等，皮支分布于大腿前部至膝关节前面的皮肤。股神经最长的皮支称隐神经，伴股动脉入收肌管下行，于膝关节内侧浅出皮下，伴大隐静脉达足内侧缘，分布于小腿内侧和足内侧缘皮肤。

股神经损伤时可出现屈髋无力，不能伸膝，膝跳反射消失，股四头肌萎缩，大腿前面、小腿内侧和足背内侧缘感觉障碍。

（3）闭孔神经（$L_2\sim L_4$） 于腰大肌内侧缘处走出，并沿小骨盆侧壁前行，经闭膜管出骨盆至大腿内侧。分支分布于大腿内侧的肌和皮肤。闭孔神经损伤时大腿不能内收。

（4）生殖股神经（L_1、L_2） 自腰大肌前面穿出后在该肌浅面下降，皮支分布于阴囊或大阴

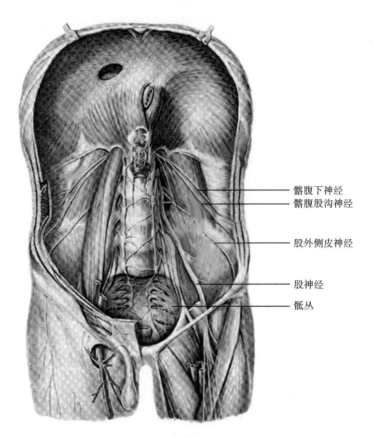

图 17-7　腰丛神经主要分支与走行

唇及附近皮肤,肌支支配提睾肌。

(五) 骶丛

1. 组成　由腰骶干(L_4前支的一部分和L_5前支)和骶、尾神经前支组成(图 17-8)。

2. 位置　骶丛位于骶骨和梨状肌前面,髂内动脉的后方,该丛呈三角形,尖向坐骨大孔。

3. 分支　骶丛除发出小支支配髋部的小肌外,还有以下几个重要分支。

1)臀上神经($L_4 \sim S_1$)　伴臀上动、静脉经梨状肌上孔出骨盆行于臀中、小肌之间,支配臀中、小肌和阔筋膜张肌。

2)臀下神经($L_4 \sim S_1$)　伴臀下动、静脉经梨状肌下孔出骨盆,支配臀大肌。

3)阴部神经($S_2 \sim S_4$)　伴阴部内动、静脉出梨状肌下孔,绕坐骨棘经坐骨小孔入坐骨直肠窝,向前分布于阴部和外生殖器。分支有:①肛神经(直肠下神经):分布于肛门皮肤和肛门外括约肌。②会阴神经:分布于阴囊或大阴唇后部皮肤和会阴诸肌。③阴茎(阴蒂)背神经:行于阴茎或阴蒂背侧,主要分布于阴茎或阴蒂头、包皮及阴茎皮肤等处,行包皮环切术时可麻醉阻滞此神经。

4)坐骨神经($L_4 \sim S_3$)　是全身最粗大的神经。自梨状肌下孔出骨盆后位于臀大肌深面,经股骨大转子和坐骨结节之间连线中点下降至大腿后面,穿股二头肌的深面到达腘窝上方分为胫神经和腓总神经。坐骨神经主干在股后部发出分支分布于大腿肌后群。

(1)胫神经($L_4 \sim S_3$)　续于坐骨神经与腘血管伴行,下行于小腿肌后群浅、深层肌之间,伴胫后动脉经内踝后方达足底,分为足底内侧神经和足底外侧神经。在腘窝及小腿后区,胫神

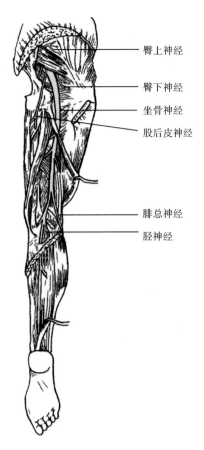

图 17-8　骶丛神经主要分支与走行

经发出肌支支配小腿肌后群及小腿后面皮肤。在足底分布于足底肌和足底的皮肤。

胫神经损伤时足不能跖屈,内翻力弱呈现"钩状足",足底面和足外侧缘皮肤感觉障碍(图 17-9)。

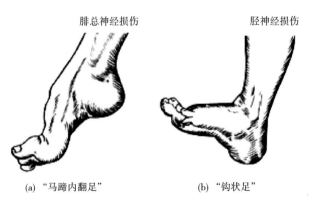

(a) "马蹄内翻足"　　　(b) "钩状足"

图 17-9　腓总神经和胫神经损伤

（2）腓总神经（L_1～S_2）　沿股二头肌内侧缘外下行,继而绕腓骨颈穿腓骨长肌上端达小腿前面分为腓浅、深神经。

①腓浅神经:行于腓骨长、短肌之间并分布于此二肌,皮支分布于小腿外侧、足背和趾背的皮肤。

②腓深神经:伴胫前动脉下行达足背,分布于小腿前肌群,足背肌和第1～2趾相对缘的趾背皮肤。

腓总神经损伤时足不能背屈、不能伸趾,足下垂并内翻,呈"马蹄内翻足"畸形,还有小腿外侧、足背和趾背的皮肤感觉障碍(图17-9)。

第二节　脑　神　经

脑神经是连于脑的神经,共12对。用罗马数字表示其顺序:Ⅰ嗅神经、Ⅱ视神经、Ⅲ动眼神经、Ⅳ滑车神经、Ⅴ三叉神经、Ⅵ展神经、Ⅶ面神经、Ⅷ前庭蜗(位听)神经、Ⅸ舌咽神经、Ⅹ迷走神经、Ⅺ副神经、Ⅻ舌下神经(图17-10)。

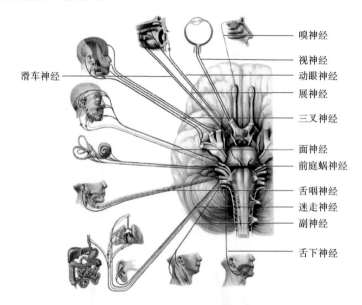

图 17-10　脑神经模式图

脑神经所含纤维成分主要有四种:①躯体感觉纤维,将皮肤、肌、肌腱的大部分和口、鼻腔黏膜以及位听器和视器的感觉冲动传入脑内有关的神经核。②内脏感觉纤维,将来自头、颈、胸、腹脏器以及味、嗅器的感觉冲动传入脑内有关神经核。③躯体运动纤维,脑干内躯体运动核发出的纤维分布于眼球外肌、舌肌、咀嚼肌、面肌、咽喉肌和胸锁乳突肌等。④内脏运动纤维,脑干的内脏运动神经核发出的神经纤维支配平滑肌、心肌和腺体。

每对脑神经内所含神经纤维成分多者4种,少者1种。按各脑神经所含的主要纤维成分和功能分类,12对脑神经大致可分为以下三类:①传入(感觉性)神经:嗅神经、视神经和前庭窝(位听)神经。②传出(运动性)神经:动眼神经、滑车神经、展神经、副神经和舌下神经。③混合性神经:三叉神经、面神经、舌咽神经和迷走神经。

一、嗅神经

嗅神经属于内脏感觉性神经(图 17-11)。始于鼻腔的嗅黏膜,由鼻中隔上部和上鼻甲黏膜内嗅细胞的中枢突聚集成 15～20 条嗅丝组成嗅神经,穿筛孔入颅前窝终于嗅球,将嗅觉冲动传入大脑。当颅前窝骨折时常撕脱嗅丝,出现嗅觉障碍,重者可有脑脊液流入鼻腔。

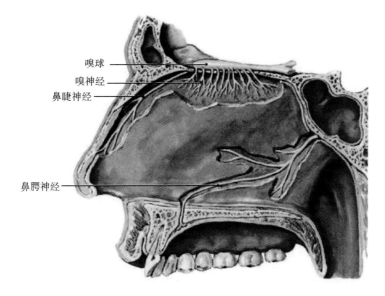

图 17-11 嗅神经

二、视神经

视神经为躯体感觉性神经,传导视觉冲动(图 17-12)。其纤维始于视网膜的节细胞,该细

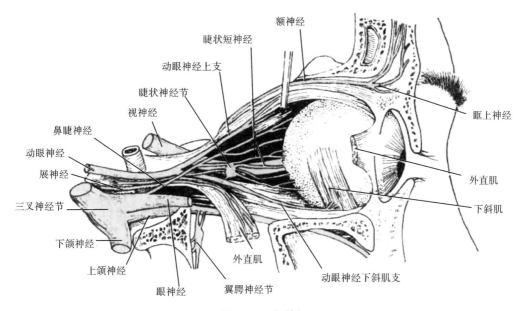

图 17-12 视神经

胞的轴突于视网膜后部汇集成视神经盘,然后穿过巩膜构成视神经。视神经于眶内行向后内,穿视神经管入颅中窝。两侧视神经纤维在交叉沟处交织形成视交叉,之后分为两侧视束止于外侧膝状体。

视神经外包3层被膜,分别与3层脑膜相延续,蛛网膜下腔也随之延伸到视神经周围。因此,当颅内高压时,常出现视神经盘水肿。

三、动眼神经

动眼神经为运动性神经(图17-12)。动眼神经自中脑的脚间窝出脑后,穿硬脑膜进入海绵窦外侧壁,经眶上裂入眶。其躯体运动纤维发自动眼神经核,支配除上斜肌和外直肌以外的全部眼球外肌;副交感纤维发自动眼神经核,轴突组成动眼神经的副交感神经节前纤维,在睫状神经节内换神经元后,其节后纤维分布于瞳孔括约肌和睫状肌,完成瞳孔对光反射和晶状体曲度的调节。

动眼神经损伤可表现为上睑下垂,眼外斜视,眼球不能向上、内方运动,患侧瞳孔散大,对光反射消失。

四、滑车神经

滑车神经为躯体运动神经(图17-13)。其纤维起于滑车神经核,该神经自中脑背侧发出,绕大脑脚至脚底,向前穿海绵窦外侧壁,经眶上裂入眶,支配上斜肌。

滑车神经受损时患侧眼不能向外下斜视,有时出现复视。

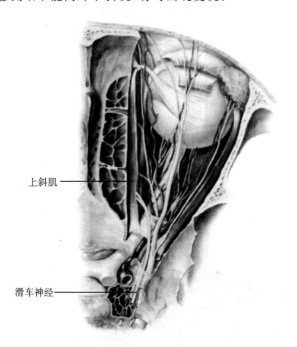

上斜肌

滑车神经

图 17-13　滑车神经

五、三叉神经

三叉神经为混合性神经(图17-14),是由较大的感觉根和较小的运动根组成的粗大脑神经。躯体运动纤维来自三叉神经运动核,其轴突组成三叉神经运动根,自脑桥与小脑中脚移行处出脑,随下颌神经分布并支配咀嚼肌等。躯体感觉纤维来自三叉神经感觉核,躯体感觉纤维的胞体集中在三叉神经节,该节位于颅中窝的三叉神经压迹处,呈扁平半月形,中枢突于脑桥与小脑中脚移行处入脑后止于三叉神经脑桥核和三叉神经脊束核,周围突组成3个分支,即眼神经、上颌神经和下颌神经,分布于头面部的皮肤、口腔、鼻腔和眼的黏膜。

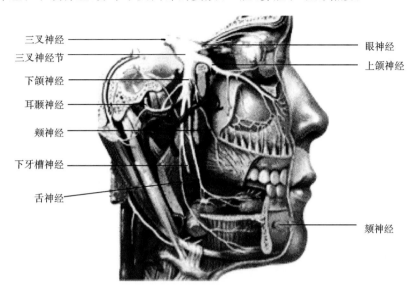

图 17-14　三叉神经

（一）眼神经

眼神经为感觉性的,是3支中最小的,自三叉神经节发出后向前进入海绵窦外侧壁,至眶上裂附近分3支经此裂入眶,分布于额顶部、上睑和鼻背皮肤以及眼球、泪腺、结膜和部分鼻腔黏膜。

1. 泪腺神经　沿外直肌上缘前行至泪腺,分布于泪腺和上睑外侧部。

2. 额神经　较粗大,在上睑提肌上方前行分2～3支,其中经眶上切迹（或眶上孔）出眶者称为眶上神经。额神经出眶后分布于上睑内侧和额顶部皮肤。

3. 鼻睫神经　在上直肌深面,越过视神经上方达眶内侧壁,分布分支于鼻腔黏膜、泪囊、鼻背皮肤和眼球等。

（二）上颌神经

上颌神经为感觉性的,自三叉神经节发出后,立即进入海绵窦外侧壁,经圆孔出颅入翼腭窝,再经眶下裂续为眶下神经。分支分布于眼裂与口裂之间的皮肤、上颌牙齿、鼻腔和口腔黏膜。

1. 眶下神经　上颌神经的终支,通过眶下沟、眶下管,出眶下孔到面部,分布于下睑、鼻翼和上唇的皮肤。

2. 颧神经　自翼腭窝内发出经眶下裂入眶,穿眶外侧部到面部,分支分布于颧、颞部皮肤。该神经在行程中还发出一小支（内含有来自翼腭神经节的副交感节后纤维）与泪腺神经吻合进入泪腺,控制泪腺分泌。

3. 翼腭神经　始于翼腭窝,分布于鼻腔、腭及咽壁的黏膜。

4. 上牙槽神经 分前、中、后 3 支，前、中支自眶下神经分出，后支自翼腭窝内发出后穿上颌骨体后面进入骨质。这 3 支在牙槽骨内吻合形成上牙丛，分支分布于上颌窦、上颌牙和牙龈。

（三）下颌神经

下颌神经为混合性神经，是 3 支中最粗大者。自三叉神经节发出经卵圆孔出颅达颞下窝立即分许多支。其中躯体运动纤维支配咀嚼肌等，躯体感觉纤维分布于下颌牙、牙龈、舌前和口腔底黏膜以及口裂以下的面部皮肤。

1. 耳颞神经 以两根起始，向后包绕脑膜中动脉后合成一干，穿腮腺实质后伴颞前动脉，向上分支分布于耳廓前面和颞部皮肤与腮腺。此外，该支还接受来自舌咽神经副交感性纤维，控制腮腺分泌。

2. 颊神经 沿颊肌外面前行，穿此肌后分布于颊黏膜以及颊部直至口角的皮肤。

3. 舌神经 在下牙槽神经的前方，经翼外肌深面下行呈弓形向前，达口底黏膜深面，分布于口腔底及舌前 2/3 的黏膜。此外，舌神经在途经翼内肌时有面神经的鼓索神经加入，司舌前 2/3 的味觉。

4. 下牙槽神经 属混合性神经，该神经在舌神经的后方，经下颌孔入下颌管，最后自颏孔浅出称颏神经。下牙槽神经感觉纤维分布于下颌牙齿、牙龈、颏部及下唇的皮肤与黏膜。躯体运动纤维（下颌舌骨肌神经）在入下颌孔前分出，支配下颌舌骨肌和二腹肌前腹。

5. 咀嚼肌神经 属运动性神经，分支支配所有的咀嚼肌。

三叉神经损伤时可出现同侧面部及口、鼻腔黏膜感觉障碍，角膜反射消失，咀嚼肌瘫痪和萎缩，张口时下颌偏向患侧。临床上三叉神经受到刺激可出现"典型的三叉神经痛"（图 17-15）。

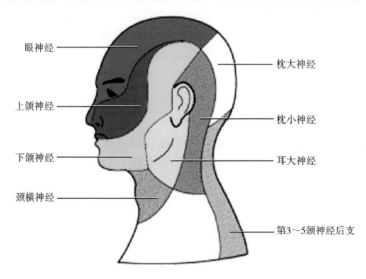

图 17-15 三叉神经感觉分布图

六、展神经

展神经为运动性神经（图 17-12）。由展神经核发出后，从脑桥延髓沟出脑，向外上颞骨岩部尖端进入海绵窦内，位于颈内动脉的外侧，出窦后经眶上裂入眶，在外直肌内侧面进入并支配该肌。

展神经损伤后外直肌瘫痪表现为内斜视。

七、面神经

面神经为混合性神经,含 3 种纤维成分(图 17-16)。内脏运动纤维起于上泌涎核,属于副交感节前纤维,分布于泪腺、下颌下腺、舌下腺及鼻腭部的黏膜腺。躯体运动纤维起于面神经,其轴突支配面部表情肌。内脏感觉纤维分布于舌前 2/3 黏膜的味蕾,感受味觉。

面神经自延髓脑桥沟外侧部入脑后,与前庭蜗(位听)神经伴行,经内耳门入内耳道,穿过内耳道底进入面神经管,再从茎乳孔出颅,向前穿过腮腺达面部。在面神经管的起始部,有膨大的膝神经节,它是内脏感觉神经元的胞体。

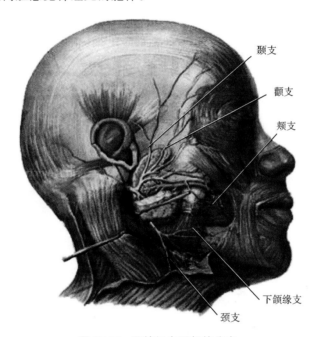

颞支
颧支
颊支
下颌缘支
颈支

图 17-16 面神经在面部的分支

(一) 面神经管外的分支

面神经主干进腮腺后形成丛,在腮腺前缘呈辐射状发出 5 支支配面肌(图 17-16)。

1. **颞支** 自主干发出后越颧弓至颞区,分布于枕额肌的额腹和眼轮匝肌等。

2. **颧支** 越颧弓至外眦,支配眼轮匝肌与颧肌。

3. **颊支** 水平前行,支配颊肌、口轮匝肌及口周围肌。

4. **下颌缘支** 沿下颌骨下缘前行,分布于下唇诸肌。

5. **颈支** 分出后向前下行,支配颈阔肌。

(二) 面神经管内的分支

1. **岩大神经** 含副交感节前纤维,随三叉神经分布于泪腺和鼻腭部的黏膜腺,支配腺体分泌。

2. **鼓索** 是混合性神经,在面神经出茎乳孔前发出。其中的内脏感觉纤维随舌神经分布于舌前 2/3 黏膜,感觉味觉,内脏运动纤维分布于舌下腺和下颌下腺。

面神经行程长,损伤部位不同临床表现也不同。①面神经管外损伤时可出现患侧表情肌瘫痪,额纹消失,不能闭眼和皱眉,鼻唇沟变浅或消失,鼓腮无力,口角歪向健侧。②面神经管内损伤时除有以上表现外还有患侧舌前 2/3 味觉障碍,泪腺、舌下和下颌下腺分泌障碍,引起口、眼干燥等。

八、前庭蜗(位听)神经

前庭蜗神经由前庭神经和蜗神经组成(图 17-17),为躯体感觉性神经,分别传导位置觉、平衡觉和听觉。

1. 前庭神经 神经元胞体位于内耳道底的前庭神经节,为双极神经元。其周围突分布于内耳的球囊斑、椭圆囊斑和壶腹嵴;中枢突聚集成前庭神经,伴蜗神经出内耳门,终于脑桥的前庭神经核。传导位置觉和平衡觉。

2. 蜗神经 神经元胞体位于内耳蜗轴内的蜗神经节,也是双极神经元。其周围突分布于内耳的螺旋器;中枢突在内耳道聚成蜗神经,出内耳门于脑桥延髓沟外侧部入脑,止于脑干的蜗神经核。传导听觉。

前庭蜗神经完全损伤表现为伤侧耳聋及前庭功能丧失,若部分损伤可出现眩晕和眼球震颤,常伴有呕吐等。

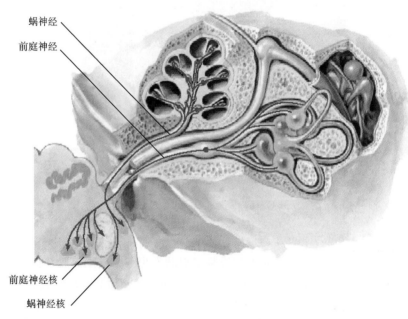

图 17-17　前庭蜗神经

九、舌咽神经

舌咽神经为混合性神经,含有 4 种纤维成分(图 17-18)。内脏运动纤维起于下泌涎核,支配腮腺的分泌;躯体运动纤维起于疑核,支配茎突咽肌;内脏感觉纤维的胞体位于下神经节,中枢突入脑干终于孤束核,周围突分布于咽、舌后 1/3 黏膜和味蕾、颈动脉窦、颈动脉小球、咽鼓管和鼓室等处黏膜;躯体感觉纤维很少,胞体位于上神经节,中枢突止于三叉神经脊束核,周围突分布于耳后皮肤。

舌咽神经根连于橄榄后沟上部,经颈静脉孔出颅。舌咽神经的主要分支如下。

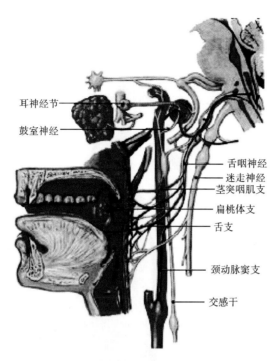

耳神经节

鼓室神经

舌咽神经
迷走神经
茎突咽肌支
扁桃体支
舌支

颈动脉窦支

交感干

图 17-18　舌咽神经

1. 鼓室神经　起自下(岩)神经节,进入鼓室,与交感神经纤维形成鼓室丛,分布于鼓室、乳突小房和咽鼓管黏膜。自丛发出岩小神经出鼓室,进入耳神经节换神经元,分布于腮腺。

2. 颈动脉窦支　属内脏感觉性纤维。在颈静脉孔下方发出,有 1～2 支分布于颈动脉窦和颈动脉小球,分别感受压力刺激和二氧化碳浓度变化,反射性地调节血压和呼吸。

3. 舌支　舌咽神经的终支,在舌神经的上方分布于舌后 1/3 的黏膜和味蕾,传导一般感觉和味觉。

4. 咽支　有数支,在咽壁上与迷走神经和交感神经形成咽丛,自丛发出数支至咽黏膜、腺体和腭咽肌,传导一般感觉和支配腭咽肌运动。

单纯舌咽神经损伤少见,损伤时可出现同侧舌后 1/3 味觉消失,舌根及咽峡区感觉障碍,吞咽困难和口干等。

十、迷走神经

迷走神经为混合性神经,含有 4 种纤维:①内脏运动(副交感)纤维,起于迷走神经背核,主要分布到颈、胸和腹部多种脏器,控制平滑肌、心肌和腺体的活动;②内脏感觉纤维,其胞体位于颈静脉孔下方的下神经节内,其中枢突止于孤束核,周围突分布于胸、腹腔脏器;③躯体感觉纤维数量最少,其胞体位于颈静脉孔内的上神经节,中枢突止于三叉神经脊束核,周围突主要分布于硬脑膜、耳廓及外耳道的皮肤;④躯体运动纤维起于疑核,支配咽喉肌。

迷走神经是脑神经中行程最长、分布范围最广的神经(图 17-19)。迷走神经根连于延髓橄榄后沟的中部,穿颈静脉孔后出颅。下行于颈内静脉与颈内动脉或颈总动脉之间的后方至颈根部,经胸廓上口入胸腔。在胸部,左、右迷走神经走行位置不同。右迷走神经经锁骨下动、静脉之间,沿气管右侧,经肺根后方达食管后面参与食管丛构成并下延为迷走神经后干;左迷走神经在左颈总动脉与左锁骨下动脉之间下行至主动脉弓的前方,经左肺根后方,至食管前面参与构成食管丛并在食管下端延为迷走神经前干。迷走神经前、后干向下与食管一起穿膈的食管裂孔进入腹腔。迷走神经的分支如下。

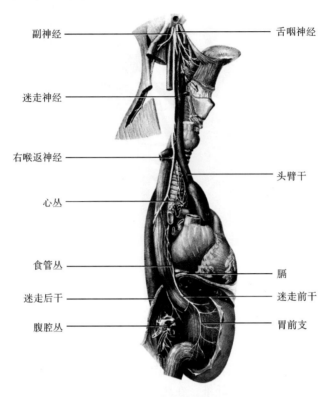

副神经 —————— ————— 舌咽神经

迷走神经 ——————

右喉返神经 —————— ————— 头臂干

心丛 ——————

食管丛 —————— ————— 膈

迷走后干 —————— ————— 迷走前干

腹腔丛 —————— ————— 胃前支

图 17-19　迷走神经走行

（一）颈部的分支

1. 喉上神经　发自下神经节,沿颈内动脉与咽侧壁之间下行,于舌骨大角处分内、外两支。内支与喉上动脉伴行,穿甲状舌骨膜入喉,分布于声门裂以上的黏膜;外支细小,与甲状腺上动脉伴行,经甲状腺侧叶深面入咽壁,支配环甲肌。

2. 咽支　起于下神经节与舌神经核交感神经构成咽丛,支配咽肌和软腭肌并分布于咽的黏膜。

3. 颈心支　有上、下两支参与心丛构成。

（二）胸部的分支

1. 喉返神经　左、右喉返神经起始行程不同(图 17-20)。右侧喉返神经发出位置较高,前方绕过右锁骨下动脉至颈部。左喉返神经发出位置略低,从前方绕过主动脉弓返至颈部。左、右喉返神经分别沿左、右侧气管与食管之间的沟上行,至甲状腺侧叶深面,经环甲关节的后方入喉,终支为喉下神经,支配除环甲肌以外的全部喉肌,并分布于声门裂以下的喉黏膜。

喉返神经是喉肌的重要运动神经,在走行中与甲状腺下动脉互相交叉,因此,行甲状腺切除术时特别要注意防止损伤此神经,以免出现声音沙哑甚至失声。

2. 支气管支、食管支和胸心支　与交感神经分支共同组成肺丛、食管丛和心丛,自丛发出细支至气管、食管、心,支配平滑肌、心肌和腺体。此外,还传导脏器和胸膜的感觉。

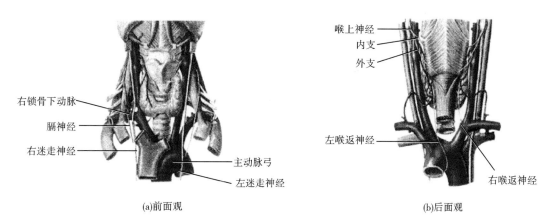

(a)前面观　　　　　　　　　　　　　(b)后面观

右锁骨下动脉
膈神经
右迷走神经
主动脉弓
左迷走神经

喉上神经
内支
外支
左喉返神经
右喉返神经

图 17-20　迷走神经颈胸部分支

（三）腹部的分支

1. 胃前支　该神经为迷走神经前干的终支,分布于胃前臂、幽门、十二指肠上部及胰头。

2. 肝支　较细小,是迷走神经前干的终支,行于小网膜内,随肝固有动脉行走,分布于肝、胆囊和胆道。

3. 胃后支　迷走神经后干的终支,分布于胃后壁。

4. 腹腔支　较粗大,是迷走神经后干的终支,加入腹腔丛并与交感神经伴行,随腹腔干、肠系膜上动脉和肾动脉及它们的分支分布于肝、脾、胰、小肠、结肠右半、肾及肾上腺等。

单纯的迷走神经损伤不多见,常见迷走神经分支的损伤如喉返神经损伤,可表现为声音嘶哑、喉黏膜感觉消失等。

十一、副神经

副神经为运动性神经,起于副神经核(图 17-21)。副神经与橄榄后沟下部出脑干,经颈静

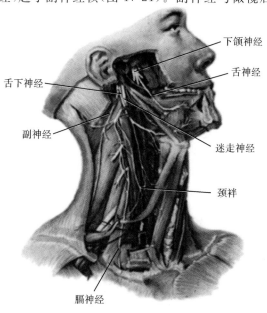

下颌神经
舌神经
舌下神经
副神经
迷走神经
颈袢
膈神经

图 17-21　副神经与舌下神经

脉孔出颅,在颈内动、静脉之间行向后外,支配胸锁乳突肌和斜方肌。

一侧副神经损伤时,头不能向患侧侧屈,面不能转向健侧,患侧不能耸肩,肩胛骨下垂。

十二、舌下神经

舌下神经为运动性神经(图 17-21),起于舌下神经核,经延髓的前外侧沟出脑,穿舌下神经管出颅,在颅内动、静脉之间下行至舌骨上方,穿颏舌肌入舌,支配舌内肌和舌外肌。

一侧舌下神经损伤时,同侧舌肌瘫痪,伸舌时舌尖偏向患侧。

脑神经概要见表 17-1。

表 17-1　脑神经概要表

顺序及名称	纤维成分	分　　布	损伤后表现
Ⅰ 嗅神经	内脏感觉	鼻黏膜嗅区	嗅觉障碍
Ⅱ 视神经	躯体感觉	眼球视网膜	视觉障碍
Ⅲ 动眼神经	躯体运动	上、下、内直肌,下斜肌,上睑提肌	眼外斜视,上睑下垂
	内脏运动	瞳孔括约肌,睫状肌	瞳孔散大、瞳孔对光反射消失,视近物不清
Ⅳ 滑车神经	躯体运动	上斜肌	瞳孔不能转向外下
Ⅴ 三叉神经	躯体感觉	头面部皮肤、口鼻黏膜、舌前 2/3 黏膜、牙、牙龈及眶内结构	感觉障碍
	躯体运动	咀嚼肌	张口时,下颌偏患侧
Ⅵ 展神经	躯体运动	外直肌	眼内斜视
Ⅶ 面神经	躯体运动	面肌	面肌瘫痪
	内脏运动	泪腺、下颌下腺、舌下腺	分泌障碍
	内脏感觉	舌前 2/3 味蕾	味觉障碍
Ⅷ 前庭蜗神经	躯体感觉	壶腹嵴、球囊斑、椭圆囊斑	眩晕,眼球震颤
	躯体感觉	螺旋器	听力障碍
Ⅸ 舌咽神经	内脏运动	腮腺	分泌障碍,唾液减少
	内脏感觉	舌后 1/3 黏膜及味蕾,咽及鼓室黏膜,颈动脉窦及颈动脉小球	舌后 1/3 一般感觉及味觉障碍
	躯体运动	部分咽肌	
	躯体感觉	耳后皮肤	
Ⅹ 迷走神经	内脏感觉	颈部、胸腔器官及腹腔大部分器官	
	内脏运动	颈部器官、胸腔器官及腹腔大部分器官	心动过速及内脏活动障碍
	躯体运动	咽、喉肌	吞咽困难,声音嘶哑,失声,呼吸困难
	躯体感觉	硬脑膜、耳廓、外耳道	感觉障碍
Ⅺ 副神经	躯体运动	胸锁乳突肌、斜方肌、咽喉肌	面部不能转向健侧,肩下垂,抬肩无力
Ⅻ 舌下神经	躯体运动	舌肌	伸舌时,舌尖偏患侧

第三节 内 脏 神 经

内脏神经主要分布于内脏、心血管和腺体,含有传入(感觉)和传出(运动)两种纤维成分(图17-22)。内脏运动神经又称植物神经或自主神经,分交感神经和副交感神经,支配平滑肌、心肌的运动和腺体的分泌。内脏感觉神经分布于内脏黏膜、心脏和血管壁的内感觉器。

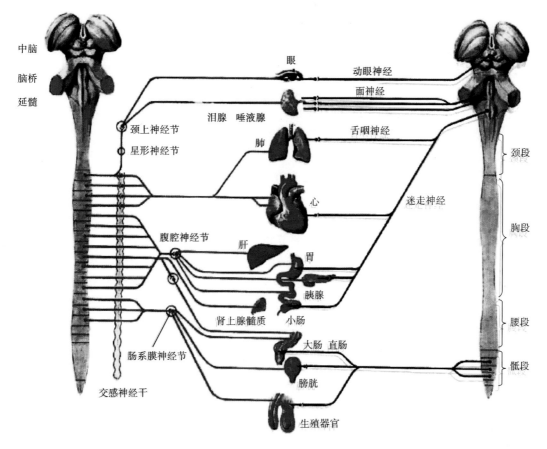

图 17-22　内脏神经系统

一、内脏运动神经

内脏运动神经与躯体运动神经一样都在大脑皮质及皮质下各级中枢的控制下,互相协调,互相制约,以维持机体内、外环境的相对平衡,但内脏运动神经(下称前者)与躯体运动神经(下称后者)在结构与功能上也有较大的差别。①效应器:前者支配平滑肌、心肌和腺体,是不随意的;后者支配骨骼肌,是随意的。②神经元数目:自低级中枢至效应器,前者需两个神经元,第一个神经元称节前神经元,胞体位于脑干和脊髓内,由它们发出的轴突称节前纤维,第二个神经元称节后神经元,胞体位于周围部的内脏运动神经节内,由它们发的轴突称节后纤维;后者只需一个神经元。③神经种类:前者有两种,即交感神经和副交感神经,后者只有一种。

依据内脏运动神经的形态、结构和功能等不同特点,可将其分为交感神经和副交感神经。

(一)交感神经

交感神经的低级中枢位于脊髓的胸 1~腰 3 节段的侧角。交感神经的周围部包括交感神经节、交感干及由节发出的纤维。

1. 交感神经节

(1)椎旁节 即交感干神经节,位于脊柱两侧,19~22 对,可按位置分颈节(3 对)、胸节(10~12 对)、腰节(4~5 对)、骶节(2~3 对)和尾节(1 个)。尾节因不成对而称奇神经。椎旁节的节前纤维分别来自脊髓胸 1~腰 3 节段侧柱。

(2)椎前节 位于脊柱前方,呈不规则团块状,包括腹腔神经节、主动脉肾神经节、肠系膜上神经节和肠系膜下神经节等。

2. 交感神经纤维 每一个交感神经节都与相应的脊神经之间有交通支相连。交通支分白交通支和灰交通支。白交通支主要由髓鞘的节前纤维组成,呈白色,故称白交通支;灰交通支由交感干神经节细胞发出的节后纤维组成,多无髓鞘,色灰色,故称灰交通支。

(1)节前纤维 由交感神经低位中枢发出的轴突构成,经脊神经前根、前支至交感干,部分止于交感干神经节(椎旁节),而起自胸髓 6~腰髓 3 节的部分节前纤维穿经交感干止于椎前节。由脊神经前支到交感干的一段白亮节前纤维为白交通支,仅见于胸 1~腰 3 神经节前纤维。

经白交通支进入交感干后可有三种去向:①终于相应的椎旁节;②在交感干内上升或下降,然后终于上方或下方的椎旁节;③经椎旁节和内脏神经终于椎前节。

(2)节后纤维 由交感神经节细胞发出的轴突构成,其终末分布于效应器。由椎旁节发出的交感节后纤维也有三种去向:①经灰交通支返回脊神经并随其分支分布于躯干及四肢的血管、汗腺和竖毛肌等;②在动脉周围形成神经丛并随动脉分支到支配的器官;③由椎旁节直接分支到支配的器官。

3. 交感神经的分布(图 17-23)

(1)颈部 颈交感干位于颈血管鞘的后方,颈椎横突的前方,每侧通常有上、中、下三个颈交感神经节。①颈上神经节:最大,呈梭形,位于第 2、3 颈椎横突前方。②颈中神经节:最小,平对第 6 颈椎处,有时缺如。③颈下神经节:较小,位于第 7 颈椎平面,常与第 1 胸交感节合并成颈胸(星状)神经节。

自颈交感神经节发出的节后纤维分布于头颈部与上肢的血管、平滑肌和腺体等,部分分支加入咽丛和心丛。

(2)胸部 胸交感干位于肋头前方,一般有 10~20 对胸交感神经节。节后纤维支配躯干的血管、汗腺和竖毛肌,气管、支气管和肺,以及肝、脾、肾和结肠左曲以上的消化管等腹腔脏器。

(3)腰部 腰交感干位于腰椎体的前外侧与腰大肌内侧缘之间,通常有 4~5 对腰交感干神经节。其节后纤维随腰神经、骶神经、尾神经分布或换神经元后节后纤维分布至结肠左曲以下的消化管及盆腔脏器、下肢血管。

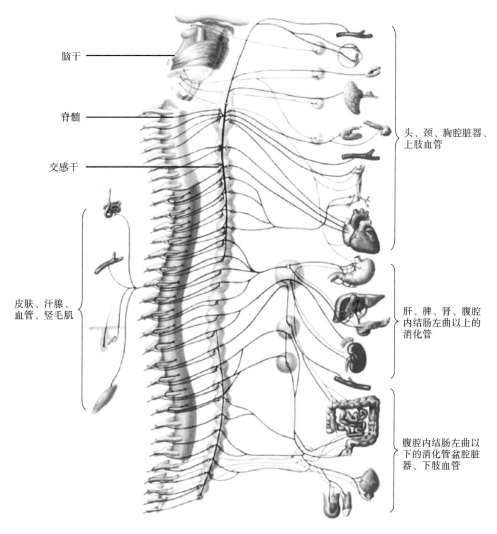

脑干

脊髓

交感干

头、颈、胸腔脏器、
上肢血管

皮肤、汗腺、
血管、竖毛肌

肝、脾、肾、腹腔
内结肠左曲以上的
消化管

腹腔内结肠左曲以
下的消化管盆腔脏
器、下肢血管

图 17-23 交感神经的分布

（二）副交感神经

副交感神经的低级中枢位于脑干的副交感神经核和脊髓骶 2～4 节段灰质的骶副交感核部。周围部包括副交感神经节和副交感神经纤维。

1. 副交感神经节

（1）器官旁节 位于所支配器官附近,多数体积较小,而位于颅部的较大,如睫状神经节、下颌下神经节、翼腭神经节和耳神经节等。

（2）器官内节 散于所有支配器官的壁内,又称壁内神经节。

这两类神经节均位于器官旁或壁内,节前纤维长,节后纤维短,故统称为终节。

2. 副交感神经纤维

（1）脑干副交感神经纤维 由脑干动眼神经副核,上、下涎核和迷走神经背核发出的轴突（节前纤维）行于相应的脑神经中。前三对在颅部器官旁节换神经元后,发出的节后纤维分布于眼球壁平滑肌和头面部腺体。后一对的节前纤维下经胸、腹腔途中,先后加入胸、腹腔各神经丛并在丛内的器官旁节或器官内节换神经元,节后纤维随交感神经纤维分布于除结肠左曲以下的消化管,盆腔脏器以外的胸、腹腔脏器和心肌。

(2) 骶部副交感神经纤维　由脊髓骶 2～4 节段副交感核发出的轴突(节前纤维)组成盆内脏神经,在终节内换神经元后,发出节后纤维分布于结肠左曲以下消化管和盆腔脏器及外阴等。

(三) 交感神经与副交感神经的主要区别

交感神经与副交感神经都是内脏运动神经,共同支配一个内脏器官,形成对内脏的双重支配,但两者在形态结构和功能等方面有明显区别(表 17-2)。总体上看交感神经支配人体紧张应激状态下的内脏运动,副交感神经与交感神经相拮抗。大多数器官接受交感神经和副交感神经双重支配,但大多数血管、汗腺、竖毛肌及肾上腺髓质只受交感神经支配。

表 17-2 　交感神经和副交感神经的主要区别

名　　称	低 级 中 枢	神 经 节	节前、节后纤维	分 布 范 围
交感神经	$T_1 \sim L_3$ 侧角	椎旁节 椎前节	节前纤维短 节后纤维长	较广泛
副交感神经	脑干内脏运动 核骶副交感核	器官旁节 壁内节	节前纤维长 节后纤维短	较局限

二、内脏感觉神经

内脏感觉神经将来自内脏、心血管及腺体的感觉信息传入脊髓或脑干,可产生反射,如排尿、排便反射,也可进一步传导至大脑皮质,产生内脏感觉。

1. 内脏感觉神经的组成　内脏感觉神经的神经元胞体位于脑神经节或脊神经节内,周围支为粗细不等的有髓或无髓纤维,随交感、副交感纤维或躯体神经的分支分布于内脏器官、中枢支或随脑神经止于孤束核,或随脊神经止于脊髓灰质后角。

在中枢内,内脏感觉纤维一方面借中间神经元与内脏运动神经元联系完成内脏反射,或与躯体运动神经元联系,形成内脏-躯体反射,另一方面可经过一定的传导途经,将冲动传导到大脑皮质,产生内脏感觉。

2. 内脏感觉神经的特点　内脏感觉神经虽然在形态结构上与躯体感觉神经大致相同,但具有其自己的特点。

(1) 内脏感觉纤维的数目较少,感觉阈值较高。正常的内脏活动一般不引起感觉,一定强度的刺激才会引起一定的感觉。

(2) 内脏对切割或烧灼等刺激不敏感,而对膨胀、痉挛、牵拉、缺血或化学刺激等敏感。

(3) 内脏感觉的传入途经比较分散,定位不准确,即一个脏器的感觉纤维可经多个脊髓节段的脊神经进入中枢,而一条脊神经又含有来自多个脏器的感觉纤维。因此,内脏痛往往是弥散性的,定位不准确。

在某些内脏器官发生病变时,常在体表的一定区域产生感觉过敏或疼痛,这种现象称为牵涉性痛(图 17-24)。例如心绞痛时常在胸前区及左上臂内侧皮肤感到疼痛,肝、胆疾病时在右肩感到疼痛等。

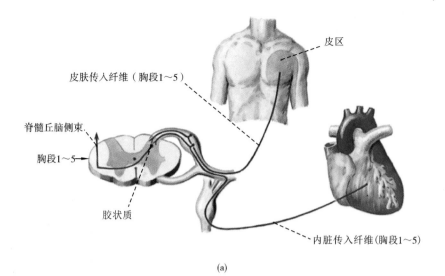

皮区

皮肤传入纤维（胸段1～5）

脊髓丘脑侧束

胸段1～5

胶状质

内脏传入纤维（胸段1～5）

(a)

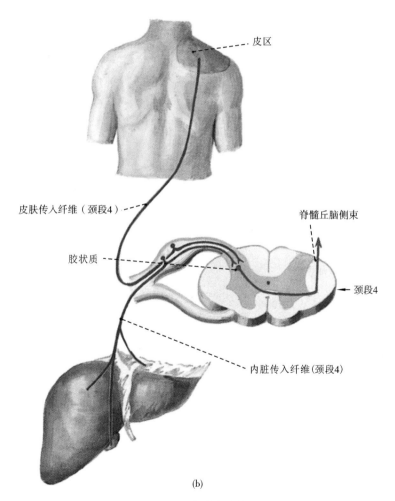

皮区

皮肤传入纤维（颈段4）

脊髓丘脑侧束

胶状质

颈段4

内脏传入纤维（颈段4）

(b)

图 17-24　内脏牵涉性痛

（彭超华　刘予梅）

第十八章 神经传导通路

学习目标

1. **掌握**：躯干、四肢浅感觉传导通路，皮质脊髓束传导通路，内囊病变引发的"三偏综合征"。
2. **熟悉**：躯干、四肢深感觉传导通路，三叉丘系传导通路。
3. **了解**：视觉传导通路和皮质核束。

神经传导通路是指高级中枢与感受器或效应器之间传导神经冲动的通路。它是由若干神经元借突触连接而成的神经元链。

由感受器经传入神经、各级中枢而至大脑皮质的神经通路称为感觉传导通路或上行传导通路；由大脑皮质经皮质下各级中枢、传出神经而至效应器的神经通路称为运动传导通路或下行传导通路。

一、感觉传导通路

躯体感觉可以分为一般感觉和特殊感觉。一般躯体感觉包括深感觉（本体感觉）和浅感觉，特殊躯体感觉包括视觉、听觉和平衡觉。

（一）躯干和四肢的本体感觉传导通路

本体感觉又称深感觉，即肌、腱、关节等的位置觉、运动觉和震动觉。本体感觉传导通路还传导皮肤的精细触觉（包括辨别皮肤两点距离和辨别物体的纹理觉），由三级神经元组成（图18-1）。

第1级神经元胞体位于脊神经内，其周围突分布于躯干、四肢的肌、腱、关节等处的本体感觉感受器和皮肤的精细触觉感受器。中枢突经后根，进入脊髓同侧的后索上行，来自第5胸节以下的纤维于后索的内侧部组成薄束，来自第4胸节以上的纤维组成楔束，位于薄束外侧。薄束和楔束上升到延髓，分别止于薄束核和楔束核。

第2级神经元胞体位于薄束核和楔束核，它们发出的纤维呈弓形前行至中央管的腹侧，在中线与对侧纤维交叉，称为内侧丘系交叉。交叉后的纤维在中线两侧上行，称为内侧丘系。经过脑桥和中脑止于背侧丘脑。

第3级神经元胞体在背侧丘脑，它们发出轴突组成丘脑中央辐射，经内囊后肢投射到中央后回的上2/3和中央旁小叶的后部。

（二）躯干和四肢的浅感觉传导通路

浅感觉包括皮肤、黏膜的痛觉、温度觉、粗触觉和压觉，该传导通路由三级神经元组成

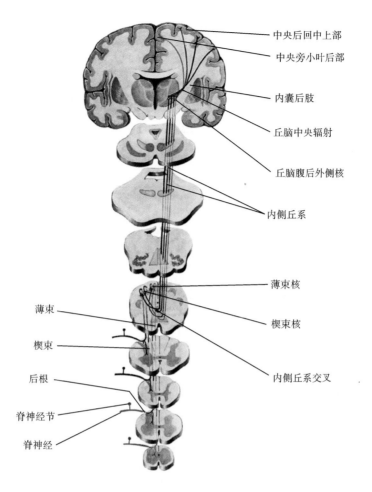

中央后回中上部
中央旁小叶后部
内囊后肢
丘脑中央辐射
丘脑腹后外侧核
内侧丘系
薄束核
楔束核
内侧丘系交叉
薄束
楔束
后根
脊神经节
脊神经

图 18-1　躯干和四肢的本体感觉传导通路

(图 18-2)。

　　第 1 级神经元胞体位于脊神经节内,其周围突分布在躯干四肢皮肤内的浅感受器,中枢突经后根进入脊髓,部分上升 1~2 个节段后止于后角固有核,部分直接止于相应后角固有核。

　　第 2 级神经元主要位于脊髓后角,它们发出轴突,交叉到对侧的外侧索和前索上行,组成脊髓丘脑侧束和脊髓丘脑前束,向上止于背侧丘脑。脊髓丘脑侧束传导痛、温觉,脊髓丘脑前束传导粗触觉、压觉。

　　第 3 级神经元胞体在背侧丘脑腹后外侧核,发出的纤维形成丘脑中央辐射,经内囊后肢投射到中央后回上 2/3 和中央旁小叶的后部。

(三) 头面部浅感觉传导通路(图 18-3)

　　第 1 级神经元的胞体在三叉神经节内,其周围突分布于头面部皮肤和口、鼻腔黏膜的感受器,中枢突组成三叉神经根入脑桥。

　　第 2 级神经元的胞体在三叉神经脊束核和脑桥核内,它们发出轴突交叉至对侧,组成三叉丘系(三叉丘脑束),伴随内侧丘系上升,止于背侧丘脑。

　　第 3 级神经元的胞体在背侧丘脑。它们发出轴突参与丘脑中央辐射,经内囊后肢,投射到中央后回下部。

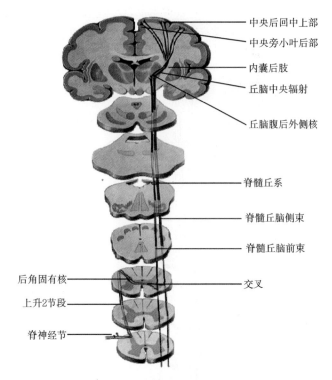

图 18-2　躯干和四肢的浅感觉传导通路

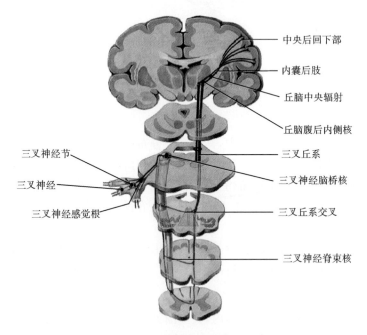

图 18-3　头面部浅感觉传导通路

（四）视觉传导通路和瞳孔对光反射通路

1. 视觉传导通路（图 18-4） 传导途径如下：视网膜的视锥细胞和视杆细胞（感光细胞）→双极细胞（第 1 级神经元）→节细胞（第 2 级神经元），节细胞的轴突在视神经盘处集合形成视神经→经视神经管入颅腔→视交叉(在视交叉处视神经纤维不完全交叉,即来自双眼视网膜鼻侧半的纤维交叉,来自颞侧半的纤维不交叉)→视束,视束纤维绕过大脑脚,多数纤维止于外侧膝状体(第3级神经元)→视辐射→内囊后肢→枕叶距状沟上、下的皮质(视觉中枢)。

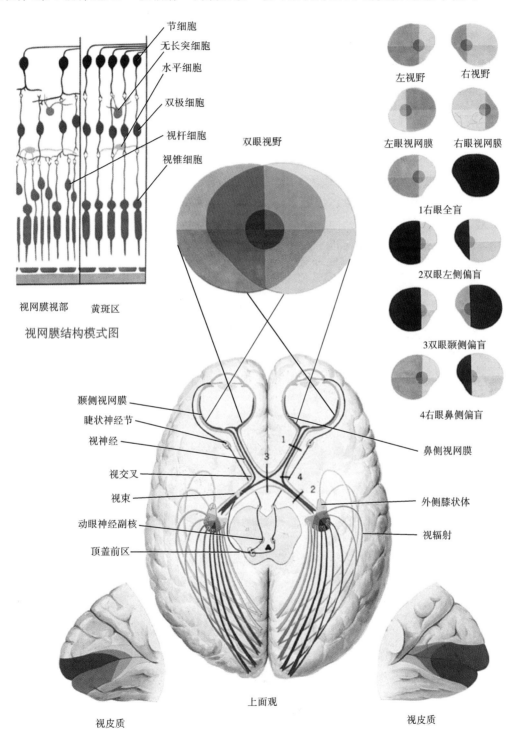

图 18-4　视觉传导通路

视觉传导通路不同部位损伤,可引起的视野障碍:一侧视神经损伤,伤侧眼全盲;一侧视束或视觉中枢损伤,双眼对侧半视野偏盲;视交叉中央损伤,双眼颞侧视野偏盲;视交叉侧缘损伤,伤侧眼鼻侧视野偏盲。

2. 瞳孔对光反射通路　光照一侧瞳孔,引起双侧瞳孔缩小的反应,称为瞳孔对光反射。光照一侧的瞳孔缩小称为直接对光反射,对侧的瞳孔缩小称为间接对光反射。

传导途径如下:视网膜→视神经→视交叉→视束→顶盖前区(上丘与间脑之间)→双侧动眼神经副核→双侧动眼神经→双侧瞳孔括约肌。

二、运动传导通路

(一)锥体系

锥体系主要由上、下两级运动神经元组成,管理骨骼肌的随意运动。上运动神经元是位于中央前回和中央旁小叶前部的锥体细胞,它们发出的轴突集聚成锥体束下行,止于相应运动神经元换元。其中下行至脊髓前角的纤维束称皮质脊髓束,止于脑神经躯体运动核的纤维束称皮质核束。下运动神经元的胞体位于脊髓前角和脑神经躯体运动核。

1. 皮质脊髓束　皮质脊髓束支配躯干、四肢的骨骼肌。主要起于中央前回上 2/3 和中央旁小叶前部的锥体细胞。经内囊后肢、中脑大脑脚、脑桥腹侧至延髓,形成锥体,大部分纤维经锥体交叉,交叉后的纤维形成皮质脊髓侧束,逐节段止于同侧脊髓前角,支配四肢肌,小部分纤维不交叉,形成皮质脊髓前束,止于中胸节段以上的双侧脊髓前角,支配躯干肌(图 18-5)。

延髓锥体交叉以上损伤一侧皮质脊髓束,表现为对侧上、下肢肌瘫痪,躯干肌瘫痪不明显。

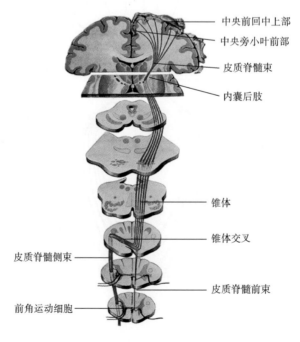

图 18-5　皮质脊髓束(锥体束)传导通路

2. 皮质核束　皮质核束支配头面部的骨骼肌运动。主要起于中央前回下 1/3 的锥体细胞,纤维经内囊膝下降至脑干,陆续止于脑神经躯体运动核。除面神经核下部(支配下部面肌)和舌下神经核只接受对侧皮质核束的支配外,其余脑神经躯体运动核均接受双侧皮质核束的支配(图 18-6)。

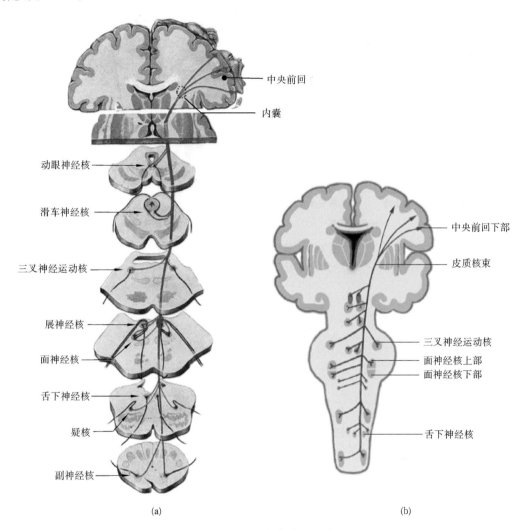

(a)　　　　　　　　　　　　　　　(b)

图 18-6　皮质核束传导通路

一侧皮质核束损伤,引起对侧睑裂以下面肌瘫痪及对侧舌肌瘫痪;一侧面神经核损伤或面神经损伤,引起同侧面肌全瘫痪(图 18-7)。

(二)锥体外系

锥体外系是指锥体系以外控制和影响骨骼肌运动的传导路径。其结构十分复杂,包括部分大脑皮质、纹状体、背侧丘脑、黑质、红核、脑桥核、小脑、脑干网状结构等以及它们的纤维联系,其主要功能是调节肌张力,协调肌的活动,维持体态、姿势和习惯性动作。

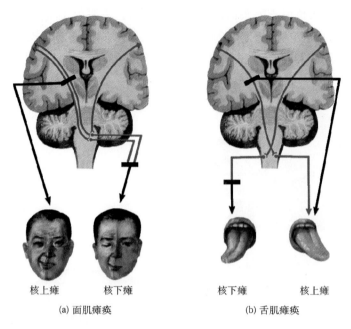

核上瘫　　核下瘫　　核下瘫　　核上瘫

(a) 面肌瘫痪　　　　　　　(b) 舌肌瘫痪

图 18-7　面肌瘫痪和舌肌瘫痪

（彭超华）

思考与练习

扫码看答案

一、单项选择题

1. 成人脊髓下端平对（　　　）。

A. 第 3 腰椎水平　　　　　　B. 第 3 腰椎下缘　　　　　　C. 第 1 腰椎水平

D. 第 1 腰椎下缘　　　　　　E. 第 2 腰椎水平

2. 生命中枢位于（　　　）。

A. 端脑　　　　　　　　　　B. 间脑　　　　　　　　　　C. 中脑

D. 脑桥　　　　　　　　　　E. 延髓

3. 薄束和楔束的胞体位于（　　　）。

A. 脊髓后角　　　　　　　　B. 脊神经节　　　　　　　　C. 薄束核和楔束核

D. 脊髓侧角　　　　　　　　E. 脊髓前角

4. 脊髓的被膜由内向外依次为（　　　）。

A. 软脊膜、硬脊膜、蛛网膜　　　　　　　　B. 硬脊膜、软脊膜、蛛网膜

C. 软脊膜、蛛网膜、硬脊膜　　　　　　　　D. 硬脊膜、蛛网膜、软脊膜

E. 以上均不对

5. 脊髓内传导躯干四肢深感觉的是（　　　）。

A. 皮质脊髓前束　　　　　　B. 脊髓丘脑束　　　　　　　C. 薄束、楔束

D. 皮质脊髓侧束　　　　　　E. 三叉丘脑束

6. 躯体运动中枢位于（　　　）。

A. 中央前回和中央旁小叶前部　　　　　　　B. 中央后回和中央旁小叶后部

C.角回　　　　　　　　　D.缘上回　　　　　　　　E.颞横回

7. 基本内分泌中枢位于(　　)。

A.端脑　　　　　　　　　B.间脑　　　　　　　　　C.延髓

D.脑桥　　　　　　　　　E.小脑

8. 运动性语言中枢位于(　　)。

A.额中回后部　　　　　　B.额中回后部　　　　　　C.颞上回后部

D.颞中回后部　　　　　　E.缘上回

9. 右侧内囊损伤可导致(　　)。

A.右半身瘫痪　　　　　　B.左半身瘫痪　　　　　　C.上半身瘫痪

D.下半身瘫痪　　　　　　E.以上均不对

10. 下列不属于大脑基底核的是(　　)。

A.豆状核　　　　　　　　B.丘脑　　　　　　　　　C.杏仁体

D.尾状核　　　　　　　　E.屏状核

11. 瞳孔散大是由于损伤了(　　)。

A.视神经　　　　　　　　B.动眼神经　　　　　　　C.迷走神经

D.滑车神经　　　　　　　E.展神经

12. 眼球瞳孔无法转向下外方,可能损伤(　　)。

A.视神经　　　　　　　　B.动眼神经　　　　　　　C.滑车神经

D.展神经　　　　　　　　E.眼神经

13. 不属于三叉神经分支的是(　　)。

A.动眼神经　　　　　　　B.眼神经　　　　　　　　C.上颌神经

D.下颌神经　　　　　　　E.以上均不是

14. 假单极神经元位于(　　)。

A.脊髓前角　　　　　　　B.脊髓后角　　　　　　　C.脊神经节

D.椎旁节　　　　　　　　E.椎前节

15. 三角肌瘫痪损伤的神经是(　　)。

A.正中神经　　　　　　　B.桡神经　　　　　　　　C.尺神经

D.腋神经　　　　　　　　E.肌皮神经

二、名词解释

灰质、皮质、神经节、基底神经核、脑干网状结构、锥体束、反射弧、牵涉性痛、大脑动脉环、内侧丘系。

三、思考题

1. 躯干和四肢痛觉传导通路是怎样的?

2. 脑脊液的产生和循环途径是怎样的?

3. 硬膜外麻醉时,药物注射在哪里?

(彭超华　刘予梅)

第十九章 内分泌系统

学习目标

1. **掌握**：垂体的位置、分部和腺垂体的微细结构及其分泌的主要激素。
2. **熟悉**：内分泌器官的组成，甲状腺的位置、结构和功能，肾上腺皮质的微细结构及其所分泌的激素，腺的特点，甲状旁腺的功能，肾上腺髓质的功能，神经垂体的功能。
3. **了解**：下丘脑-垂体-甲状腺、肾上腺皮质之间的功能联系。

内分泌系统由内分泌细胞、内分泌组织和内分泌器官所组成，是人体重要的调节机体生长发育与新陈代谢的系统，其功能异常时会导致人体生长发育异常及代谢障碍，俗称"内分泌失调"。

内分泌器官是由内分泌细胞组成的独立器官——内分泌腺，如垂体、甲状腺、甲状旁腺、肾上腺等。内分泌组织由分布在其他器官内的内分泌细胞群组成，如胰腺的胰岛、睾丸的间质、卵巢的黄体等。内分泌细胞则散在分布于其他组织或器官内，数量众多，例如胃肠道黏膜层的内分泌细胞等。

内分泌腺一般具有如下三个特点：①腺体内腺细胞周围分布有丰富的毛细血管或毛细淋巴管；②腺细胞通常排列成索状、团块状、网状或滤泡状；③无导管。内分泌腺细胞分泌的物质称为激素。激素可就近进入血管，随血液循环作用于特定的靶细胞或靶器官；有些激素也可直接作用于邻近细胞甚至自身细胞，产生效应。

本章主要叙述甲状腺、甲状旁腺、肾上腺和垂体。

第一节 甲 状 腺

一、位置与形态

甲状腺是成人体内最大的内分泌腺，成人重 20～30 g，位于颈前部，略呈"H"形，分为左、右两个侧叶，中间以峡部相连。甲状腺侧叶呈锥体形，贴于喉和气管上端的侧面，上达甲状软骨中部，下至第 6 气管软骨环，向后平对第 5～7 颈椎高度（图 19-1）。甲状腺峡位于第 2～4 气管软骨环前方，约有半数人自峡部向上伸出一个锥状叶，长度不等，长者可达舌骨平面。

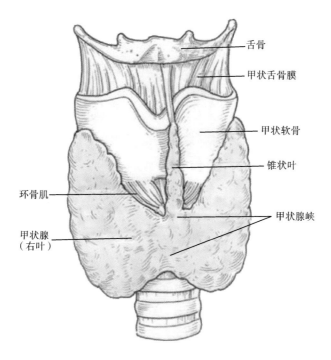

図 19-1　甲状腺(前面观)

甲状腺柔软,血供丰富,呈红褐色。甲状腺表面有内外两层结缔组织被膜,内被膜伸入腺实质,外被膜形成甲状腺鞘,将甲状腺固定在喉和气管壁上,因此吞咽时甲状腺可随喉上、下移动。临床上可借此判断颈部肿块是否与甲状腺有关。甲状腺过度肿大时可压迫喉和气管而发生呼吸困难。甲状腺受垂体调控,分泌甲状腺素,调节机体基础代谢并影响生长和发育等。

二、甲状腺的微细结构

甲状腺表面的薄层内被膜伸入腺体实质,将甲状腺分成许多界限不明显的小叶,每个小叶内含有 20~40 个甲状腺滤泡,小叶间结缔组织含丰富的毛细血管和淋巴管以及一些滤泡旁细胞(图 19-2)。

(一)甲状腺滤泡

甲状腺滤泡由单层滤泡上皮构成。上皮包含滤泡上皮细胞和滤泡旁细胞,滤泡大小不一,呈圆形或不规则形,腔内充满均质状嗜酸性胶质,HE 染色呈现较深的红色(图 19-2)。胶质是滤泡上皮细胞分泌物与碘结合的复合物,即碘化的甲状腺球蛋白。

光镜下,滤泡上皮细胞多呈立方形,胞质略呈嗜碱性,胞核圆形位于中央(图 19-2)。滤泡上皮细胞的高低随机能状态而改变:功能活跃时,细胞增高,滤泡腔内胶质变少;反之,细胞变矮,滤泡腔内胶质增多。

滤泡上皮细胞的功能主要是摄取血液中氨基酸和 I⁻,合成和分泌甲状腺激素。甲状腺激素可作用于机体的多种细胞,其主要作用是提高机体的新陈代谢率,促进生长发育,尤其对婴幼儿的骨骼和中枢神经系统的发育影响较大。小儿甲状腺功能低下时,表现为身材矮小,脑发育障碍,可形成呆小症。成人甲状腺功能低下时,可表现为新陈代谢率低,毛发稀少,神情呆滞

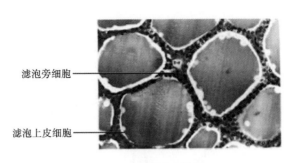

滤泡旁细胞

滤泡上皮细胞

图 19-2　甲状腺光镜图

等；功能亢进时，新陈代谢率增高，兴奋易激惹，可出现甲状腺功能亢进症（甲亢）。

知识链接

　　碘是甲状腺激素合成所必需的原料。过去在我国很多地方尤其是山区，因为缺碘可引起婴幼儿发育不良，即呆小症；成年人因为缺碘可引起甲状腺肿大，甲状腺功能低下。如今国家执行强制性添加碘盐，这类地方性疾病已大大减少。为了提高国民对"碘缺乏病"危害的认识，促进国民身体健康，国家决定从 2000 年起将每年的 5 月 15 日设立为"全国防治碘缺乏病宣传日"。

（二）滤泡旁细胞

　　滤泡旁细胞又称降钙素细胞，位于滤泡上皮细胞与基膜之间以及滤泡之间，数量较少。在 HE 染色切片中细胞较滤泡上皮细胞大，胞质着色淡，不易发现，银染法可视。滤泡旁细胞分泌降钙素，促进成骨细胞的活动，使骨盐沉积于类骨质，抑制胃肠道和肾小管吸收钙，降低血钙浓度。

第二节　甲状旁腺

一、位置与形态

　　甲状旁腺位于甲状腺左、右叶的背面，上下两对。成人甲状旁腺呈棕黄色，扁椭圆形，黄豆大小，重约 50 mg。甲状旁腺也可埋入甲状腺实质中或甲状腺鞘外。

二、甲状旁腺的微细结构

　　甲状旁腺表面有薄层结缔组织被膜，腺实质细胞排列成团或索状，分为主细胞和嗜酸性细胞两种（图 19-3）。

　　1. 主细胞　甲状旁腺的主要细胞，数量多，胞体呈圆形或多边形，核圆居中，HE 染色见胞质着色浅，有较多脂滴及糖原颗粒。主细胞分泌甲状旁腺激素，该激素主要作用于骨细胞和

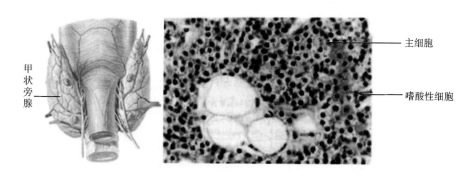

主细胞

嗜酸性细胞

甲状旁腺

图 19-3 甲状旁腺及其光镜图

破骨细胞,使骨质溶解,促进肠及肾小管吸收钙,使血钙浓度升高。

2. 嗜酸性细胞 该细胞从青春期开始出现,随年龄增长而增多,单个或成群分布于主细胞之间。其特点是胞体较主细胞大,核小,染色深,胞质内有强嗜酸性颗粒。此细胞功能不明。

知识链接

甲状旁腺藏于甲状腺的后方,体积小而分散,临床上甲状腺手术时容易被误切除,导致术后患者甲状旁腺激素水平低下,手足抽搐。

第三节 肾 上 腺

一、位置与形态

肾上腺位于肾的上方,左右各一,左侧为半月形,右侧为三角形(图 19-4)。两腺共重 10～15 g。肾上腺表面包以结缔组织被膜,延于肾筋膜。

二、肾上腺的微细结构

肾上腺表面结缔组织伴随血管和神经伸入实质内,可将实质分为周边的皮质和中央的髓质。

(一)皮质

皮质来自胚胎时期的中胚层,占实质的 $80\%～90\%$。皮质由腺细胞、血窦和少量结缔组织构成。皮质内分泌细胞所分泌的激素均属类固醇激素,这些细胞都具有类固醇激素分泌细胞的超微结构特点。根据细胞的形态结构和排列等特征,皮质由外向内分三个带,即球状带、束状带和网状带,各带之间没有明显分界(图 19-5)。

1. 球状带 位于被膜下方,较薄,约占皮质总体积的 15%。多个细胞排列成球形,HE 染色标本不易分辨单个细胞的界限,只见细胞核小、色深,胞质少。球状带细胞分泌盐皮质激素,

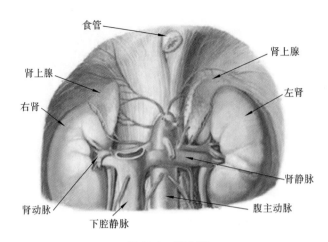

图 19-4 肾上腺

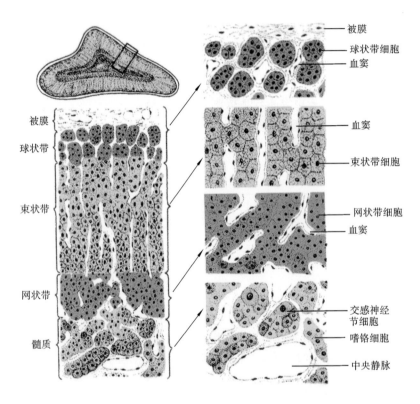

图 19-5 肾上腺光镜结构模式图

主要是醛固酮,能促进肾远曲小管和集合小管重吸收 Na^+ 及排出 K^+,从而升高血 Na^+ 浓度,降低血 K^+ 浓度,维持血容量。

2. 束状带 位于球状带深部,约占皮质总体积的 78%。在人和大多数动物,此带细胞较大,呈多边形,常排成单行或双行细胞索,胞核圆,着色浅;胞质呈泡沫状,这是标本制作时胞质内脂滴被溶解所致。束状带细胞分泌糖皮质激素,主要为皮质醇,能促进蛋白质及脂肪的分解并转变为糖,抑制免疫应答及减轻炎症反应。

3. 网状带 位于束状带深部,紧靠髓质,约占皮质总体积的 7%。细胞排列成索,索相互吻合成网。该带细胞小,核亦小,色深,胞质呈嗜酸性,内含较多脂褐素和少量脂滴。网状带细胞主要分泌雄激素,也分泌少量雌激素和糖皮质激素。

球状带的功能受肾素-血管紧张素系统的影响,血管紧张素可刺激球状带细胞分泌盐皮质激素;束状带与网状带的功能受腺垂体细胞分泌的促肾上腺皮质激素的调控。

知识链接

肾上腺糖皮质激素类药物如地塞米松、强的松、氢化可的松等,在临床上有非常广泛的应用,具有强大的抗炎功能,还可以抑制免疫、抗休克等。但临床应用时要注意:大剂量和长期使用患者不能突然停药,否则易造成反跳现象,甚至出现"肾上腺危象"。

(二)髓质

髓质位于肾上腺中央,主要由排列成索或团的髓质细胞(又称嗜铬细胞)构成,其间为血窦,血窦汇集形成中央静脉,髓质中还有少量交感神经节细胞和结缔组织。

根据其细胞内颗粒所含物质的不同,髓质细胞分为两种:一种为肾上腺素细胞,数量多,约占髓质细胞的80%,分泌肾上腺素;另一种为去甲肾上腺素细胞,数量少,约占20%,分泌去甲肾上腺素。交感神经兴奋促使髓质细胞释放激素增加。肾上腺素可提高心肌的兴奋性,增快心率,使心脏和骨骼肌的血管扩张,故临床上常用作"强心剂";去甲肾上腺素的作用主要是促使小血管收缩,心脏、脑和骨骼肌内的血流加速,临床上常用作"升压药"。

近年来,发现肾上腺髓质细胞还能合成、储存、释放多种生物活性物质,如 P 物质、血管活性多肽等。

第四节　垂　体

一、位置与形态

垂体位于蝶鞍垂体窝内,顶部借漏斗与下丘脑相连,为卵圆形小体(图 19-6),体积约 0.5 cm×1 cm×1 cm,重约 0.5 g。垂体表面包以结缔组织被膜,垂体内有丰富的毛细血管网。垂体在结构和功能上与下丘脑联系密切,对人体生命活动十分重要。

二、垂体的分部

垂体依据其发生来源不同分为前部的腺垂体和后部的神经垂体两部分。腺垂体又分为远侧部(前叶)、结节部和中间部,神经垂体由神经部和漏斗部组成(图 19-7)。其中远侧部和结节部合称垂体前叶,中间部和神经部合称垂体后叶。漏斗部又分为上方的正中隆起和下方的漏斗柄。

三、垂体的微细结构

(一)腺垂体

腺垂体是垂体的主要部分,约占垂体的75%,由远侧部、中间部和结节部组成。

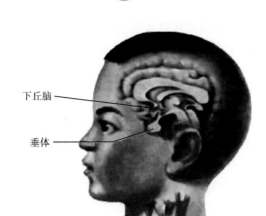

图 19-6　垂体

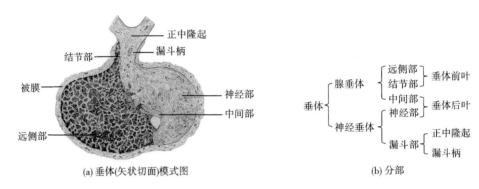

(a) 垂体(矢状切面)模式图　　　　　　　　(b) 分部

图 19-7　垂体的分部

1. 远侧部　腺细胞排列成团索状,细胞间有丰富的毛细血管和少量的结缔组织。主要由嗜酸性细胞、嗜碱性细胞和嫌色细胞三种细胞构成(图 19-8)。

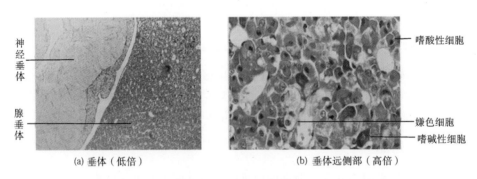

(a) 垂体（低倍）　　　　　　　　　　(b) 垂体远侧部（高倍）

图 19-8　垂体及其远侧部

（1）嗜酸性细胞　数量多,细胞呈圆形或卵圆形,胞体较大,可见胞质内含粗大的嗜酸性分泌颗粒。嗜酸性细胞主要分布在腺垂体的周边部分,根据其分泌的激素不同又可分为两种:①生长激素细胞:分泌生长激素,促进体内多种代谢过程,尤其能刺激骺软骨生长,使骨增长。在幼年时期,若此激素分泌不足可致垂体侏儒症,若分泌过多,可引起巨人症,在成人分泌过多则引起肢端肥大症。②催乳激素细胞:男女两性的垂体都有此种细胞,女性较多。在正常生理情况下,这种细胞胞质内的分泌颗粒较小,而在妊娠期和哺乳期,分泌颗粒增大。该细胞分泌催乳素,促进乳腺发育和乳汁分泌。

（2）嗜碱性细胞　数量少,细胞呈椭圆形或多边形,胞质内含嗜碱性颗粒。根据颗粒的不同,这类细胞又可分为三种：①促甲状腺激素细胞：分泌促甲状腺激素,作用于甲状腺滤泡上皮细胞,促进甲状腺素的合成与释放。②促肾上腺皮质激素细胞：分泌促肾上腺皮质激素,作用于肾上腺皮质束状带和网状带细胞,促进糖皮质激素和性激素的分泌。③促性腺激素细胞：在男女性机体内,该细胞均可分泌卵泡刺激素和黄体生成素。在女性,卵泡刺激素促进卵泡发育,在男性则促进精子的发生；黄体生成素在女性促进排卵和黄体形成,在男性则刺激睾丸间质细胞分泌雄激素。

（3）嫌色细胞　数量多,约占50%,细胞体积小,染色淡,细胞界限不清。目前认为这些细胞或是成熟嗜色细胞的前体,或者伸入腺细胞之间起支持作用。

2. 中间部　人的中间部只占垂体约2%,位于垂体远侧部与神经部之间的狭窄区,是一个退化的部位。

3. 结节部　包绕着神经垂体的漏斗。含嫌色细胞、少量嗜酸性细胞和嗜碱性细胞,此部含有丰富的毛细血管。

4. 腺垂体的血流　腺垂体功能活跃,血管丰富,垂体的血供由两级毛细血管网共同构成垂体门脉系统（图 19-9）。

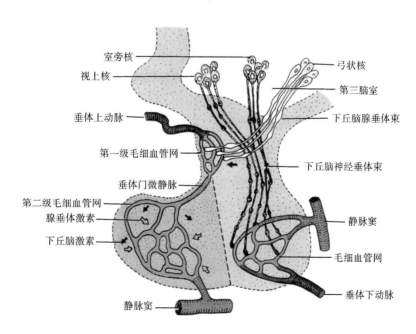

图 19-9　垂体的血供模式图

（二）神经垂体

神经垂体与下丘脑直接相连,包括正中隆起、漏斗部和神经部。各部均属于神经组织,主要由无髓神经纤维和神经胶质细胞组成,含丰富的毛细血管和少量网状纤维,无内分泌细胞,不具有内分泌功能。下丘脑神经核团分泌的抗利尿激素（血管加压素）和催产素,在神经垂体内储存。

(三) 下丘脑与垂体的联系

下丘脑是脑的重要组成部分,其内的一些神经元具有内分泌功能,调节垂体的功能,在结构和功能上与垂体有着密切的关系。

1. 下丘脑与腺垂体的关系 下丘脑对腺垂体的功能有控制作用。下丘脑视前区和结节区(弓状核等)的一些神经元轴突伸至垂体漏斗,所分泌的释放激素和释放抑制激素作用于腺垂体远侧部各种腺细胞,调控腺垂体细胞的活动。其中释放激素可促进腺细胞分泌,抑制激素可抑制腺细胞的分泌。另外,腺垂体产生的各种激素又可反馈影响下丘脑功能活动(图 19-10)。

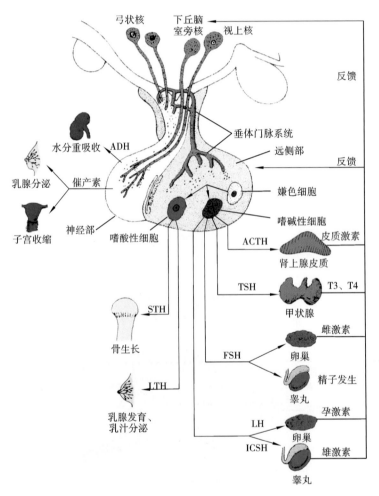

图 19-10 下丘脑-垂体-内分泌腺的功能联系模式图

2. 下丘脑与神经垂体的关系 神经垂体内无髓神经纤维大部分来自下丘脑视上核和室旁核神经元的轴突,以分泌颗粒形式分泌抗利尿激素(血管加压素)和催产素(图 19-11)。抗利尿激素(血管加压素)可使小动脉平滑肌收缩,引起血压升高,还可促进肾远曲小管和集合小管重吸收水,尿量减少。催产素可引起子宫平滑肌收缩并促进乳腺分泌。

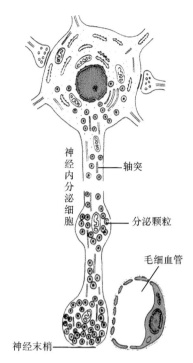

图 19-11 神经内分泌细胞的分泌

思考与练习

扫码看答案

一、单项选择题

1. 以下器官不属于内分泌腺的是(　　　)。

A. 甲状腺　　　　　　　　B. 乳腺　　　　　　　　　　C. 垂体

D. 肾上腺　　　　　　　　E. 胰腺的胰岛

2. 关于甲状腺的结构描述,错误的是(　　　)。

A. 甲状腺的被膜伸入腺体实质,将甲状腺分成许多界限不明显的小叶,每个小叶内含有 20～40 个甲状腺滤泡

B. 甲状腺滤泡由单层立方滤泡上皮细胞构成

C. 甲状腺腺细胞围成滤泡

D. 滤泡中央充满嗜碱性胶质

E. 滤泡上皮细胞的高低随机能状态而改变

3. 关于肾上腺的描述,正确的是(　　　)。

A. 肾上腺的被膜与肾脏的被膜不延续

B. 球状带位于最里层

C. 束状带分泌盐皮质激素

D. 网状带细胞分泌雄激素和少量雌激素

E. 网状带是皮质中最厚的带

4. 关于肾上腺髓质的描述,不正确的是(　　　)。

A. 细胞嗜铬细胞反应阳性　　　　　　　　B. 分泌促甲状腺激素

C. 细胞排列呈团索状　　　　　　　　　　D. 位于网状带层深面

E. 分泌肾上腺素和去甲肾上腺素

5. 关于垂体的描述,不正确的是(　　)。

A. 垂体位于垂体窝内,借漏斗与下丘脑相连

B. 垂体可分为两部分,前部为腺垂体,后部为神经垂体

C. 腺垂体嗜酸性细胞分泌生长激素

D. 腺垂体嗜碱性细胞分泌雌激素

E. 神经垂体中含有下丘脑神经元分泌的血管加压素和催产素

二、名词解释

内分泌、激素、外分泌。

三、思考题

1. 内分泌腺的特点和作用方式有哪些?

2. 试述下列激素各是由哪些细胞分泌的,并简要叙述这些激素的功能:

甲状腺素、降钙素、甲状旁腺激素、糖皮质激素、盐皮质激素、肾上腺素、去甲肾上腺素、生长素、催产素、卵泡刺激素、黄体生成素。

3. 下丘脑、垂体与甲状腺、肾上腺之间的功能联系如何?

(彭超华)

第七篇

人体胚胎学概要

RENTIPEITAIXUEGAIYAO

第二十章　人体胚胎学概要

学习目标

1. **掌握**：受精的概念及意义，植入的概念及植入的正常部位，蜕膜的概念及分部。
2. **熟悉**：胎盘屏障的结构及功能，致畸敏感期的概念及致畸因素。
3. **了解**：三胚层的形成及早期分化。

胚胎学是研究从受精卵发育为新生个体的过程及其机理的科学，包括生殖细胞的发生、受精、胚胎发育、胚胎与母体的关系及先天畸形等。

在母体子宫内，从受精卵发育成一个成熟的胎儿需约 38 周（约 266 天），一般分两个时期。①胚期：指第 1～8 周的早期发育阶段。正常情况下，第八周末的胚已初具人形，只有 3 cm 长。②胎期：指第 9～38 周的发育阶段。此期胚胎内各器官的结构逐步发育完善，出现不同程度的功能活动，胎儿由小到大，直到分娩。

本章主要叙述胚期的发育及胚胎与母体的关系。

第一节　生殖细胞的成熟

一、精子的成熟

自青春期开始，睾丸精曲小管中的精原细胞在垂体促性腺激素作用下，形成初级精母细胞，其染色体核型为 46，XY。每个初级精母细胞经过减数分裂两次分裂后，形成 4 个精子，精子的染色体核型为 23，X 或 23，Y（图 20-1）。

精子形成后进入附睾，继续发育并成熟，但无受精能力。精子只有进入女性生殖管道后，经子宫和输卵管分泌物的作用，才能获得使卵子受精的能力，此现象称获能。在女性生殖管道内，精子能存活 1 ～ 3 天，受精能力一般维持 24 h。

二、卵子的成熟

卵巢内卵原细胞发育成为初级卵母细胞后，经过两次成熟分裂，形成一个卵子，其染色体

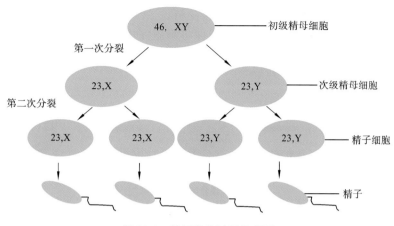

图 20-1　精子发生过程示意图

核型为 23,X。从卵巢排出的卵,处于第二次减数分裂中期,进入并停留在输卵管壶腹部。当与精子相遇时,受到精子穿入其内的激发才能完成第二次成熟分裂(图 20-2)。如果卵不受精,则第二次成熟分裂不能完成,并于排卵 12～24 h 后退化。

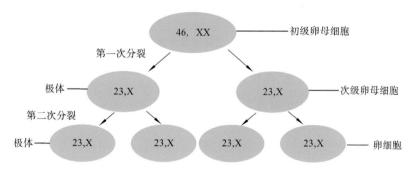

图 20-2　卵发生过程示意图

第二节　受精与卵裂

一、受精

精子与卵子结合形成受精卵的过程称为受精。受精的部位多在输卵管壶腹部。

(一) 受精的过程

1. 顶体反应　精子与卵子相遇后,获能的精子释放顶体酶,溶解放射冠及透明带,打开进入卵子的通道,此过程称顶体反应。

2. 透明带反应　精子穿过透明带后,头部贴近卵子细胞膜表面,精子的细胞核及细胞质进入卵子内,精子和卵子的细胞膜融为一体。精卵结合后,卵子浅层胞质内的皮质颗粒立即释放酶类,使透明带结构发生变化,不能再与精子结合,从而阻止了其他精子穿越透明带,这一过程称透明带反应。这一反应保证了正常的单精受精。

3. 雌雄原核融合 精子的穿入激发次级卵母细胞完成第二次成熟分裂。此时精子和卵子的细胞核分别称雄性原核与雌性原核。雄性原核与雌性原核靠近,核膜消失,染色体融合,形成受精卵,受精过程到此完成(图 20-3)。

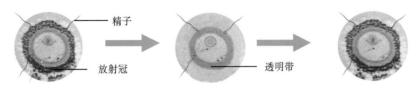

精子刺激次级卵母细胞完成第二次成熟分裂

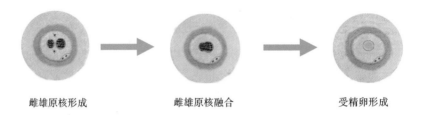

雌雄原核形成　　　　　　雌雄原核融合　　　　　　受精卵形成

图 20-3　受精过程示意图

重点提示　　**受精的概念、部位、意义。**

受精一般发生于排卵后 24 h 以内。应用避孕套、子宫帽或采取输精管结扎等措施,可阻止精子与卵子相遇,从而达到避孕目的。

(二) 受精的意义

1. 恢复染色体数目 精子与卵子的结合,恢复了细胞的染色体数目,即 46 条 23 对。受精卵 46 条染色体中,23 条来自父方,23 条来自母方。来自双亲的遗传物质随机使新个体既维持了双亲的遗传特点,又具有与亲代不完全相同的性状。

2. 决定性别 胚胎的性别取决于受精时精子所含的性染色体。若含 X 染色体的精子与卵结合,受精卵核型为 46,XX,发育为女性;若含 Y 染色体的精子与卵结合,受精卵核型为 46,XY,发育为男性。

3. 标志着新生命的开始 精子进入卵子,使原来相对静止的卵子被激活,转入旺盛的细胞分裂分化过程,从而形成一个新个体。

知识链接

人工授精与试管婴儿

用人工方法使精子和卵子结合,称人工授精。包括体内人工授精和体外人工授精。

1. 体内人工授精,是将精液注入处于排卵前期女性生殖管道内,使精子与卵子结合并在母体内发育成胎儿。

2. 体外人工授精,即"试管婴儿",人工取出卵,使其与获能的精子在试管内受精形成受精卵,受精卵在试管内发育成胚泡(约 1 周后),再将胚泡送入母体处于分泌期的子宫,在子宫内发育成熟后娩出。

二、卵裂

受精卵进行的细胞分裂称为卵裂。卵裂产生的子细胞称为卵裂球。受精后第 3 天,卵裂形成 12～16 个卵裂球时,形似桑葚,称桑葚胚。受精卵在进行卵裂的同时,逐渐向子宫腔的方向移动。

三、胚泡的形成

桑葚胚继续分裂形成囊泡状的胚,称胚泡,此时卵裂球已达 100 个左右。胚泡的结构包括以下三部分。

1. 滋养层 由单层细胞构成,形成胚泡壁。

2. 胚泡腔 由滋养层围成的腔,内含液体。

3. 内细胞群 胚泡腔一侧附着的一团细胞,称内细胞群,与其相邻的滋养层称极端滋养层(图 20-4)。

内细胞群将来发育成胎儿,滋养层发育成胎儿的附属结构。

胚泡形成后,外面的透明带逐渐消失。

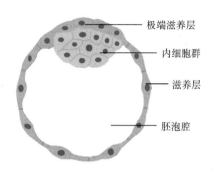

图 20-4 胚泡

第三节 植入与蜕膜

一、植入

胚泡逐渐埋入子宫内膜的过程称植入,又称着床。

(一) 植入的时间

植入于受精后第 5～6 天开始,第 11～12 天完成。

(二) 植入的过程

植入开始时,极端滋养层首先与子宫内膜接触,并分泌蛋白水解酶,将接触处的子宫内膜溶解形成一个缺口,然后胚泡逐渐陷入子宫内膜功能层。随着胚泡的埋入,子宫内膜缺口周围的子宫内膜细胞增生,将缺口修复,植入完成。

(三) 植入的部位

胚泡植入的部位,即将来形成胎盘的部位,通常在子宫底或子宫体的上部。若植入发生在靠近子宫颈部,形成前置胎盘,可导致娩出困难。若植入发生在子宫以外的部位,称异位妊娠或宫外孕。

(四) 植入的条件

1. 子宫内膜发育与胚发育同步 在雌激素和孕激素协同作用下子宫内膜处于分泌期,胚发育成胚泡,透明带溶解消失,否则不能植入。

2. 子宫内环境正常 子宫内膜有炎症或宫腔内有避孕环等异物,均可阻止胚泡植入。

二、蜕膜

胚泡植入后的子宫内膜称蜕膜,在分娩时脱落。根据蜕膜与胚泡的位置关系,将其分为三部分。

1. 基蜕膜 位于胚泡深面的子宫内膜。

2. 包蜕膜 覆盖在胚泡表面的子宫内膜。

3. 壁蜕膜 基蜕膜、包蜕膜以外的子宫内膜。

包蜕膜与壁蜕膜之间为子宫腔。随着胚胎的生长发育,包蜕膜逐渐突向子宫腔,子宫腔逐渐变窄,最后包蜕膜与壁蜕膜相贴,子宫腔消失(图 20-5)。

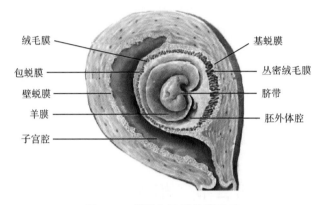

图 20-5　蜕膜与胎膜位置关系

第四节　三胚层的形成与分化

一、二胚层的形成

受精后第 2 周,胚泡的内细胞群分裂增生,并逐渐排列成两层细胞。邻近极端滋养层的一层柱状细胞称上胚层,靠近胚泡腔的一层立方形细胞称下胚层。上、下胚层紧密相贴,中间隔以基膜,形似圆盘,称胚盘。此期的胚盘称为二胚层胚盘。

二胚层胚盘形成后,在上胚层与极端滋养层之间出现一个腔隙,为羊膜腔,腔内液体为羊水。由羊膜包绕羊膜腔形成的囊称羊膜囊。下胚层的腹侧出现一囊,称卵黄囊。

二、三胚层的形成与分化

(一) 中胚层的形成

第 3 周初,部分上胚层的细胞增生,在中轴线的一端集中形成一条细胞索,称原条。原条的细胞继续增生并向深部迁移,在上、下胚层之间形成一层新细胞,称中胚层。中胚层形成后,一部分细胞进入下胚层并逐渐置换下胚层的细胞,形成一层新的细胞,称内胚层;在中胚层和内胚层出现后,原上胚层改称外胚层。于是,第3周末,三胚层胚盘形成。

(二) 脊索的发生

原条的出现决定了胚盘的头、尾端和中轴,原条出现的一端为胚盘尾端,另一端即为头端。原条头端的细胞增殖较快,形成的结节状结构,称原结。原结分裂形成的新细胞在内、外胚层之间向胚盘头端延伸,形成一条单独的细胞索,称脊索。原条和脊索构成了胚盘的中轴(图20-6)。原条后来随着中胚层的形成而消失,脊索退变成为椎间盘内的髓核。

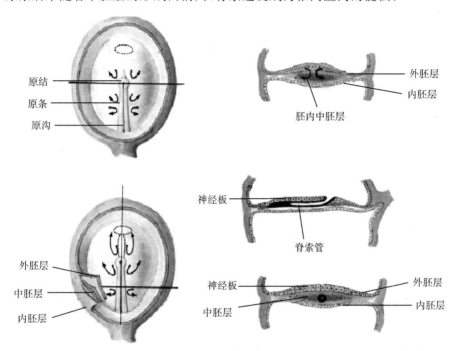

图 20-6　胚盘背面及横切面

(三) 三胚层的分化

在第4周至第8周,三个胚层分化形成器官的原基(图20-7)。这里主要讲早期分化。

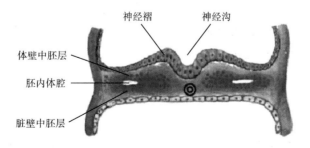

图 20-7　胚盘横切(示三胚层分化)

1. 外胚层的早期分化　脊索形成后,诱导其背侧中线的外胚层细胞增生,形成神经板,神经板中央沿长轴下凹,形成神经沟,沟两侧的隆起形成神经褶,两侧的神经褶逐渐靠拢愈合,形成神经管;神经管背侧的外胚层细胞形成两条纵行细胞索,称神经嵴。

神经管是中枢神经系统的原基,将分化为脑和脊髓等结构;神经嵴是周围神经系统的原基,将分化为脑神经节、脊神经节和周围神经等结构;外胚层的其余部分将分化为皮肤的表皮及其附属器等。

2. 中胚层的早期分化 脊索两侧的中胚层细胞增殖较快,由内向外依次分化为轴旁中胚层、间介中胚层和侧中胚层。

（1）轴旁中胚层 即紧邻脊索两侧的中胚层,细胞增殖呈分节状,称体节。体节共42～44对,将分化为脊柱、骨骼肌和皮肤的真皮。

（2）间介中胚层 体节外侧的中胚层称间介中胚层,将分化为泌尿、生殖系统的主要器官。

（3）侧中胚层 间介中胚层外侧的中胚层,称侧中胚层。侧中胚层内形成的腔隙,称胚内体腔,它将侧中胚层分为两层,与外胚层相贴的称体壁中腔层,与内胚层相贴的称脏壁中胚层。

体壁中胚层将分化为胸腹部与四肢的真皮、骨骼肌、骨骼和血管等结构,脏壁中胚层将分化为消化、呼吸系统的肌组织、血管和间皮等结构,胚内体腔将来分化为心包腔、胸膜腔和腹膜腔。

3. 内胚层的早期分化 第3周时,胚盘两侧及头、尾向腹侧面卷折,扁平状的胚盘变成圆桶状的胚体,内胚层被卷入胚体内,形成原始消化管,将分化为消化管、消化腺、呼吸道和肺的上皮等(图20-7)。

第五节　胎膜与胎盘

一、胎膜

胎膜包括绒毛膜、羊膜、卵黄囊、尿囊和脐带等,是胎儿的附属结构,起保护和营养作用。

（一）绒毛膜

胚胎发育至第2周,胚泡滋养层细胞向胚泡腔内分化出排列疏松的细胞,形成胚外中胚层。随着胚外体腔的出现,胚外中胚层又分为壁层和脏层。胚外中胚层壁层与滋养层共同构成绒毛膜。至第2周末,滋养层的细胞向周围生长形成细小突起,称绒毛。

胚胎早期,绒毛在绒毛膜表面均匀分布。随着胚的发育,由于包蜕膜侧的血供匮乏,包蜕膜所覆盖的绒毛膜,绒毛逐渐退化形成平滑绒毛膜;基蜕膜处的绒毛膜血供充足,绒毛生长茂盛,形成丛密绒毛膜(图20-5)。

 知识链接

1. 在绒毛膜的发生发育过程中,如果绒毛表面的滋养层细胞过度增生,使绒毛变成囊泡状,形成许多大小不等的水泡状结构,形似葡萄,称葡萄胎。

2. 在绒毛膜的发生发育过程中,如果滋养层细胞发生恶性变,即为绒毛膜上皮癌。

（二）羊膜

羊膜为半透明的薄膜。在胚的发育过程中,随着胚盘向腹侧卷曲,羊膜的附着缘移向胚体腹侧,包裹体蒂,形成原始脐带;位于胚盘背侧的羊膜腔也向腹侧扩大,最后胎儿游离于羊膜腔内;随着羊膜腔的逐渐扩大,羊膜和平滑绒毛膜逐渐融合,胚外体腔消失(图 20-5)。

羊膜腔内充满羊水。羊水的来源:妊娠早期,主要来自羊膜分泌,妊娠中期以后,胎儿的排泄物(如尿)也进入羊水。羊水不断地被羊膜吸收和胎儿吞饮,因此使羊水不断更新。足月胎儿的羊水有 1000~1500 mL。胎儿浸浴在羊水中生长发育,羊水能减缓外力对胎儿的震荡和挤压,对胎儿起保护作用。羊水还可防止胎儿肢体粘连,分娩时还有扩张宫颈和冲洗产道的作用。

（三）卵黄囊

胚胎第 2 周,随着上、下胚层的形成,在下胚层的腹侧出现一囊,即卵黄囊。第 6 周末,卵黄囊被包入脐带,逐渐退化。

（四）尿囊

尿囊是从卵黄囊尾侧向体蒂内伸出的一个盲管,卷入脐带后闭锁。

（五）脐带

脐带是连于胚胎脐部与胎盘间的圆索状结构,外覆羊膜,内含卵黄囊、尿囊、脐动脉和脐静脉等结构,是胎儿与母体之间物质运输的通道。胎儿出生时,脐带长 40~60 cm。若脐带过短,胎儿娩出时易引起胎盘过早剥离,造成出血过多;若脐带过长,易缠绕胎儿四肢或颈部,可导致局部发育不良甚至造成胎儿窒息死亡。

二、胎盘

胚胎在发育过程中,早期通过滋养层从子宫蜕膜中汲取营养,后来是通过绒毛间隙汲取营养,最后是通过脐带从胎盘中汲取营养。

（一）胎盘的结构

胎盘由胎儿的丛密绒毛膜和母体子宫的基蜕膜共同组成,呈圆盘状(图 20-8)。足月胎儿的胎盘直径为 15~20 cm,重约 500 g。胎盘的胎儿面光滑,有羊膜覆盖,中央有脐带相连;胎盘的母体面粗糙不平,由 15~20 个胎盘小叶构成。胎盘小叶间的基蜕膜突出形成胎盘隔,胎盘隔之间的腔隙为绒毛间隙,绒毛间隙互相连通,子宫动脉和静脉开口于绒毛间隙,丛密绒毛膜的绒毛浸于绒毛间隙中。

（二）胎盘内的血液循环

胎盘内有胎儿和母体两套血液循环,二者各自循环互不相通,中间以胎盘屏障相隔。胎盘屏障由绒毛内毛细血管内皮及其基膜、滋养层细胞及其基膜、两层基膜间的结缔组织等构成。胎盘屏障能阻止母体血液中大分子物质进入胎儿体内,但抗体、某些病毒和大部分药物、激素可以通过胎盘屏障进入胎儿体内。

胎盘内母体的血液循环途径为:子宫动脉的分支螺旋动脉注入绒毛间隙,再从基蜕膜的小静脉回流入子宫静脉。胎儿的血液循环途径为:胎儿血随脐动脉进入绒毛内毛细血管,通过胎盘屏障与绒毛间隙中的母体血进行物质交换后,经小静脉汇入脐静脉,返回胎儿体内。

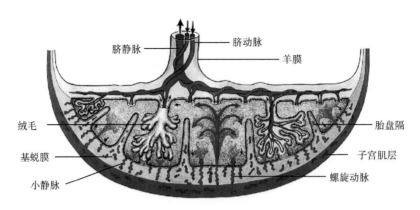

图 20-8　胎盘结构模式图

（三）胎盘的功能

1. 物质交换　胎儿通过胎盘从母体血中获取营养物质，同时，将代谢产物通过胎盘排入母体血中。因此，胎盘既是胎儿的营养来源器官，又是胎儿的呼吸和排泄器官。

2. 内分泌功能　胎盘的滋养层细胞能分泌多种激素，对维持妊娠和保证胎儿正常发育起着重要作用。

（1）绒毛膜促性腺激素　能促进母体卵巢内黄体的生长发育，维持妊娠。该激素在受精后第 2 周开始在母体尿中出现，第 8 周达高峰，以后逐渐减少，产后数日内消失。临床上常用来作为早孕诊断的检查指标。

（2）胎盘催乳素　又称绒毛膜催乳素，既能促进母体乳腺生长发育，又可促进胎儿的生长发育。

（3）孕酮和雌激素　有维持妊娠作用。

第六节　双胎与多胎

一、双胎

一次分娩出两个胎儿称双胎，又称孪生。双胎分双卵双胎和单卵双胎两种。

（一）双卵双胎

由一次排出两个卵分别受精后发育而成，即双胎来自两个受精卵，每个胚胎有各自的绒毛膜、脐带和胎盘。两个胎儿的性别、容貌和生理特征的差异如普通兄弟姐妹。双卵双胎有家族性双胎史。

（二）单卵双胎

由一个卵细胞受精后发育成两个胎儿。单卵双胎的遗传基因完全相同，因此性别相同，容貌及性别极为相似,两者间如进行器官移植不引起免疫排斥反应。

二、多胎

一次娩出两个以上胎儿称多胎。其成因与双胎相同,有多卵多胎、单卵多胎和混合性多胎等类型,常为混合性多胎。多胎发生率低,三胎约万分之一,四胎约百万分之一。

> **知识链接**
>
> ### 联　　胎
>
> 　　两个胚胎的局部相联合称联胎或联体畸胎。常见的有胸腹联胎、臀部联胎等。联胎由单卵双胎分离不全形成。

第七节　胎儿的血液循环

一、胎儿心血管系统的结构特点

(一)卵圆孔和动脉导管

1. 卵圆孔　卵圆孔位于房间隔的中下份,胎儿时期,血液可经卵圆孔由右心房流入左心房。

2. 动脉导管　动脉导管是胎儿时期连于肺动脉干与主动脉弓之间的一条血管,血液可由肺动脉干流入主动脉弓(图 20-9)。

(二)脐动脉与脐静脉

1. 脐动脉　为 1 对,起自髂总动脉,经胎儿脐部和脐带进入胎盘。

2. 脐静脉　为 1 条,从胎盘经脐带进入胎儿体内,入肝后续为静脉导管,经肝静脉注入下腔静脉回到右心房,并发出分支与肝血管相通(图 20-9)。

二、胎儿的血液循环途径

含丰富营养物质和氧气的血液,由胎盘经脐静脉流入肝,大部分血液经静脉导管,汇入下腔静脉再送至右心房;小部分血液经分支进入肝血窦,与来自肝门静脉的血液混合,经肝静脉流入下腔静脉进入右心房(图 20-9)。右心房内的血液大部分经卵圆孔流入左心房,小部分血液流入右心室。进入右心室的血液流经肺动脉时,大部分经动脉导管送至主动脉。进入左心房的血经左心室也送入主动脉。进入主动脉的血液经循环送到全身各处,部分血液经脐动脉流入胎盘,与母体进行物质交换。

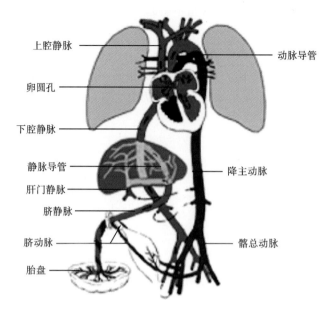

上腔静脉

卵圆孔

下腔静脉

静脉导管

肝门静脉

脐静脉

脐动脉

胎盘

动脉导管

降主动脉

髂总动脉

图 20-9　胎儿血液循环途径

知识链接

1. 胎儿左心室的血液大部分经主动脉弓的 3 个分支分布于头、颈和上肢,以充分供应胎儿头部发育所需的营养,小部分血液流入降主动脉。

2. 胎儿右心室的血液仅有 5%～10% 经肺动脉进入发育中的肺,而 90% 以上的血液则经动脉导管进入降主动脉。降主动脉的血液含氧量约为 58%。

三、胎儿出生后心血管系统的变化

胎儿出生后,胎盘的血流被终止,新生儿肺开始呼吸,于是胎儿的心血管系统也发生一系统的变化,主要表现如下。

(一)卵圆孔闭锁

由于肺静脉血大量回流入左心房,使左心房的压力高于右心房而使卵圆孔逐渐封闭,胎儿出生后 1 年左右卵圆孔即完全封闭,左、右心房不再相通。

(二)动脉导管和静脉导管

由于新生儿开始呼吸,右心室的血液经肺动脉后主要分流至左、右肺动脉,而流经动脉导管内的血液很少,致使动脉导管逐渐闭锁形成动脉韧带。静脉导管闭锁形成静脉韧带。

(三)脐动脉和脐静脉

胎儿出生后,由于脐带被切断,脐动脉和脐静脉内的血流也被终止,血管逐渐闭合,最后脐动脉闭锁为脐动脉韧带,脐静脉闭锁形成肝圆韧带。

知识链接

　　若出生后卵圆孔和动脉导管仍长期不能闭合,则分别形成房间隔缺损和动脉导管未闭型先天性心脏病。

第八节　先天性畸形及致畸因素

一、先天性畸形

由于胚胎发育紊乱所致的、出生时即已存在的形态结构异常,称先天性畸形。先天性畸形的发生原因包括遗传和环境两方面。近年来,随着工业化发展和环境污染的日趋严重,先天性畸形的发生率有上升趋势。

二、先天性畸形的原因

(一)遗传因素

遗传因素分染色体畸变和基因突变两类。

1. 染色体畸变　包括染色体数目的变化和染色体结构的改变,可由亲代遗传,也可由生殖细胞的异常发育引起。染色体畸变引起的先天性畸形有:先天性卵巢发育不全、先天性睾丸发育不全、先天性愚型等。

2. 基因突变　指 DNA 分子碱基排列顺序或组成的改变,染色体外形正常。基因突变引起的先天性畸形有小头畸形、多囊肾、多发性结肠息肉、肾上腺肥大、唇裂等。

(二)环境因素

引起先天性畸形的环境因素统称致畸因子。

1. 生物性致畸因子　风疹病毒、巨细胞病毒、梅毒螺旋体、单纯疱疹病毒等,可引起母体发热、脱水、酸中毒等,破坏胎盘屏障,影响胚胎发育。如风疹病毒可引起心脏畸形、先天性耳聋等。

2. 物理性致畸因子　各种射线(如 X 线)、机械性损伤等,可引起基因突变而发生畸形。

3. 化学性致畸因子　随着工业发展,化学污染严重,农药、工业“三废”、食品添加剂、防腐剂中均含有化学性致畸因子。

4. 致畸性药物　包括抗肿瘤药、抗惊厥药、抗生素、激素等。如氨基蝶呤可引起无脑畸形、小头畸形及四肢畸形,链霉素可引起先天性耳聋,性激素可引起胎儿生殖系统畸形等。

5. 其他致畸因子　吸烟、酗酒、缺氧等均有致畸作用。

三、致畸敏感期

在胚胎发育过程中,不同时期对致畸因子作用的敏感程度不同,受致畸因子作用后,最易发生畸形的发育时期称致畸敏感期。胚期前2周受致畸因子作用后,胚通常死亡而很少发展为畸形。胚期第3～8周,胚体内细胞分裂分化活跃,易受致畸因素的干扰而发生畸变,所以处于致畸敏感期,这一时期的孕期保健最为重要。由于各器官的发生和分化时间不同,故致畸敏感期也不尽相同(图20-10)。在胎期,胎儿受致畸因子作用后,也会发生畸形,但多属微观结构异常和功能缺陷,一般不出现宏观形态的畸形。

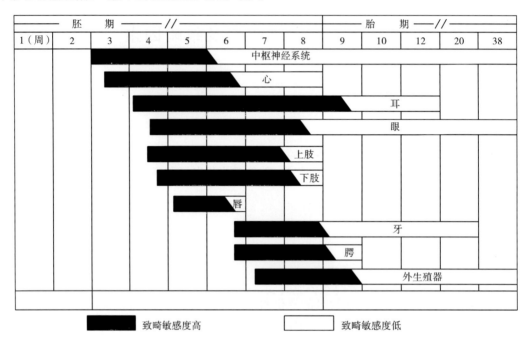

图 20-10　人胚各器官的致畸敏感期

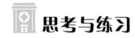 思考与练习

一、名词解释

受精、植入、致畸敏感期。

二、思考题

1. 试述三胚层的形成及早期分化。

2. 胎盘屏障由哪几部分构成?有什么作用?

3. 致畸因素包括哪些?解释致畸敏感期的概念。

4. 简述胎儿血液循环的特点。

(闫天杰　刘予梅)

References 参考文献

[1] 柏树令.系统解剖学[M].8 版.北京:人民卫生出版社,2013.

[2] 邹仲之.组织学与胚胎学[M].8 版.北京:人民卫生出版社,2013.

[3] 闫天杰.解剖学与组织胚胎学基础[M].2 版.武汉:华中科技大学出版社,2014.

[4] 刘志勇.正常人体形态结构[M].武汉:华中科技大学出版社,2012.

[5] 谯时文.正常人体形态结构(临床案例版)[M].武汉:华中科技大学出版社,2015.

[6] 马大军.人体解剖学与组织胚胎学[M].北京:中国协和医科大学出版社,2009.

[7] 唐军民.人体解剖学与组织胚胎学[M].北京:中国广播电视大学出版社,2015.

[8] 曹述铁.人体解剖学[M].2 版.西安:世界图书出版公司,2014.

[9] 余文富.人体形态[M].上海:上海交通大学出版社,2015.

[10] 张岳灿.人体形态学[M].北京:人民军医出版社,2008.

[11] 罗建文.人体解剖学与组织胚胎学[M].2 版.北京:科学出版社,2014.

[12] 邓惠芳.人体形态学基础及护理应用[M].北京:科学出版社,2007.

[13] 何从军,杨春辉.正常人体结构[M].西安:第四军医大学出版社,2015.

[14] 张衍兴.正常人体形态学及护理应用[M].合肥:中国科学技术大学出版社,2008.

[15] 孙荣鑫.人体解剖学[M].北京:人民卫生出版社,2000.

[16] 王怀中.医用组织学与胚胎学[M].北京:人民卫生出版社,2015.

[17] 高英茂,李和.组织学与胚胎学[M].2 版.北京:人民卫生出版社,2010.

[18] 李后文,孙宏.医用组织学与胚胎学[M].北京:人民卫生出版社,2002.